"十四五"职业教育国家规划教材

供中等职业教育护理等医学相关专业使用

老年护理

（第4版）

主　编　沈　犁
副主编　肖树芹　秦勤爱　张　巍
编　者　（按姓氏汉语拼音排序）
　　　　岑丽莎（南宁市卫生学校）
　　　　高　阳（沈阳市中医药学校）
　　　　李　慧（湛江中医学校）
　　　　龙晓慧（桂东卫生学校）
　　　　秦勤爱（吕梁市卫生学校）
　　　　沈　犁（北京清华长庚医院）
　　　　韦雅芬（广西卫生职业技术学院）
　　　　肖树芹（首都医科大学）
　　　　徐　琍（首都医科大学附属北京地坛医院）
　　　　张　钦（太原市卫生学校）
　　　　张　巍（通化市卫生学校）
　　　　赵文静（北京清华长庚医院）

科学出版社
北　京

内 容 简 介

本书充分体现老年护理的特点，紧密结合老年护理领域的发展趋势，突出实践性与创新性。全书共分八章，包括绪论、老年人健康评估、老年人日常生活护理、老年人常见健康问题护理、老年人常见疾病护理、老年人精神心理护理、老年人安全用药与护理、安宁疗护。本书在正文中穿插了案例、链接、考点、医者仁心等模块，并有详细的评估量表，此外还配有数字化资源，便于使用者学习、理解，以及拓展知识。

本书主要供中等职业教育护理等医学相关专业学生使用，也可作为临床护理人员继续教育用书，以及老年护理机构人员培训、老年人服务与管理等行业企业参考用书。

图书在版编目（CIP）数据

老年护理 / 沈犁主编．—4 版．—北京：科学出版社，2021.11
"十四五"职业教育国家规划教材
ISBN 978-7-03-070483-2

Ⅰ.老… Ⅱ.沈… Ⅲ.老年医学－护理学－中等专业学校－教材 Ⅳ.R473.59

中国版本图书馆 CIP 数据核字（2021）第 226028 号

责任编辑：邱 波 谷雨擎 / 责任校对：邹慧卿
责任印制：霍 兵 / 封面设计：涿州锦晖

版权所有，违者必究。未经本社许可，数字图书馆不得使用

科学出版社 出版
北京东黄城根北街16号
邮政编码：100717
http://www.sciencep.com

北京九天鸿程印刷有限责任公司印刷
科学出版社发行 各地新华书店经销

*

2004 年 7 月第 一 版 开本：850×1168 1/16
2021 年 11 月第 四 版 印张：11 1/2
2025 年 1 月第三十二次印刷 字数：265 000
定价：64.80元
（如有印装质量问题，我社负责调换）

前　言

党的二十大报告指出"人民健康是民族昌盛和国家强盛的重要标志。把保障人民健康放在优先发展的战略位置，完善人民健康促进政策。"贯彻落实党的二十大决策部署，积极推动健康事业发展，离不开人才队伍建设。"培养造就大批德才兼备的高素质人才，是国家和民族长远发展大计。"教材是教学内容的重要载体，是教学的重要依据、培养人才的重要保障。本次教材修订旨在贯彻党的二十大报告精神，坚持为党育人、为国育才。

当前，我国已进入人口老龄化快速发展阶段，据国家统计局 2021 年公布的第七次人口普查结果显示，我国 60 岁及以上人口为 2.64 亿，占总人口比例为 18.7%；据世界卫生组织预测，到 2050 年，我国将有 35% 的人口超过 60 岁，成为世界上老龄化程度最严重的国家。近年来，各地区各部门应对人口老龄化工作取得了显著成效，但是面对严峻的老龄化形势，老年护理发展与老龄化的需求还存在较大差距，老年护理专业人才相对短缺。为贯彻落实《"健康中国 2030"规划纲要》，培养社会急需的老年护理人才，我国一些中等和高等医学院校在护理专业设置了老年护理方向，并积极推进老年护理教材建设。老年护理作为护理专业课程的重要组成部分，其任务是通过课程的学习，使学生在老年护理工作中具备良好的职业道德和正确的护理理念，熟练掌握护理老年人所需的各项专业护理知识和操作技能，根据老年人生理、心理和社会特点，提供全面优质的护理服务，临床机构、养老机构、社区居家场所的老年护理工作，培养专业型和应用型老年护理人才。

本次教材编写是遵循教育部 2019 年印发的《职业院校教材管理办法》，按照国家规划教材编写要求，对上版教材进行修订和完善。本教材在总体设计中注重体现项目教学、案例教学、情境教学、模块化教学等教学方式，便于教学中运用启发式、探究式、讨论式、参与式等方法。修订编写后的本教材较好地体现了思想性、科学性、先进性、适用性和启发性，主要特点如下：

1. 突出老年护理专业特点，反映老年人群护理的重要知识点，着重阐明如何为老年患者提供整体护理，具有针对性和可操作性。

2. 各章节内容不同程度更新和补充介绍了国内外老年护理领域的新知识、新技术和新成果，帮助学生把握学科发展动态，获取最新信息。如增加了安宁疗护的新理念、新知识。

3. 教材内容表现形式多样化，正文中穿插案例、链接、考点、医者仁心等模块，并有详细的评估量表，便于学习和理解，并拓宽专业视野，增强了可读性和实用性。

本教材的编写得到了科学出版社及编者所在单位的大力支持，在此表示感谢。

限于编者的知识水平和能力，本教材如有疏漏之处，恳请广大读者提出宝贵意见。

编　者

2023 年 7 月

配 套 资 源

欢迎登录"中科云教育"平台，**免费**数字化课程等你来！

本教材配有图片、视频、音频、动画、题库、PPT课件等数字化资源，持续更新，欢迎选用！

"中科云教育"平台数字化课程登录路径

电脑端

- 第一步：打开网址 http://www.coursegate.cn/short/YVPWS.action
- 第二步：注册、登录
- 第三步：点击上方导航栏"课程"，在右侧搜索栏搜索对应课程，开始学习

手机端

- 第一步：打开微信"扫一扫"，扫描下方二维码

- 第二步：注册、登录
- 第三步：用微信扫描上方二维码，进入课程，开始学习

PPT课件：请在数字化课程各章节里下载！

目 录

第 1 章　绪论 ………………………………… 1
　　第 1 节　老年人与人口老龄化 ……… 1
　　第 2 节　老年护理学的概况 ………… 5
第 2 章　老年人健康评估 …………………… 10
　　第 1 节　老年人健康评估概述 ……… 10
　　第 2 节　老年人一般健康评估 ……… 11
　　第 3 节　老年人心理健康评估 ……… 16
　　第 4 节　老年人社会健康评估 ……… 17
第 3 章　老年人日常生活护理 ……………… 22
　　第 1 节　老年人日常生活护理
　　　　　　原则 …………………………… 22
　　第 2 节　老年人清洁舒适护理及
　　　　　　环境改造 ……………………… 24
　　第 3 节　老年人饮食护理 ……………… 28
　　第 4 节　老年人休息与活动 …………… 33
　　第 5 节　老年人体位转移 ……………… 37
　　第 6 节　老年人沟通与交流 …………… 43
第 4 章　老年人常见健康问题护理 ………… 46
　　第 1 节　老年人跌倒的护理 …………… 46
　　第 2 节　老年人疼痛的护理 …………… 51
　　第 3 节　老年人失禁及便秘的护理 … 54
　　第 4 节　老年人视、听障碍的护理 … 59
　　第 5 节　老年人误吸与噎食的护理 … 61
　　第 6 节　老年人烧伤、烫伤的护理 … 65
　　第 7 节　老年人压力性损伤的护理 … 68
　　第 8 节　老年人衰弱的护理 …………… 72
第 5 章　老年人常见疾病护理 ……………… 77
　　第 1 节　老年人各系统老化改变及
　　　　　　患病特点 ……………………… 77
　　第 2 节　老年慢性阻塞性肺疾病
　　　　　　患者的护理 …………………… 81
　　第 3 节　老年高血压患者的护理 …… 84
　　第 4 节　老年冠心病患者的护理 …… 87
　　第 5 节　老年糖尿病患者的护理 …… 90
　　第 6 节　老年前列腺增生患者的
　　　　　　护理 …………………………… 96
　　第 7 节　老年尿路感染患者的
　　　　　　护理 …………………………… 100
　　第 8 节　帕金森病患者的护理 ……… 102
　　第 9 节　老年脑梗死患者的护理 …… 105
　　第 10 节　老年骨质疏松症患者的
　　　　　　　护理 ………………………… 109
　　第 11 节　老年退行性骨关节病
　　　　　　　患者的护理 ………………… 113
　　第 12 节　认知症患者的护理 ……… 118
　　第 13 节　老年肌少症患者的护理 … 123
第 6 章　老年人精神心理护理 ……………… 131
　　第 1 节　老年人心理特点及影响
　　　　　　因素 …………………………… 131
　　第 2 节　老年人常见精神及心理
　　　　　　问题的护理 …………………… 133
　　第 3 节　老年人心理健康维护 …… 141
第 7 章　老年人安全用药与护理 …………… 144
　　第 1 节　老年人用药特点 ……………… 144
　　第 2 节　老年人用药原则 ……………… 146
　　第 3 节　老年人安全用药护理 ……… 148
第 8 章　安宁疗护 …………………………… 153
　　第 1 节　安宁疗护概论 ………………… 153
　　第 2 节　生死教育 …………………… 160
实训指导 …………………………………… 163

实训 1　老年人能力评估 ············ 163
实训 2　老年人睡眠环境的布置 ··· 164
实训 3　老年人移动及拐杖的
　　　　使用 ···························· 165
实训 4　老年人移动及轮椅的
　　　　使用 ···························· 166
实训 5　便秘、大便失禁的照护 ··· 167
实训 6　喂食、吞咽功能训练 ······ 169
实训 7　噎食的急救 ···················· 171
实训 8　老年高血压病人的健康
　　　　指导 ···························· 171
实训 9　患病老年人居家护理指导：
　　　　脑栓塞 ·························· 174
实训 10　老年人家庭用药 ·········· 175

参考文献 ······································ 177
自测题参考答案 ···························· 178

第1章 绪 论

第1节 老年人与人口老龄化

随着社会进步和经济发展，人民生活水平日益提高，医疗卫生条件得到明显改善，人口预期寿命日益延长，老年人口逐年增加。我国已成为全世界老年人口最多的国家，根据国家统计局2021年公布的第七次人口普查最新结果显示：我国60岁及以上人口为2.64亿，占总人口比例为18.70%。但老年人健康状况不容乐观，患有一种以上慢性病的老年人比例高达75%，失能和部分失能老年人超过4000万。人口老龄化的加剧，使全社会对健康服务和养老的需求越发迫切。人口老龄化已成为重要的公共卫生问题和重大的社会问题。

一、老年人的年龄划分标准

1. 发达国家和地区多采用65岁作为老年期年龄划分的标准界限；而发展中国家则以60岁作为老年期年龄划分的标准界限。中华医学会老年医学分会建议我国将60岁作为老年期划分标准的年龄界限。

2. 世界卫生组织（WHO）根据现代人生理、心理结构上的变化，对全球人类素质和平均寿命进行测定，将人的年龄阶段又做了新的划分：

（1）44岁以下为青年人。
（2）45～59岁为中年人。
（3）60～74岁为年轻老人（the young old）。
（4）75～89岁为老老年人（the old old）。
（5）90岁及以上为非常老的老年人（the very old）或长寿老年人（the longevous）。

考点 老年人的年龄划分标准

二、人口老龄化及老龄化社会

（一）人口老龄化

人口老龄化（aging of population）简称人口老化，是指社会人口年龄结构中，老年人口在总人口中所占比例不断上升的过程。人口老龄化是世界人口发展的普遍趋势，影响人口老化的因素有：出生率和死亡率的下降、平均预期寿命的延长、青年人口外迁的增多。

（二）老龄化社会的划分标准

老龄化社会指老年人口占总人口达到或超过一定比例的人口结构模型。根据1956年联合国《人口老龄化及其社会经济后果》确定的划分标准，当一个国家或地区65岁及以上老年人口占总人口比例为7%，意味着这个国家或地区进入老龄化。1982年维也纳老龄问题世界大会，则确定当60岁及以上老年人口占总人口比例超过10%时，意味着这个国家或地区进入老龄化社会。1999年，我国60岁以上老年人口占总人口比例超10%，标志着我国正式进入老龄化社会。

> **链接**
>
> **人的寿命**
>
> 人的寿命指人从出生至死亡前机体生存的时间，一般分为三种：
>
> 1. 期望寿命（life expectancy） 又称平均期望寿命，根据某一国家或地区的某一人群的年龄组死亡率，通过寿命表计算某一年龄的人能够存活的平均年数。一般常用出生时的平均期望寿命作为衡量人口老化程度的重要指标。平均期望寿命是以死亡作为终点。
>
> 2. 最高寿命（maximum life-span of human） 按性成熟期（14～15岁）的8～10倍，生长期（20～25岁）的5～7倍，细胞分裂次数（40～60次）的2.4倍等方法推算，人的最高寿命应该是110～175岁。
>
> 3. 健康期望寿命（healthy life expectancy） 是指去除残疾和残障后所得到的人类生存曲线，即个人在良好状态下的平均生存年数，也就是老年人能够维持良好的日常生活活动功能的年限。健康期望寿命的终点是日常生活自理能力的丧失。

三、人口老龄化的现状与趋势

（一）世界人口老龄化的趋势与特征

21世纪是人口老龄化的主要特征是总人口老龄化，老年人口高龄化，劳动人口老龄化。

1. 全球人口老龄化速度加快 根据WHO发布的《世界人口展望》的数据，到2050年，全球65岁以上的人口占比将从2019年的9%增长至16%；WHO还预计，80岁以上人口的数量将从2019年的1.43亿增加到2050年的4.26亿，即高龄老年人口增长速度快。

2. 发展中国家老年人口增长速度快 目前在全球65岁以上的老年人口中，66%在发展中国家，预计到21世纪中期，该群体将占全球老年人口的70%。

3. 人口平均预期寿命不断延长 WHO发布报告显示：2015年全球人均寿命71.4岁；预计到2050年世界人口平均寿命将增加到77.1岁。

（二）中国人口老龄化的现状与趋势

我国于1999年迈入老龄化社会，是世界老年人口基数最大、增长速度最快的国家。我国人口老龄化呈现以下特点：

1. 老年人口总量大、增速快 2020年11月1日开始的第七次全国人口普查结果显示，我国60岁及以上老年人口为2.64亿，占总人口的18.70%（其中，65岁及以上人口为1.91亿，占总人口的13.50%）。从1999年到2018年的19年间，我国老年人口净增1.18亿。据预测，到2030年，我国60岁以上老年人口比例将提高到25%，2050年将提高到31%，是世界上人口老龄化速度最快的国家（图1-1）。

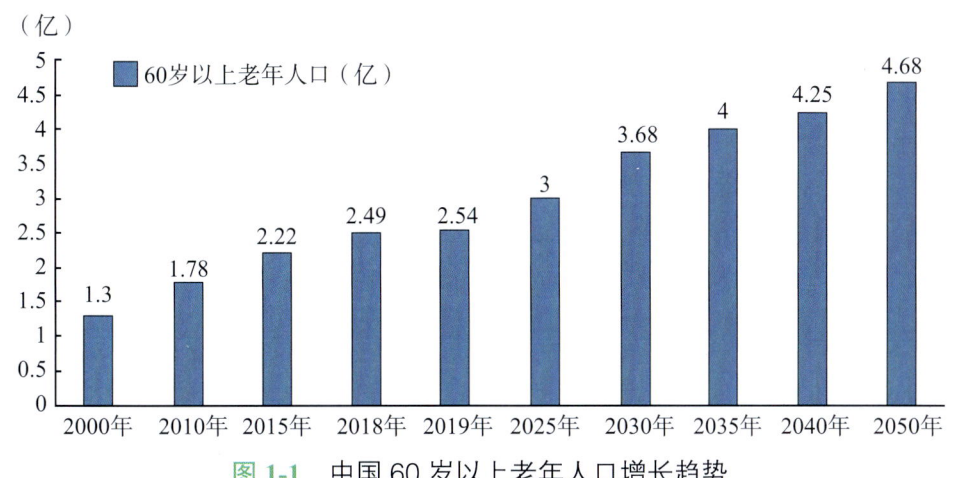

图 1-1　中国 60 岁以上老年人口增长趋势

数据来源：《中国发展报告 2020：中国人口老龄化的发展趋势和政策》

2. "未富先老"且高龄化趋势明显　发达国家在人口老龄化程度不高时，经济已达到较高的水平，即"先富后老"；而我国在经济条件欠发达时就跨入了老龄化社会，即"未富先老"。

3. "空巢"和高龄使照护需求增加　老年"空巢"家庭主要由人口迁移、与子女分居和失独等原因所致。随着机体日渐衰老，老年人对照护的需求日益增加，尤其是多病共存的高龄老年人；此外，失能、半失能和失智人口比例也不断上升，对长期照护的需求日益迫切，也给家庭和社会带来了沉重的负担。

四、我国人口老龄化面临的社会问题

我国人口老龄化进程远超于社会经济发展的进程，老年人口的高龄化及与之相伴的多病共存、失能、失智等问题，对医疗、卫生、保健、康复、养老、照护以及老年日常生活等产生广泛而深远的影响，并引发社会经济、政治、文化等诸多领域的可持续发展问题。

（一）社会和家庭负担加重

人口老龄化使劳动年龄人口比例降低，预计到 2030 年，约每 2.5 个劳动年龄人口就要负担 1 个老人。老龄化社会需要国家支付养老金、医疗费、涉老救助、保险费补贴、福利等大量费用，离退休和退职费用也在不断增长。庞大的财政开支给政府带来了沉重的负担。

（二）医疗、康复、照护的刚性需求增长

老化使老年人体弱多病，高龄、空巢、失能、失智等老年特殊群体存在多病共存、半自理或不能自理的状况；60%～70% 的老年人患有不同程度和种类的慢性病，病程长、恢复慢、并发症多，残障或功能障碍发生率高。老年群体的这些状况对医疗、康复、护理以及专业的日常照护服务需求呈现多元化，他们在大型综合医院治疗病情稳定后，需要基层医院、社区卫生服务中心、日间照护机构、居家服务机构等有序衔接，实现医疗专业服务的连续性。这也给老年护理事业的发展带来了机遇，大量应用型、高素质的老年医疗、康复、保健、护理

专业人才将被广泛需要。

（三）养老模式改变，社会养老服务需求增高

随着人口老龄化、高龄化、空巢化，传统的家庭养老功能日趋削弱，养老负担由家庭转向社会。但我国社会养老服务发展仍相对滞后，社区养老服务和养老机构床位严重不足，现有设施简陋、功能单一，难以提供照料、护理、医疗、康复，以及精神慰藉等多方面的服务；养老服务专业人员奇缺，按照民政部《全国民政人才中长期发展规划（2010—2020年）》的发展目标，养老护理员的数量要从2010年的3万人发展到2020年的600万人，但目前还不到60万人，持证上岗的养老护理员不到10万人，我国社会养老服务体系建设任重而道远。

五、我国应对人口老龄化的基本策略

深入贯彻落实《"健康中国2030"规划纲要》，根据我国人口、政治、经济、文化发展等实际情况，探索出具有中国特色的解决老龄问题的具体对策，积极采取不同形式和多种措施是目前我国应对人口老龄化的基本策略，需要重点解决好以下几方面的问题。

（一）实施健康老龄化战略规划

健康老龄化战略的主要内涵即"老有所养、老有所医、老有所学、老有所教、老有所为、老有所乐"是对中国老龄工作的综合概括，是促使社会经济可持续发展的重要内容，是解决好我国人口老龄化的主体思路。

（二）家庭养老与社会养老相结合

家庭养老与社会养老相结合包括建立和完善包括健康教育、预防保健、疾病诊治、康复护理、长期照护、安宁疗护的综合、连续的老年健康服务体系；健全以居家养老为基础、社区养老服务网络为辅助、机构养老为补充、社会保险制度为保障的多层次养老服务体系，把老年人自身条件与家庭、社会及政府作用有机结合起来。

（三）构建医养结合服务体系

构建医养结合服务体系是指将医疗资源和养老资源有机地结合起来，把康复关怀和生活照料融为一体。大型综合医院利用优质医疗资源，与基层医疗及养老机构实现上下联动，长期互补合作（图1-2）；医养结合机构与社区、居家养老机构合作衔接，推进医养结合向社区、家庭延伸；同时，重点推进医疗、康复养老资源与机构的整合，让不同经济条件、不同健康状况的老年人均能享受个性化连续专业服务。

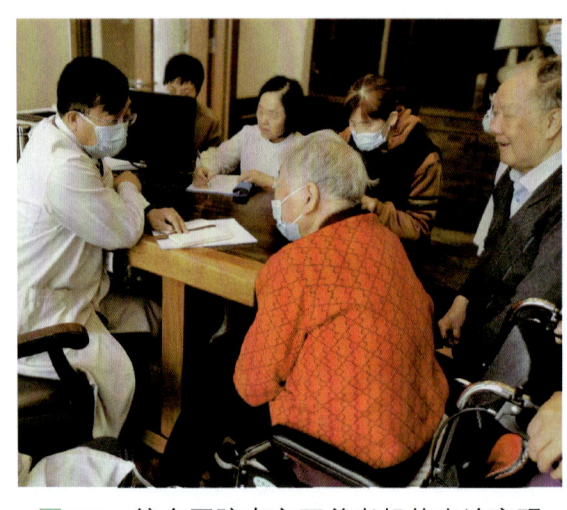

图1-2　综合医院专家至养老机构出诊实现上下联动

（四）积极发展老龄产业

在老龄化进程中，老年人口需求和消费特点对市场和产业结构产生了影响，这将带动相关产业发展，包括推动老龄适用产品和服务的研

发、养老机构、康复中心和商业养老保险的发展，如研发老龄用品中的电子产品，助行、康复、护理器材等；发展老年病医院、护理院、家庭服务机构等；开发老龄金融中的保险、理财和长期债券服务等。

（五）完善老年法律法规体系

完善老年法律法规体系包括加大有关老年法律法规的执法力度，促进家庭和睦与社会稳定；加快社会养老服务的法治化进程，不断完善已出台的养老保险、医疗保险、社会救济、老年人福利等有关社会保障方面的法律法规，探索建立老年护理保险制度；继续弘扬中华民族敬老爱老的传统美德，表彰敬老养老先进典型，营造健康老龄化的良好社会环境。

（六）积极老龄观、健康老龄化

积极老龄观是指在老年时为了提高生活质量，能不断参与社会、经济、文化、精神和公民事务。"健康老龄化"是指老年人群的健康长寿，群体达到身体、心理和社会功能的完美状态。

> **考点** 我国应对人口老龄化的基本策略

第2节 老年护理学的概况

老年护理学源于老年学，是一门跨学科、多领域并具有其独特性的综合性学科，与老年学、老年医学关系密切。它是运用老年护理的知识及技能，以满足老化过程中老年人生理、心理、发展、经济、文化和精神的需要为目标，基于循证的护理专业实践。它强调通过跨学科的整合管理，提高老年人从健康阶段到临终阶段的自理能力、幸福感、最佳功能状态、舒适度和生活质量。

一、老年护理学及其相关概念

1. **老年学（gerontology）** 是研究老年期人的生理、心理特征和社会行为方式等方面的特点和变化规律，以及如何增进老年人身心健康的学科。主要包括老年生物学、老年社会学、老年心理学、老年护理学等。

2. **老年医学（geriatrics）** 是医学科学中的一门重要学科，是从医学的角度探讨人体衰老的起因、发生机制和发展过程，研究影响衰老的有关因素，实施老年保健，防治老年性疾病，提高人类平均寿命和生活质量的临床医学。老年医学涉及流行病学、预防医学、基础医学、临床医学、康复医学等内容，是把患者作为一个整体进行综合评估，并给予全面管理的学科，目的除了预防和治疗老年相关疾病外，更要最大程度地维持和恢复患者的功能状态。

3. **老年护理学（gerontological nursing）** 研究、诊断和处理老年人对自身现存的和潜在的健康问题的学科。老年护理学是护理学的一个分支，与社会科学、自然科学相互渗透，是研究自然、社会、文化教育和生理、心理因素对老年人健康的影响，探讨用护理手段或措施解决老年人的健康问题。

二、老年护理学的发展

老年护理作为一门学科发展，始于1904年。迄今为止，美国不仅是老年护理专业发展最早的国家，也是老年护理发展较为完善的国家，并对全球老年护理的发展起着一定的影响。纵观老年护理学的发展，大致经历了理论前期（1900～1955年）、理论基础初期（1955～1965年）、专业发展期（1965～1985年）、全面完善期（1985年至今）四个阶段，并形成了较完善的老年护理学理论来指导护理实践。

1. 老年护理学成为独立学科　　1900年，老年护理作为一个独立的专业被确定下来，自此，老年护理专业开始有了较快的发展。至20世纪60年代，美国护士协会先后成立老年护理专科小组和老年病护理分会，确立了老年护理专科委员会，老年护理学真正成为护理学中一个独立的分支。

2. 老年护理专业化发展　　1970年，美国首次正式公布老年病护理执业标准；1975年，美国开始颁发老年护理专科证书；同年，《老年护理杂志》诞生，老年病护理分会更名为"老年护理分会"，服务范围也由老年患者扩大至老年人群。1976年，美国提出发展老年护理学，从护理的角度与范畴执行业务活动，关注老年人对现存的和潜在的健康问题的反应。至此，老年护理显示出其完整的专业化发展历程。

考点　老年护理的发展最早出现在哪个国家、时间

老年护理的发展与人口老龄化程度、国家的经济水平、社会制度和护理教育发展等密切相关，世界各国老年护理的发展状况不尽相同。

我国老年护理发展相对缓慢，至今仍然处于探索阶段。1987年，中国大陆成立了第一家临终关怀医院——北京松堂医院。1988年，上海建立了第一所老年护理医院。1996年，中华护理学会提出要发展和完善我国社区的老年护理。1999年，中华护理学会老年护理专业委员会成立，老年护理学在我国护理领域获得一席之地。2005年，广东省在南方医科大学、香港理工大学的支持下，率先在国内启动老年专科护士培训项目。随后，重庆、四川等省、市先后启动了老年专科护士培训。至2018年年底，全国相继有23个省市组建了老年护理专业委员会。2019年底，为适应我国老年护理新形势和新发展，中华医学会老年医学分会成立了老年护理学组。

近年来，老年护理学陆续被全国多所护理高等院校列为必修课程；有关老年护理的专著、教材、科普读物相继出版；各地护理学会也在陆续开展老年护理专科认证培训工作，不断完善和规范老年护理培训。但老年护理教育普及性仍相对滞后，老年护理专业人才远远不能满足人口老龄化的需求。因此，进一步加强老年护理学教育，加快培养老年护理专业人才已成为护理专业当前的重要任务之一。

三、老年护理目标

老年护理的目标是充分发挥老年人的残余功能及主动性，尽量通过自理，让老年人生活得更有尊严、更有自信。为达到这一目标，护理工作者不但要学会老年人患病时的护理知识

与技能，还要掌握促进老年人健康的知识与方法，以提高老年人的生活质量。当然，这一总目标的实现也离不开个人、家庭和社会的共同努力。

1. 增强老年人自我照顾能力　面对老年人的虚弱和需求，护理人员要善于运用老年人自身资源，以健康教育为干预手段，采取不同的措施，指导和协助老年人日常生活，增强其对生活的信心，维持老年人的自尊，维护和促进老年人的身心健康。

2. 延缓病情恶化及功能衰退　通过三级预防策略，对老年人进行管理，广泛开展健康教育；避免和减少对健康有害的因素，改变不良的生活方式和行为，做到疾病早发现、早诊断、早治疗、早康复；对疾病进行干预，避免和减少并发症的发生和发展。

3. 提高生命质量　护理的目标不仅是延长寿命和促进疾病转归，还应帮助老年人在身心和社会适应方面处于良好状态，实现积极老龄化和健康老龄化，提高生命质量。

4. 做好临终关怀、安宁疗护　对待临终老人，护理工作者应从生理、心理和社会方面进行全方位地服务，对其进行综合评估分析，识别、预测并满足其需求，以确保老年人能够有尊严、无痛、舒适、安心、满足地度过生命的最后旅程，同时，做好临终老人家属的抚慰与心理支持。

考点　老年护理目标

四、老年护理执业标准

我国目前尚无老年护理执业标准，主要参照美国护理学会 1987 年修订的美国老年护理执业标准，明确护理人员在提供老年护理服务时应尽的责任。

1. 所有老年护理服务必须是有计划、有组织且由护理人员执行管理的。

2. 护理人员参与理论的发展和研究。护理人员使用理论概念指导有效的老年护理实践。

3. 老年人的健康状态需要定期进行完整、精确和系统的评估，在健康评估中获取的资料可以和健康护理小组的成员分享，包括老年人和家属。

4. 护理人员使用健康评估资料来决定护理诊断。

5. 护理人员与老年人和相关人员共同制订护理计划，包括明确共同护理目标、优先顺序、护理方式以及评价方法，以满足老年人治疗性、预防性、恢复性和康复性需求。护理计划可协助老年人达到及维持最高程度的健康、安宁、生活品质和平静地死亡，并帮助老年人得到持续的照顾，即使老年人转到其他地方也能继续获得照顾，必要时可修改护理计划。

6. 护理人员依据护理计划的指引提供护理措施，以恢复老年人的功能性能力，并预防合并症和残疾的发生。

7. 护理人员持续地评价老年人和家属对护理措施的反应，以确定目标完成的进度，依据评价结果修正护理诊断与护理计划。

8. 护理人员与健康护理小组成员合作，在各个不同的情况下给予老年人照顾服务。小组成员定期开会以评价对老年人及家属护理计划的有效性，并依据需要调整护理计划。

9.护理人员参与研究设计,以促进老年人学习、宣传并在临床中运用护理知识。

五、护理人员的素质要求

老年护理人员应有良好的业务素质,以专业的老年护理知识和技能,达到积极老龄化和健康老龄化的最终护理目标。因此,护理人员必须通过学校教育、在职教育、继续教育和岗前培训等增加老年护理的知识和技能,为老年人提供规范的护理服务,增加老年人的独立性及维持其最高程度的健康状态(图1-3)。

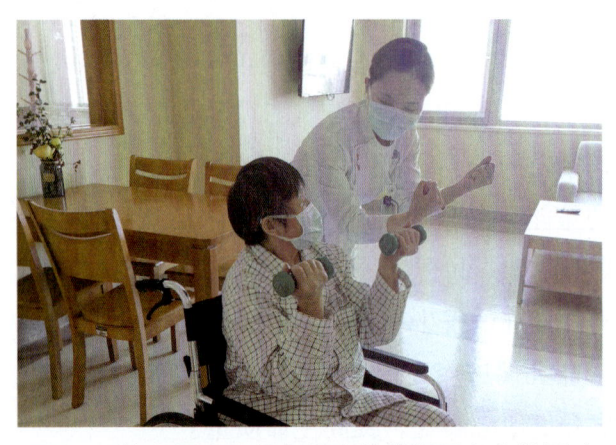

图1-3 护士用专业的知识和技能指导老人做活动

1.高度的责任心、爱心、细心、耐心与奉献精神 尊老爱老是中华民族的传统美德。老年人操劳一生,对家庭和社会均有很大的贡献,理应受到尊重和爱戴。老年人对护理人员的依赖性较大,老年患者的护理问题众多,加之其身体、心理情况复杂多变,增加了老年护理的难度。护理人员要有足够的责任心、爱心、细心和耐心对待老年人,全身心地投入到老年护理活动中,使老年人感到舒适,有信任感。

2.热忱服务,一视同仁 护理人员应以老年人为本,不论其地位高低、富贵贫穷、病情轻重,均应以诚相待、一视同仁,体现公平公正的原则,尽量满足老年人的合理需求,保证他们的安全和舒适。

3."慎独"精神 老年患者病程长、病情重而复杂。护理老年患者要一丝不苟,严格履行岗位职责,认真恪守"慎独"精神,在任何情况下均应自觉地遵守工作职责,对老年人的健康负责。

考点 护理人员的素质要求

4.良好的沟通技巧和团队合作精神 老年疾病的复杂性,决定了护理工作的开展需要多学科团队合作,因此,护理人员必须具备良好的沟通技巧和团队合作精神,促进专业人员、老年人及其照顾者之间的沟通与配合,针对不同情况给予老年人照护服务。

5.具有准确、敏锐的观察力 老年人的机体代偿功能相对较差,健康状况复杂多变,因此,要求护理人员必须具备敏锐的观察力和准确的判断力,能够及时地发现老年人的问题与各种细微的变化,及早采取相应的护理措施,保证护理质量。

6.具有博、专兼备的专业知识和精益求精的技术 老年人多数都身患多种疾病,有多器官功能受损,故要求护理人员应全面掌握专业知识以及相关学科的知识,并将其融会贯通,同时,还要精通专科领域的知识和技能,只有这样,才能做到处理问题时考虑全面,有重点地解决问题,帮助老年人实现健康照护需求。

自 测 题

A₁/A₂ 型题

1. 发达国家对老年人年龄划分标准为
   A. 55 岁　　B. 60 岁　　C. 65 岁
   D. 70 岁　　E. 75 岁

2. 我国开始进入老龄化社会的时间是
   A. 1980 年底　　B. 1989 年底
   C. 1990 年底　　D. 1999 年底
   E. 2000 年底

3. 发展中国家老龄化社会的划分标准是指
   A. 60 岁以上老年人口占 10%
   B. 60 岁以上老年人口占 7%
   C. 65 岁以上老年人口占 7%
   D. 65 岁以上老年人口占 10%
   E. 60 岁以上老年人口占 15%

4. 以下应对人口老龄化的策略哪项正确
   A. 家庭养老与社会养老相结合
   B. 构建医养结合服务体系
   C. 积极发展老龄产业
   D. 完善老年法律法规体系
   E. 以上都正确

5. 护士陈某为冠心病老年患者讲解控制血压的重要性。陈护士的行为属于护理人员的那种角色
   A. 执业者　　B. 照顾者
   C. 研究者　　D. 沟通者
   E. 教育者

6. 李爷爷，78 岁，患老年痴呆症，记忆减退，生活自理能力下降，作为照护李爷爷的护理人员，应该做到具有
   A. 责任心　　B. 爱心
   C. 耐心　　　D. 奉献精神
   E. 以上均是

7. 刘奶奶，74 岁，视力减退、听力下降，近期记忆力明显减退，子女发现其经常丢三落四。以下关于子女与老人沟通的做法，哪项欠妥
   A. 轻声和老人讲话
   B. 耐心倾听
   C. 利用非语言沟通
   D. 多与老人交流
   E. 适当提高说话声音

（沈 犁　张 巍）

第 2 章
老年人健康评估

王奶奶，78岁，独居，两周前在家洗澡时摔倒，3小时后被回家的女儿发现，立即送医。查体发现左侧肢体肌力3级，失语，饮水呛咳，经头颅CT检查，最终确诊为脑卒中。治疗10天后王奶奶带鼻胃管出院回家，出院后表达能力减退，说话不清，活动依赖别人。

王奶奶身高162cm，体重48kg，有糖尿病、高血压、高血脂，目前吃7种药，有时会忘记吃药。出院1周后其骶尾部皮肤有一处发红。王奶奶家住2楼，无电梯，家里灯光较昏暗，厕所有门槛，屋内无扶手，女儿请了保姆照顾老人的生活。王奶奶之前常去公园散步、唱歌，但这次脑卒中之后，日常生活无法自理，老人感到非常沮丧、焦虑。

问题：1. 请对王奶奶进行健康评估，确定其存在哪些健康问题？

2. 对王奶奶进行健康评估时，应注意哪些事项？

第1节 老年人健康评估概述

随着年龄的增长，老年人各种生理功能逐渐衰退，各种慢性疾病不断增加，对健康照护的需求越来越多，健康评估是了解老年人健康问题的第一步，具有重要的作用，可为老年护理工作的实施提供依据。

一、老年人健康评估的目的及必要性

老年人的健康评估是研究诊断老年人个体、家庭和社区现存的或潜在的健康问题，针对问题制订照护计划，提供照护措施，满足照护需求的过程。护士对老年人进行健康评估时，通过耐心细致的观察、询问以及体格检查，获得全面、客观的健康资料，准确判断老年人的健康状况与功能状态，这是全面制订护理计划，促进老年人身心健康的必要条件。

（一）老年人健康评估的目的

在当前的临床场所和医养结合机构，老年人的健康评估有时也被称为老年综合评估（comprehensive geriatric assessment，CGA）。老年综合评估是指采用多学科方法评估老年人的躯体情况、功能状态、心理健康和社会健康，并据此制订以维持和改善老年人健康和功能状态为目的的干预计划，最大限度地改善老年人生活质量。其目的是通过多学科整合管理，尽可能全面地发现老年人健康问题，以便有针对性地采取干预措施，使老年人保持健康状态，使其功能恢复自主独立性。

（二）老年人健康评估的必要性

随着健康观念的转变，老年人健康的概念已经不再是没有疾病就是健康，健康包括躯体健康、心理健康、社会健康等，只有进行全面评估才能确定老年人的健康状态，否则容易得到片面的结论。

老年人往往多病共存，临床表现较为复杂，只有全面综合的评估，才能使医务人员对老年人有一个全面的了解，从而采取适合老年人个体化的干预措施。

老年人的很多疾病无法治愈，只有合理地预防慢性病，维持基本自理的功能状态，生活质量才会相对稳定。WHO 提出，对老年人健康状况最好的评价指标是功能，身体功能的适应比病理因素更能预测老年人对健康照护需求的程度。

二、老年人健康评估的原则

1. 了解老年人身心变化特点

（1）老年人的身体变化：随着年龄的增加，老年人身体发生退行性改变，器官功能会随之下降，同时器官在各种内外因素的影响下也会发生病理性改变，这两种变化往往同时存在，互相影响，有时难以区分。护理人员在实施健康评估时，需要确定哪些由正常老化引起，哪些由病理改变引起，区分正常老化和现存或潜在的健康问题，采取适宜的措施予以干预。

（2）老年人的心理改变：随着年龄的增加，老年人会出现记忆力下降、反应速度减慢、人格固执、孤独、怀旧、抑郁等情况，要充分考虑老年人的这些心理特点，结合他们的身体状况、家庭和社会背景综合分析他们的心理状态。

2. 正确分析辅助检查结果　老年人辅助检查结果的异常可能与疾病有关，也可能由老年人正常的退化改变引起，或者可能受药物的影响。护士应注意观察，全面了解老年人的病情变化、所服药物，与医生一起分析可能引起异常结果的原因。

3. 注意疾病非典型性表现　老年人的很多疾病往往没有典型的症状和体征，表现为非典型性改变，比如老年人发生肺炎时可能表现为食欲不振、乏力、低热等症状；老年人患冠心病时可以表现为不典型疼痛，如腹痛、牙痛等症状。非典型性症状容易导致漏诊、误诊，需要医护人员重视客观检查，包括生命体征的辨别和常见疾病症状体征的鉴别。

> **考点**　老年人疾病非典型性表现

第 2 节　老年人一般健康评估

老年人躯体健康状态评估主要包括健康史的评估与功能状态的评估。除此以外，近些年也日益重视老年综合征问题的评估。老年综合征和传统的健康状态评估是从不同的角度进行分类，个别内容会有部分交叉，此处做并列介绍（图 2-1）。

一、健康史评估

采集老年人健康史时，需要询问老年人既往和现在的健康状况。老年人的疾病种类多，

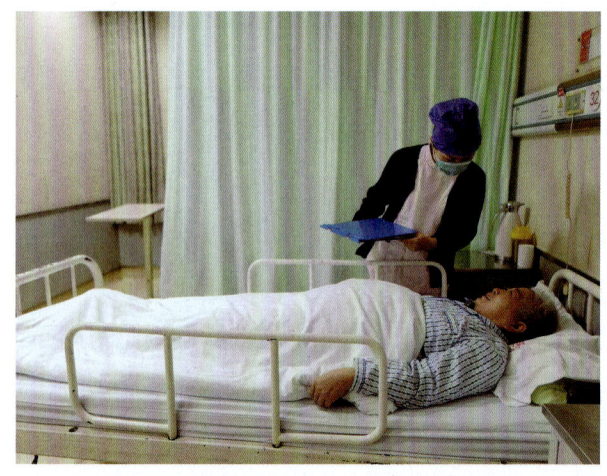

图 2-1　护士对老年人进行健康评估

年限长，且部分老年人认知和沟通可能存在问题，需要通过多种途径采集相关资料，如询问家属、查询病历等，以保证健康资料的准确性和全面性。

（一）基本情况

基本情况包括老年人的姓名、性别、出生年月、民族、婚姻状况、职业、文化程度、籍贯、宗教信仰、医疗费用的支付方式、经济状况、家庭住址与联系方式、入院时间、照顾者、居住情况等。

（二）健康状况

1. 现病史　当前有无急慢性疾病，疾病发生的时间，主要的症状和体征，治疗情况及恢复的程度，疾病的严重程度，对日常生活活动能力和社会活动的影响。

2. 既往史　既往合并疾病的情况，手术、外伤史，食物、药物等过敏史，服药及依从性情况，参与日常生活活动和社会活动的能力。

3. 家族史　老年人直系亲属的健康状况及患病情况。

二、体格检查

（一）全身状态

1. 生命体征　包括体温、脉搏、呼吸、血压。老年人的体温比年轻人稍低。测量老年人脉搏的时间每次不应少于30秒，注意脉搏的不规则性。老年人正常呼吸频率为16～24次/分，比正常人稍快。老年人高血压和直立性低血压较常见，评估时应注意测卧位血压和直立位血压。除了以上四个指标，疼痛被称为第五大生命体征，护士应在尊重老年人疼痛主诉的基础上，选用合适的工具对其疼痛来源、程度和性质等进行全面评估。

2. 营养状态　评估老年人饮食状况以及有无饮食限制，测量身高、体重，计算身体质量指数（体重指数）。老年人由于身体退行性改变和疾病的影响，营养状态的变化比较突出，必要时可以使用营养评估量表，如简易营养评价法（mini nutritional assessment，MNA）进行全面动态评估。

3. 意识状态　主要反映老年人对周围环境的认识和对自身状态的感知能力，可以分为觉醒度下降和意识内容变化两个方面。

4. 体位、步态、运动和平衡情况

（1）不同的疾病会表现出不同的体位或步态，如心肺功能不全的老年患者可出现强迫坐位，帕金森病患者可出现慌张步态，小脑病变患者可出现醉酒步态。步态的类型对疾病诊断有一定帮助，不过对于老年人步态异常还应识别是否继发于关节炎或关节疼痛。

（2）评估老年人每日活动类型和活动量，以及有无身体或疾病的限制而影响日常活动。

（3）平衡功能的评估对老年人也非常重要。平衡功能是指人体在日常活动中维持自身稳定性的能力。平衡能力的评估有助于老年人跌倒的预防。可以通过闭目直立试验、行走试验等方法来进行测试。如闭目直立试验：受检者直立、两脚并拢、双上肢下垂，闭目直立维持30秒；亦可两手于胸前互扣，并向两侧牵拉，观察受检者有无站立不稳或倾倒。如果受检者站立稳定则为正常；如果倾倒,则为前庭有病变(图2-2)。

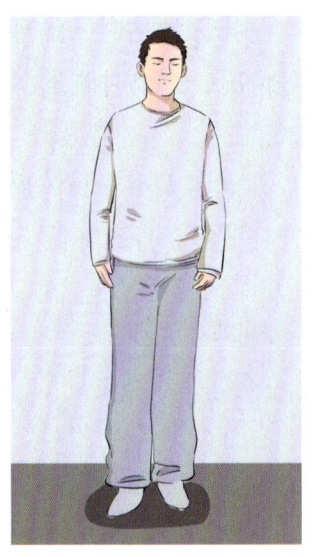

图 2-2　闭目直立试验

（二）皮肤

皮肤评估的内容包括老年人皮肤的颜色、温度、湿度,皮肤的完整性与特殊感觉。卧床不起的老年人应重点检查易发生破损的部位，带有管路的老年人也应注意治疗因素引起的压力性损伤，可以使用Norton或Braden压力性损伤危险因素评估量表进行评估，已经发生压力性损伤的需要记录伤口情况。

（三）头面部与颈部

头面部评估除了常规对头发、眼、耳、鼻、口腔、颈部的老化和病理变化进行检查之外，作为护理人员，在进行老年健康评估时，重点要对老年人的视力和听力进行快速筛查。

1. 老年人视力评估　有很多简单易行的方法可以对老年人的视力进行快速筛查，如可以使用看报纸或书刊的方法进行评估，根据对字体和眼前物体识别的情况分为不同的视力级别。

2. 老年人听力评估　可以听捻发音、低声耳语声、机械手表声，也可用听力问卷法等进行测量。问卷法可粗分为几个程度：正常说话可否听见、轻声或远距离说话能否听见、大声说话能否听见等。需要注意的是，对于平日佩戴老花镜或助听器的老年人进行视力或听力评估时，需要佩戴上述器具进行评估。

（四）胸部

1. 胸、肺部　老年人胸廓前后径增大，胸廓横径缩小，胸廓常呈现桶状胸；胸廓扩张受限，呼吸音减低；由于生理性无效腔增多，叩诊常呈过轻音。

2. 心脏　老年人因驼背可引起心脏下移，心尖搏动出现在锁骨中线旁；听诊第一及第二心音减弱，心室顺应性减低，可闻及第四心音；静息时心率变慢；由于主动脉瓣和二尖瓣的钙化、纤维化及脂质堆积，导致瓣膜僵硬和关闭不全，听诊时可闻及异常的舒张期杂音。

（五）腹部

老年人往往存在腹部皮下脂肪堆积、腹壁肌松弛、肠功能减退的情况；由于肺扩张，膈肌下降致肋缘下可触及肝脏。老年人膀胱容量减少，很难触诊到膨胀的膀胱，检查时应注意腹部有无压痛、肿块、肠鸣音减退或亢进。

（六）泌尿生殖器

老年女性受雌激素影响，出现阴毛稀疏，呈灰色；阴唇皱褶增多，阴蒂变小；阴道变窄，阴道壁干燥苍白，皱褶不明显；子宫颈变短，子宫及卵巢缩小。老年男性阴毛变稀及变灰，阴茎、睾丸变小；双阴囊无皱褶，易晃动。前列腺增生明显，引起排尿阻力增大，导致下尿道梗阻，出现排尿困难。

排尿评估时，护理人员需要了解排尿的次数、尿量、尿液性状以及有无尿潴留、尿失禁等情况，必要时测量膀胱残余尿。

（七）脊柱四肢

老年人由于身体退行性改变，关节活动范围受限；肌张力下降，导致颈部和头部前倾；脊柱变短，身高降低（图2-3）；检查时注意关节活动度、动脉搏动情况及肢体肿胀情况等。

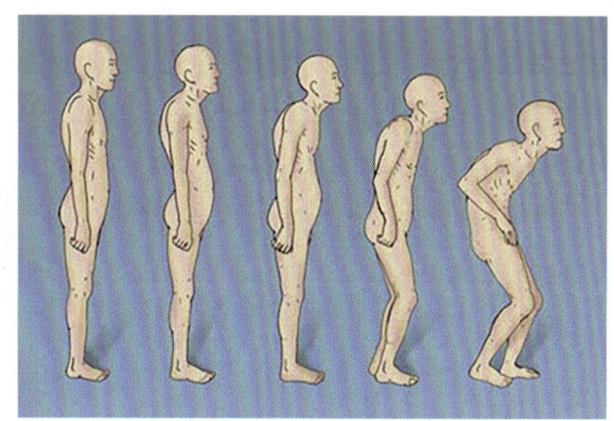

图2-3 人体脊柱随年龄的变化趋势

（八）神经系统

年龄的增加使老年人的神经传导速度变慢，注意力不易集中，记忆力减退，反应变慢，平衡能力降低、动作不协调，感觉敏感性下降。

三、功能状态评估

**案例2-2**

张大爷，89岁，长期卧床，由老伴居家照顾，进食时老伴需要将准备好的饭菜端到床头，扶张大爷坐起，张大爷可自行进食，但因为没有牙齿，所以进食时间较长，在1小时左右；大小便需要老伴协助在床上完成，无失禁；上肢功能尚可，能自行穿脱衣服，但下肢无力，不能下地活动。

问题：1. 请用合适的量表评估张大爷的基本日常生活自理能力。

2. 评估过程中可能会发生什么问题？

（一）评估内容

老年人的功能状态受年龄、疾病因素、运动功能、视力、情绪因素等的影响，评估时应结合生理、心理和社会等方面情况进行全面评估，通过功能状态的评估，可以确定老年人在躯体功能方面所具有的能力和存在的问题，以便制订完善的老年照护计划。功能状态评估包括基本日常生活活动能力、工具性日常生活活动能力、高级日常生活活动能力三个层次。

1. 基本日常生活活动能力的评估　基本日常生活活动（basic activity of daily living，BADL），是指老年人为了适应生存环境而每天必须反复进行的最基本、最具有共性的日常生活活动。如穿衣、进食、梳理和洗澡、运动（移位、平地走动、上下楼梯）、排便（如厕和大、小便控制）等。BADL可用Barthel、Katz指数进行测定。老年人通常最早丧失的功能是洗澡，最后丧失的是进食。日常生活活动能力不仅是评估老年人功能状态的重要指标，而且是评估老年人是否需要补偿服务的关键指标。BADL 多项功能无法完成时，则不能独居生活。

2. 工具性日常生活活动能力的评估　工具性日常生活活动能力（instrumental activity of daily living，IADL），是指在家庭和社区中独立生活时所需的关键的、较高级的活动技能，反映老年人在家中进行自我照护活动的能力，如洗衣、做饭、服药、使用电话、理财、购物、交通、家务（家庭清洁和整理）等。这一层次的功能反映老年人能否独立生活，是否需要提供日常生活照料服务。可用 Lawton 量表测定。如 IADL 存在障碍，则需要提供助餐、助洁、助行和代购物品等相应的生活服务，以维持老年人独立生活的能力。

3. 高级日常生活活动能力的评估　高级日常生活活动（advanced activity of daily living，AADL）能力，是指与生活质量有关，反映老年人智能能动性和社会角色功能的活动能力。包括主动参加社交、娱乐活动、职业工作等。

以上三类日常生活活动能力中，AADL 能力最早丧失，一旦出现，则预示更严重的功能下降，需要进一步测量 BADL 能力和 IADL 能力。AADL 项目较多，每个人差异较大，没有统一的量表可用，可通过了解老年人一天的活动进行评估。

考点　老年人功能状态评估内容

（二）评估工具

较常使用的功能状态评估量表有 Barthel 指数、Katz 指数、Lawton 工具性日常生活活动能力量表。前两者用来评估 BADL，第三个用来评估 IADL。

1. Barthel 指数（Barthel index，BI）　广泛用于基本日常生活活动能力评价，具有较高的信度和效度。它既可以测量患者治疗前后功能状态的变化，也可以预测患者住院时间长短、疗效和预后。

BI 共有 10 个评估项目：进食、转移、修饰、上厕所、洗澡、行走（平地 45m）、上下楼梯、穿脱衣服、大便控制、小便控制。每个项目根据需要帮助的程度分为 2～4 个等级，评分有 0 分、5 分、10 分和 15 分的选项，总分 0～100 分。得分越高，独立性越好，依赖性越小。

2. Katz 指数　评价表由 Katz 等人设计，可用于测量评价慢性疾病的严重程度及治疗效果，也可用于预测某些疾病的发展。此量表将日常生活活动（ADL）能力分为 6 个方面，即洗澡、穿衣、如厕、转移、大小便控制、进食，6 项评定内容按照由难到易进行排序，复杂功能首先丧失，然后逐渐至简单功能。Katz 指数把 ADL 功能状态分为 A～G 7 个功能等级，A 是完全独立，G 是完全依赖。Katz 指数在临床中应用较广泛。

链接

老年综合征

老年综合征（geriatric syndrome，GS）是指老年人由多种疾病或多种原因所导致的具有同一种临床表现特点的临床病症。常见的老年综合征包括跌倒、痴呆、尿失禁、谵妄、听力受损、视力受损、疼痛、多重用药、肌少症、营养不良、衰弱和压力性溃疡等。目前概念仍未统一。老年综合征可采用单个老年综合征评估量表进行评估。

第3节 老年人心理健康评估

老年期会出现各种生活事件，如患病、家庭角色的变化、丧偶、临终等，因此会伴随一些特殊的精神心理活动，心理状态的改变同时会影响身体和社会功能状态。护理人员通过心理健康评估，可以识别老年人心理问题，提供有效心理支持。

老年人心理健康评估包括认知状态评估、情绪和情感状态评估、压力与应对评估等，本节重点阐述前两个评估。

一、老年人认知状态评估

案例 2-3

孙大爷，69岁，近半年来记忆力明显下降，出门买菜经常算错账，有时回家时会走错家门，不认识身边的邻居，一到睡觉前就要闹着出门，有一次甚至在楼梯间小便。

问题：1. 请问老人出现了什么问题？
2. 如何评估老人该方面的问题？

（一）老年人认知特点

认知功能主要反映老年人对周围环境的认识和对自身所处状况的识别能力，认知状态的评估有助于判断有无颅内病变及代谢性疾病。通过评估老年人的记忆力和定向力，有助于早期认知障碍的诊断。老年人由于大脑细胞功能日渐衰退，早期认知障碍如记忆力下降、情绪轻微异常等，容易被误认为是正常老化现象而耽误治疗，因此，要增强对老年人认知障碍的识别意识，充分利用评估的方法筛选出有认知障碍的老年人，并给予早期干预，防止老年人过快进展到认知症的晚期阶段。

（二）认知评估方法

认知功能包括人物、时间、地点定向能力，注意力、记忆能力、计算及书写能力、语言能力（流畅度、理解力、复述力）等。评估工具较常用的有简易精神状态检查表和简易操作智力状态问卷，最简便的方法是画钟测验。

1. 简易精神状态检查表（mini-mental state examination，MMSE）　包含5个项目：定向力、记忆力、注意力和计算力、回忆能力、语言能力。得分范围是0～30分。正常值会受文化程度的影响，未受教育文盲组17分，教育年限≤6年组20分，教育年限>6年组24分，低于分界值的即认为有认知功能缺损。

考点 MMSE 评估标准

2. 画钟测验（clock drawing test，CDT）　是一个简单有效的评估认知功能的方法，在大规模粗筛认知障碍老年人时可以使用，也可以作为成套测试的组成部分。

（1）画钟测验的指导语为"请您在这里画一个圆的钟表，填上所有的数字"，并指定一个时间点（如9点15分），必须逐字读指导语，并避免使用"指针"之类的词语，防止给被评估者提示线索，掩盖他们抽象能力的受损。

（2）画钟测验的评分方法有多种，目前国际上普遍采用4分法计分：画出闭锁的圆（表盘），1分；将数字安置在表盘上的正确位置，1分；表盘上12个数字正确，1分；将指针安置在正确的位置，1分。3~4分表明认知水平正常，0~2分则表明认知水平下降。画钟测验看似简单，完成它却需要很多认知过程参与。

该测验的文化相关性很小，不管是何种语言，何种文化程度，只要能够听懂简单的提示语，都能按要求画出钟来。认知障碍的老年人所画时钟会出现多种错误（图2-4），经初步筛查认为老年人可能存在认知功能障碍时，应进一步对其做完整的神经心智功能评估来加以确认。

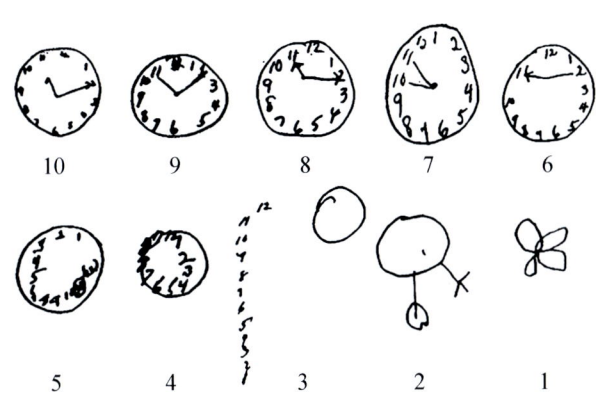

图 2-4 画钟测验时认知障碍老年人出现的错误

二、老年人情绪情感状态评估

（一）老年人情绪情感特点

老年人在离退休后由于社交变少，加上疾病等生活事件的影响，容易出现消极情绪，如孤独、抑郁、自卑等，严重者可出现情感障碍，影响身心健康。丰富的生活阅历往往使老年人情感表达方式更为内敛含蓄，情感体验比较深刻而持久，且比较敏感。焦虑和抑郁是老年人最常见的情绪问题，是最需要进行干预的情绪障碍。

（二）老年人情绪情感评估

1. 焦虑评估　焦虑是个体感受到威胁时的一种紧张的、不愉快的情绪状态，表现为紧张、不安、急躁、失眠等，但无法说出明确的焦虑对象。焦虑评估可以使用"您是否感到紧张焦虑或者不安？"这样的话语询问，如果回答是肯定的，则进一步询问"您是否有无法停止或者无法控制的焦虑不安？"如果存在，则应该进行详细的焦虑测评，一般使用量表进行测量。可用于老年人焦虑评估的常用量表有汉密尔顿焦虑量表、状态-特质焦虑问卷等。

2. 抑郁评估　老年人群中抑郁发病率较高，抑郁是该人群中最常见的精神疾病之一。社区中老年人抑郁发病率达10%~20%，在医院或养老院中，重度老年抑郁者高达12%。抑郁患者表现为情绪低落，可伴随失眠、悲哀、自责等表现。对于有重大疾病或独居的空巢老人更应警觉抑郁问题。在筛查抑郁时，可通过两条简单问题加以询问，如"过去一个月经常会感觉情绪低落、抑郁或无望吗？""过去一个月对任何事情都没有兴趣吗？"如果被评估者的回答是肯定的，则需要进一步进行详细的抑郁评估。抑郁可通过访谈、询问与观察的方法来发现，更常使用量表进行测量。可用于老年人抑郁评估的工具有老年抑郁量表、汉密尔顿抑郁量表等。

第4节　老年人社会健康评估

社会健康是老年人健康评估的一个重要方面，通过社会健康评估，可以帮助护理人员全面准确地识别老年人健康相关的个人、家庭及社会问题，真正以人为本，有针对性地制订全面的照护计划。社会健康状况包括角色功能、家庭与社会支持、环境、文化等方面。

一、角色评估

进入老年期后，老年人家庭和社会角色均发生变化。这些角色的变化会导致老年人对角色不适应。

（一）老年人角色评估的目的

对老年人角色功能进行评估，目的是明确被评估者对角色的感知、对承担的角色是否满意，有无角色适应不良，以便及时采取干预措施，避免角色功能障碍给老年人带来生理和心理两方面的不良影响。

（二）老年人角色评估的内容

1. 角色的承担

（1）一般角色：了解老人过去的职业、离退休时间和现在的工作状况，有助于防范由退休所带来的不良影响，也可以确定目前的角色是否适应；评估角色的承担情况，可询问：最近一星期内做了什么事情，哪些事情占去了大部分时间，对他而言什么事情是重要的、什么事情很困难等。

（2）家庭角色：老年人离退休后，家庭成为老年人主要活动场所，大部分老年人承担了（外）祖父或（外）祖母角色，需要照护（外）孙子或（外）孙女，家庭角色在增加。老年期是丧偶的主要阶段，当伴侣去世时，会失去一些角色。

（3）社会角色：老年人的社会、经济角色也在逐渐退化，由主宰者变为依赖者，由社会财富创造者变成社会财富的消费者。社会关系型态的评估有助于提供有关自我概念和社会支持资源的信息；可以询问老年人一天或一周的活动情况，了解他们在社会关系中的角色状态。评估者还可以了解老年人对自己每日的活动是否明确。如果有不明确的反应，提示社会角色缺失或不能融入社会中去，如果有不明确的表述，考虑是否有认知或其他精神障碍。

2. 角色的适应

（1）评估老年人对自己承担的角色是否满意，自己和家人对角色的期望是否一致，是否适应角色等，有无角色冲突、角色模糊、角色匹配不当和角色负荷过重或不足。

（2）评估有无不良的身心行为反应，如头晕、头痛、失眠等生理表现，紧张、焦虑、抑郁等心理表现，以便采取干预措施。

（三）老年人角色评估的方法

老年人角色功能的评估，可以通过交谈、观察两种方法收集资料。角色评估量表常用Barry角色评估量表、角色功能评估量表等，根据被评估老年人的回答做出判断。

二、家庭与社会支持评估

（一）家庭与社会支持评估的目的及内容

1. 家庭评估　了解老年人家庭对其健康的影响，制订有利于老年人疾病恢复和健康促进的照护干预措施。家庭评估的内容主要包括：家庭成员基本资料、家庭类型与结构、家庭成员的关系、家庭功能与资源以及家庭压力等方面。

2. 社会支持评估　一般是指来自个人之外的各种支持的总和。评估者通过社会支持的评估，可以了解老年人在需要照护帮助时，从他人或社会网络中获得的一般或特定的支持性资源，帮助老年人应付各种生活中的问题与危机，也可以通过评估了解社会支持对老年人身心健康和主观幸福感的影响。

（二）家庭与社会支持评估的方法

常用于家庭功能评估的量表有 APGAR 家庭功能评估表，它涵盖了家庭功能的五个重要部分：适应度 A（adaptation），合作度 P（partnership）、成长度 G（growth）、情感度 A（affection）和亲密度 R（resolve），通过评估可以了解老年人有无家庭功能障碍及障碍的程度。

社会支持的评估方法较多，国内使用较多的是肖水源编制的社会支持评定量表（social support rating scale，SSRS）。该量表用于测量个体社会关系，有 3 个维度共 10 个条目。总得分越高，说明社会支持程度越好。

三、环境评估

（一）环境评估的目的

老年人的健康与其生存的物理环境和社会环境存在密切联系，如果环境因素的变化超过老年人的适应能力，就会引起疾病。环境评估需要关注老年人家庭环境的安全性，以及个人生活服务和健康需求服务是否能够充分获得。

（二）环境评估的内容及方法

1. 物理环境　是指老年人生活所处的外环境的物理因素的总和。近些年来，居家环境适老化改造越来越受重视。护士应评估老年人的需求及其生活环境或社区中存在的各项资源，其中，居家安全环境因素是评估的重点，通过对居家环境的评估，可进行适宜的适老化改造。此部分可见本书第 4 章第 1 节跌倒相关内容。

2. 社会环境　包括经济、文化、教育、法律、制度、生活方式、社会关系等诸多方面。这些因素与人的健康有密切关系，本节重点介绍经济状况、生活方式的评估。

（1）经济状况：老年人的经济状况不仅对其物质生活和精神生活有广泛的影响，而且对老年人的健康也有重要的影响。目前我国老年人经济支持主要来源于离退休金、家人供给、国家补贴、商业保险等。经济状况的评定是通过个人收入是否能满足老年人的个体需要，是否需要他人的支持等来衡量，可通过询问以下问题了解经济状况："您的经济来源有哪些？家庭有无经济困难？医疗费用的支付形式是什么？"面对收入低的老人，要询问："您的收入是否足够支付食品、生活用品和部分医疗费用？"

（2）生活方式：通过交谈或直接观察，评估老年人饮食、睡眠、排泄、活动、娱乐等方面的习惯，以及有无吸烟、酗酒等不良嗜好，若有不良生活方式，应进一步了解它们对老人带来的影响。

四、老年人文化评估

(一) 文化评估的目的

文化评估的目的是了解老年人的文化差异，分析老年人在健康观念、求医方法、习惯与传统的治疗方法等方面是否存在文化差异，并了解影响老年人健康的各种文化因素，如生活习惯、习俗和饮食习惯等，通过文化评估，制订出符合老年人文化背景和民族差异的有效措施。

(二) 文化评估的内容及方法

老年人文化评估的主要内容包括价值观、信仰和信念、风俗习惯评估等，这些内容与健康密切相关，决定着人们对健康、疾病、老化和死亡的看法及信念。

1. 价值观评估　价值观是指一个人对周围客观事物的意义、重要性的总评价及总看法，是社会成员用来评价行为、事物以及从各种可能中选择符合自己的目标的准则，可以通过四个问题来评估，如"您认为自己的健康状况如何？""您如何看待自己生活的价值？""您对自己所患疾病是如何认识的？""您认为您的生活受到疾病的影响了吗？"

2. 信仰和信念评估　信仰指对某种主张、主义、宗教或对某人、某物的信奉和尊敬，并把其奉为自己的行为准则，在健康领域，一般评估宗教信仰对健康的影响。信念是人们在一定认识基础上确立的对某种思想或事物坚信不疑并身体力行的心理态度和精神状态，一般可以从四个方面的认知进行评估，包括对疾病易感性的认知，对疾病严重程度的认知，对预防措施所产生效果的认知，对预防性措施障碍的认知。

3. 风俗习惯评估　需了解不同文化区域的风俗习惯如饮食、礼节、家庭习惯等与健康的关系，了解当地的民间疗法等，在此基础上进行评估。

> **链接**
>
> **老年人能力评估师**
>
> 老年人能力评估师是近年人社部公布的新职业之一，在提供老年照护服务时，要首先对老年人进行评估，因此，目前对这个职业的需求十分突出。该职业共设三个等级，分别为：三级/高级工、二级/技师、一级/高级技师。报名资格和考试要求依次增高。考试包括理论知识考试、技能考核以及综合评审。具体可参考《老年人能力评估师国家职业技能标准》（2020年版）。

自测题

A_1/A_2 型题

1. 以下哪项属于老年人躯体健康评估内容
   A. 听力、视力　　B. 抑郁
   C. 家庭功能　　　D. 社会参与
   E. 认知

2. 关于老年人疾病特点，描述不正确的是
   A. 老年人患肺炎可能表现为食欲不佳、乏力、低热等症状

B. 老年人患冠心病一定会有胸部的疼痛
C. 老年甲亢患者可能会出现淡漠症状
D. 老年人对炎症、疼痛的反应性降低
E. 老年人发生阑尾炎可以没有疼痛

3. 下面哪项属于老年人功能状态评估的范畴
   A. 日常生活活动能力评估
   B. 心理健康评估
   C. 社会参与评估
   D. 文化评估
   E. 社会支持评估

4. 评估员在对居家环境中的张爷爷评估时，关于听力测试说法不正确的是
   A. 可使用捻发音评估
   B. 可以低声耳语声方式测试
   C. 可用听力问卷方法测试
   D. 可以听机械手表声测试
   E. 老人如果平时用助听器，需要取下进行测试

5. 老年社会健康评估不包括
   A. 角色评估
   B. 文化评估
   C. 信念评估
   D. 社会环境评估
   E. 生活质量评估

6. 孙大妈，独居，很少外出，最近经常出现无助、无望感，睡眠困难，认为活着没意思，企图自杀，汉密尔顿抑郁量表得分36分，她的抑郁程度为
   A. 正常
   B. 轻度抑郁
   C. 中度抑郁
   D. 重度抑郁
   E. 不一定有抑郁

7. 张先生，65岁，近两个月来不明原因出现紧张、烦躁、失眠、心慌、口干，注意力难以集中，有事时更加明显，可以使用以下哪个工具进行测试
   A. 汉密尔顿焦虑量表
   B. 社会支持量表
   C. 生活事件量表
   D. Katz 指数
   E. Lawton 工具性日常生活活动能力量表

（肖树芹）

第 3 章
老年人日常生活护理

老年人身体各器官功能逐渐衰退，常伴各种慢性疾病。因此，对于老年人日常生活的护理，护理人员不仅要关注老年人因疾病导致的生理状况，还要重视其生活功能状态；帮助老年人在疾病或功能障碍的状态下，维持和恢复基本的生活功能；在机体健康的状态下，充分发挥其主观能动性，适应日常生活，实现健康老龄化。

第 1 节　老年人日常生活护理原则

案例 3-1

> 王奶奶，76 岁，独居，身高 161cm，体重 74kg，患高血压、糖尿病 5 年。日常饮食口味偏重，食欲好，不喜欢运动。某日夜晚上卫生间时，因厕所灯光暗、地面有水而摔倒，致头皮血肿入院。
> 问题：1. 案例中哪些因素会影响王奶奶的身心健康？
> 　　　2. 护理人员在对老年人进行日常生活护理时应遵循哪些原则？

一、全面评估并调动老年人的主观能动性

老年人由于身体各器官功能衰退或疾病原因而无法独立完成日常生活活动时，需要得到部分协助性或完全协助性护理。

1. 评估老年人生活功能及心理状态　老年人由于衰老及疾病，往往会对护理人员产生强烈的依赖心理，导致有些老年人只是为了得到关心和爱护而要求被护理。因此，护理人员在拟订护理计划前要对老年人进行全面评估，在生活功能方面，不仅要关注其丧失的生活功能，还应关注他们是否存在残存的生活功能及过度依赖的心理。

2. 注重发挥老年人主观能动性　护理人员包揽一切的做法对尚有生活功能的老年人来说是有弊无利的，应采取针对性的护理措施，并做好心理护理，充分发挥老年人的主观能动性，鼓励老年人最大限度地发挥其残存的生活功能，使其树立信心，完成基本的日常生活自理，而不过度依赖他人。总之，护理人员既要满足老年人的生理需要，还要使老年人充分发挥主观能动性，最大限度地发挥残存功能，尽量让老年人能作为一个独立自主的个体参与到家庭和社会生活中。

二、保护老年人的安全

（一）了解老年人心理状况

老年人在日常生活中一般有两种心理状态：一是不服老，不能客观认识到自身机体逐渐处于衰弱状态，认为自己还和以前一样什么都可以做，没有意识到日常生活活动中一些潜在

的危险；二是不愿意麻烦他人，虽然自知行动不便，仍要坚持自己动手做一些事情，导致活动中发生意外。这两种心理状态都可能会危及老年人自身安全。因此，护理人员要帮助老年人认识自身的健康状况和能力，量力而行。同时，护理人员还要评估老年人的生活规律和习惯，及时给予指导，满足其生活所需，尽量减少老年人的无用感、无助感。

（二）日常生活中的安全防护

1. 防止坠床　对有坠床风险的老年人，其入睡期间应有专人陪护，采取防护措施，并定时巡视，如对意识障碍的老年人应使用床挡，对身材高大或睡眠中翻身幅度较大的老年人应在床旁用椅子挡护，当发现卧床老年人身体靠近床边缘时要及时挡护，把老人移至床中部，以防坠床。

2. 防烫伤　老年人对温度感觉迟钝，使用热水袋时不要直接接触皮肤，应套保护套（图3-1），水温应低于50℃，且使用时间不宜过长，防止烫伤；使用热水洗脚时，水温不得超过40℃。老年人喜欢喝热水，热水壶或水杯应放于便于拿取的位置，以免倾倒造成烫伤；避免饮水温度过高或进食过热的食物，防止食管烫伤。

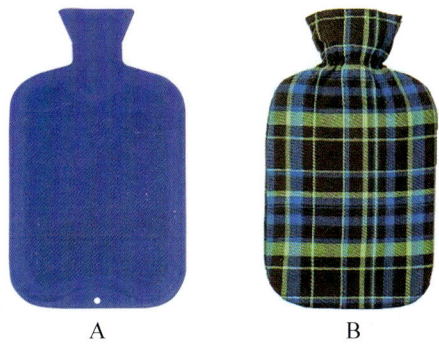

图 3-1　使用热水袋应套保护套

3. 防止交叉感染　老年人免疫力低下，抵抗力弱，应注意预防交叉感染，因此，老年人不宜过多接待客人，患者之间尽量避免互相走访，特别是患有呼吸道感染或发热的老年人更要注意自我隔离。

4. 注意用电安全　护理人员应向老年人普及用电安全知识，强调不要在电器旁放置易燃易爆的物品；及时检修、淘汰陈旧的电器，经常维护供电线路和安装漏电保护装置，电器在不使用时应关闭电源。由于老年人记忆力下降，外出时易忘记拔下电水壶等家用电器插头，应通过各种方式设置提醒标识，以消除安全隐患；应尽量选择有自动断电保护或鸣叫提醒功能的电器，减少遗忘引发的意外。

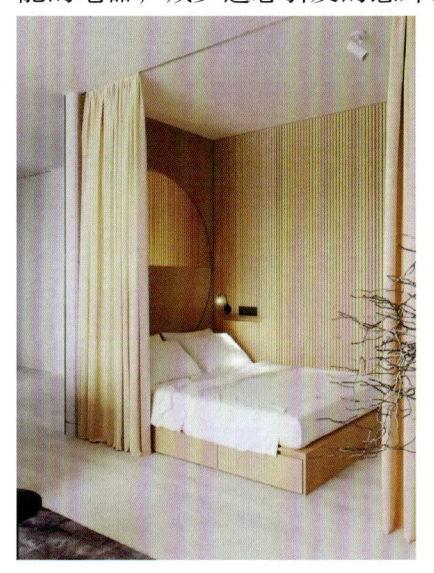

图 3-2　床边安装隔帘保护老年人隐私

三、保护老年人的隐私

在日常生活中，有些生活行为需要在私人的空间进行，如排泄、沐浴等。因此，为了保护老年人的隐私，促进舒适感，护理人员有必要为老年人提供适当的独立的空间，但由于个体的差异，如老年人的身体状况、经济条件、价值观及生活方式等方面的不同，在现实生活中很难达到统一的标准。理想的情况是老年人能有其单独的房间，如条件不允许，可以应用拉床帘或用屏风遮挡等方式保护老年人的隐私（图3-2）。

四、尊重老年人的个性

人们的日常生活有其共性的行为和性质，但每个人也有其独特之处。个性是一个人在思想、情感、态度等多个方面不同于其他人的一种特质。个性不同，其思维方式和价值观也不尽相同。老年人更是如此，他们一生经历过众多事件，有丰富的社会经验，有自己的思维方式和价值观。其思维方式和价值观一旦被强行改变，将会损伤其尊严。因此，护理人员一定要尊重老年人的个性，站在他们的角度去理解和沟通。

考点 老年人日常生活护理原则

医者仁心　全国敬老爱老助老模范人物肖玉华

肖玉华是来自南通市第二人民医院的一名康复治疗师，从事康复治疗及管理工作已有20余年。康复医学科的服务对象大多是老年慢性病，如脑卒中、帕金森病、老年痴呆等患者，他们往往生活自理能力减退，角色适应和社会适应能力下降，从而易产生悲观、抑郁等不良情绪，严重影响老年群体生命质量。面对这样的群体，肖玉华善待每位患者，以高度的责任心、扎实的康复技能、贴心的服务，为老年康复事业真诚奉献；带领团队帮助老年人减轻痛苦、改善生存体验、提高生活质量，践行敬老、爱老、助老的传统美德，赢得老人们的信任和赞誉。2020年肖玉华荣获国家卫健委、全国老龄办评选的"敬老爱老助老模范人物"称号。

第2节　老年人清洁舒适护理及环境改造

案例3-2

李奶奶，76岁，独居，饮食规律，平时注重形象，喜欢穿颜色鲜亮的化纤服饰，比较讲究卫生，冬天每天都洗澡，时常出现皮肤瘙痒，头发比较干枯易断裂。

问题：1. 李奶奶存在哪些不良的生活习惯？
　　　2. 护理人员该如何对李奶奶进行着装和清洁卫生指导？

一、老年人的清洁与舒适

皮肤是人体最大的防御器官，有着特殊的生理功能。老年人皮肤逐渐变薄、松弛、出现皱纹，生理功能逐渐衰退，皮肤老化的特征明显；皮肤疾病逐渐增多，还容易出现脱发，给日常生活带来了困扰。因此，做好皮肤护理，保持皮肤、头发清洁，讲究衣着卫生，是日常生活护理中重要的内容之一。

（一）老年人皮肤、头发清洁

进入老年期，人体的皮肤开始变薄、松弛、出现皱纹，干燥、粗糙和多屑，下眼睑出现"眼袋"，头发干枯、变白、稀疏、脱落，皮脂腺组织萎缩且功能减退。皮肤的触觉、痛觉、温度感觉功能也减弱，皮肤表面的反应性降低，对不良刺激的防御能力减弱，免疫系统功能下降，以致皮肤抵抗力全面降低。

1. 老年人日常皮肤清洁卫生　适当洗澡可以起到保持皮肤清洁、促进血液循环及新陈代谢的作用。

（1）老年人在日常生活中要注意保持皮肤的清洁，尤其是皮肤皱褶部位，如腋下、乳房下、腹股沟、外阴和肛门等。

（2）老年人可根据自身的生活习惯及地域特点选择洗澡的频率和用品，一般夏秋季节洗澡频率为每天1次为宜，冬春季节每周1~2次，具体次数可根据老人情况酌情安排。老年人宜用温水及温和的沐浴液洗澡，或选择弱酸性的硼酸皂，避免使用刺激性的碱性皂液。

（3）老年人洗浴时注意安全、室温和洗澡时间。淋浴时地面设置防滑垫，可根据身体情况采用洗澡椅（图3-3）；室温应调节为24~26℃，水温以35~40℃为宜。每次洗澡时间不宜过长，一般10~15分钟，以不超过20分钟为宜；洗澡时间应安排在饭后两小时左右，不宜空腹或饱食后洗澡。

（4）老年人的皮肤比较干燥，洗澡后可适当使用含橄榄油、硅酮油、透明质酸等成分的润肤剂保养皮肤。

2. 老年人日常头发清洁保养　老年人的头发多干枯、易折断、易脱落，应做好头发的清洁和保养。一般干性头发每周清洗1次，油性头发每周清洗2次；根据老年人发质的特点选择合适的洗护用品。对于卧床老人，照护者可使用特制洗头盆帮助老人在床上洗头（图3-4）。老年人头发应勤梳理，也可经常按摩头皮，促进头皮血液循环。

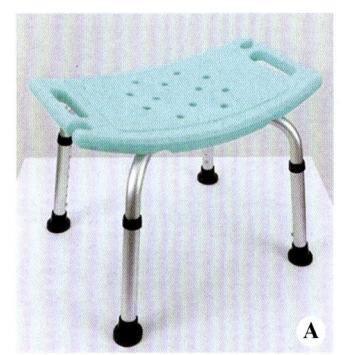 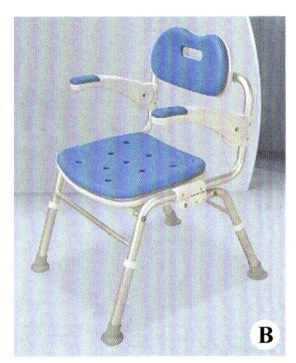 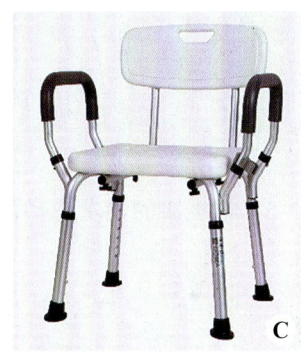

图3-3　老人洗澡椅

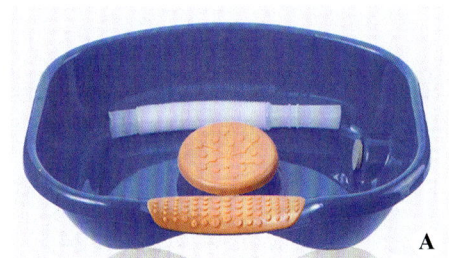 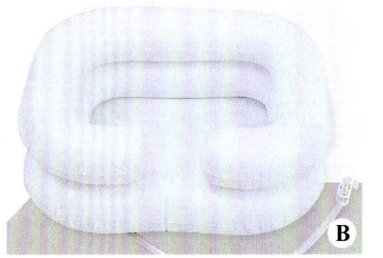

图3-4　床上洗头盆

考点　老年人日常皮肤清洁卫生

（二）老年人衣着卫生

老年人的着装应以舒适、松紧适宜、便于穿脱、端庄为宜，有利于老年人的健康。根据老年人的生理功能特点、气候变化和环境条件的要求选择合适的着装，衣着要干净整洁、勤换洗。

1. 衣物选择　老年人的体温调节中枢功能下降，耐寒冷的能力下降，因此，在寒冷季节选择着装的时候必须注意衣着的保暖性；老年人的皮肤很容易受到刺激而引起瘙痒，在选择贴身衣物时，宜选择透气性和吸水性较好的纯棉制品。

2. 着装款式　款式要易于穿脱、端庄大方，注意着装的安全性和舒适性。衣着大小和松紧度要合适，过小、过紧容易影响局部血液循环，过于肥大则活动不方便，如袖口过宽，老年人做饭时会有着火的危险；裤子过于肥大，老年人容易被绊倒。同时，应注意着装的款式和色彩是否符合其个性和社会活动，条件允许时可适当考虑流行元素。

3. 鞋袜选择　老年人应根据脚的情况选择大小合适的鞋（图3-5）；可选择鞋底有一定厚度的平底鞋，或者鞋跟高度在2cm以内的带跟鞋；鞋头应宽大舒适，鞋底柔软且防滑。很多老年人弯腰系鞋带困难，可选择松紧口鞋子，但要注意鞋的密闭性与透气性（图3-6）。老年人的袜子可选择棉线袜，吸汗又舒适。

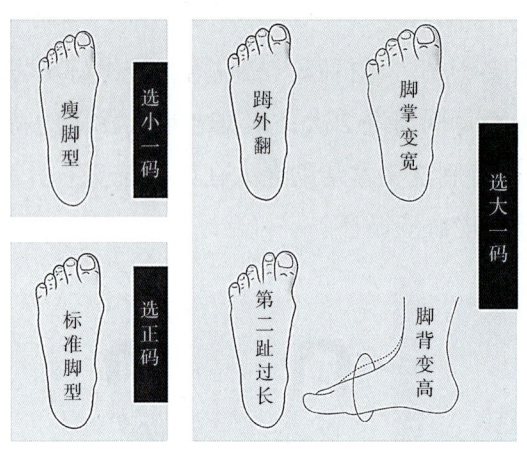
图3-5　根据脚的情况选择鞋的大小

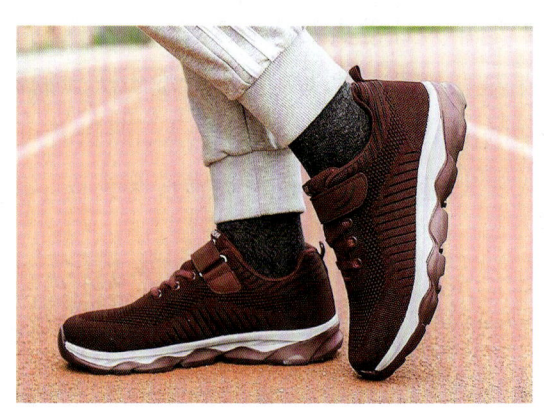
图3-6　选择防滑舒适方便系带的鞋

考点　老年人着装的选择

二、老年人日常生活环境改造

老年人日常生活环境构造和设施，要考虑到老年人特殊生理、心理和社会特点，既要温馨舒适，又要方便安全。

1. 室内采光　老年人视力减退，室内采光及照明应充足，尽量充分利用自然光源。房间的照明不宜太亮，光线要柔和；老年人居室内的走廊、卫生间、楼梯、拐角等暗处应保持一定的亮度；由于老年人的暗适应能力低下，且老年人夜尿增多，一定要保证适当的夜间照明。

2. 室温与湿度　老年人的体温调节能力较差，室温应保持在22~24℃为宜，室内湿度则为50%~60%。居室要经常开窗通风，一方面调节室内温湿度，另一方面保持室内空气清新。有些老年人，特别是大小便失禁的老年人因嗅觉迟钝，对自己的气味多不注意，但对周围的人会造成不良的影响。照护者应注意及时清理排泄物及被污染的被服，并打开门窗通风，有条件者可适当使用空气清新剂来去除异味。

3. 室内陈设　老年人居室内不要有太多陈设，一般有床、桌、椅、柜即可，且家具的边角处应尽量采用弧形设计，避免尖角和粗糙的材质，以防碰伤。家具摆设应整齐，不宜滑动，家庭日常生活用品及杂物最好不要存放在老年人居室内，以免屋内家具杂乱碰伤或绊倒老年人。

4. 地面与门窗　老年人居室地面尽量采用防滑材料，门的宽度应可满足轮椅进出，门口地面最好不要有门槛，门要轻且易于开启，宜用推拉门代替平开门，不要使用玻璃门；矮窗台里侧应当设置高 0.9～1m 的安全栏杆。

5.家具选择　老年人家具的选择应轻便小巧，设计成圆角，以防碰伤。沙发不可太软，因为老年人坐下后，起身比较困难。老年人的床必须牢固、稳定，对于一些能离床活动的老年人来说，床的高度应便于老年人上下床活动，高度应以老年人坐在床上足底能完全着地，膝关节与床成近 90°角最为理想，一般以 40～50cm 为宜，这也是老年人理想的座椅高度，有条件者可使用能调节高度的床（图 3-7），以方便进行各项操作。床上方应设有床头灯和呼叫器，床的两边均应安装可活动的护栏。床的宽度尽可能大些，床垫的软硬度要适宜，便于老年人翻身。床最好倚墙而放，以防坠床。床头柜和床角作弧形转角处理，利于老年人活动。

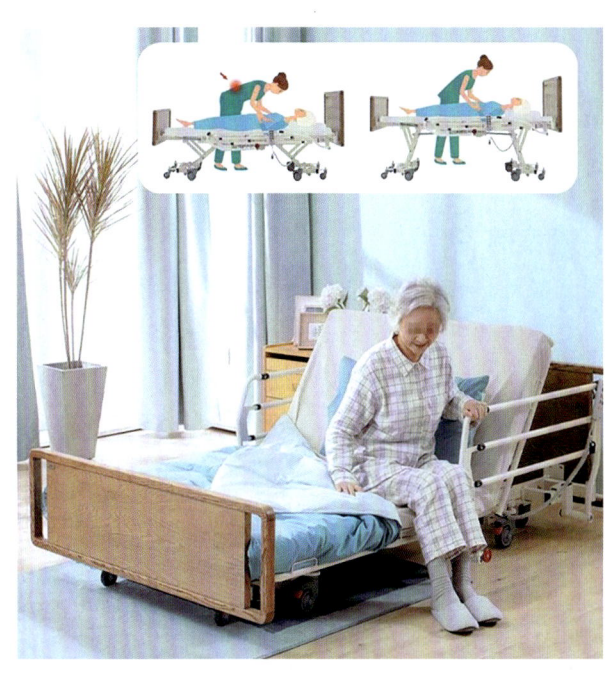

图 3-7　高度可调节的床

6.被褥与枕头　老年人的被褥要柔软、透气性好，以棉织品为佳。床单要能包裹在床垫下，使床单平整、无褶皱，失禁老年人的床单上可加一个尿垫，以便随时更换。老年人枕头的选择要舒适，高低要合适，枕头高度以 7～8cm 为宜，有颈椎病的老年人不能使用高枕。

7.电源开关　电器开关及插座应清晰、醒目，容易操作，应选择宽板防漏电式电源开关，以利于手指不灵活的老年人使用。

8.装饰品及色彩　老年人房间的装饰应以简单、温馨为原则，室内、走廊和院内宜种植一些花草、树木；装饰品宜少不宜杂；墙上可悬挂字画、壁饰，窗台和桌上摆放小型盆景，营造温馨、舒适、典雅的居住环境；色彩以偏暖色调为宜，窗帘、床单采用淡雅色调。

9.卫生间　老年人卫生间应靠近卧室，从卧室至卫生间的地面不要有台阶，地面铺以防滑材料。很多老年人有膝关节问题，故卫生间应安装较高的坐便器，旁边配置可支撑站立的扶手。浴缸应带有扶手或放置浴板，浴缸外地面要放置橡胶垫以防滑倒。不能站立的老年人可以使用淋浴椅，洗澡时浴室应设有排风扇并保持良好的通风，以便将水蒸气排出，避免因湿度过高而影响老年人的呼吸，视具体情况在卫生间安装呼叫器。

10.厨房　燃气灶开关应尽可能方便操作。老年人有时会忘记炉灶上在烧煮东西，或者闻不到灶台漏气，存在失火及中毒隐患。因此，厨房可设置燃气自动关闭、炉火自动关闭等控制器，以防燃气泄漏引发火灾等意外事故。

考点　老年人室内环境的要求

第3节 老年人饮食护理

合理营养对延缓衰老、延缓老年人退行性病变具有重要意义。饮食的制作和品尝还可丰富老年人日常活动、增添生活乐趣。因此，改善老年人的饮食营养、做好饮食护理也是老年日常生活护理中的一个重要部分。

> **案例 3-3**
> 刘奶奶，86岁，患糖尿病、高血压22年，近期出现视物模糊，生活自理能力下降，需护理人员协助喂食，刘奶奶既往有过进食时呛咳、烫伤的情况，因此每次进食刘奶奶都会紧张。
> 问题：1. 刘奶奶的营养需求有哪些？
> 　　　2. 护理人员该如何对刘奶奶进行饮食护理？

一、老年人的营养需求

（一）热量摄入

1. 每日进食总热量　随着年龄的增长，老年人的基础代谢率及能量代谢率降低，加之日常活动减少，热量消耗就相应减少，因此，饮食总热量摄入需要控制，以免过剩的热量转变为脂肪储存在体内引起超重或肥胖，并诱发糖尿病、高血压等多种慢性疾病。WHO建议老年人每日热量：60～64岁男性2380kcal、女性1900kcal；65～74岁男性2330kcal、女性1900kcal；75岁及以上的男性2100kcal、女性1810kcal。热量计算需要个体化，与标准体重和活动量有关。

> **链接**
> **每日总热量的计算方法**
> 1. 计算标准体重：身高（cm）-105。
> （消瘦：低于标准体重20%；肥胖：超过标准体重20%）
> 2. 计算每天需要的热量：标准体重 × 能量级别。
> 3. 能量级别选择：活动量及体重形态不同，所选择的能量级别也不同。
>
> | 体重形态 | 极轻度体力活动 kcal/（kg·d） | 轻度体力活动 kcal/（kg·d） | 中度体力活动 kcal/（kg·d） | 重度体力活动 kcal/（kg·d） |
> |---|---|---|---|---|
> | 消瘦 | 20～25 | 35 | 40 | 40～45 |
> | 正常 | 15～20 | 25～30 | 35 | 40 |
> | 肥胖 | 15 | 20～25 | 30 | 35 |
>
> 注：老年人以轻度体力活动、正常体重形态为基准。

热量来源主要为糖类、脂肪、蛋白质这三大营养物质。一般55%～60%的热量来源于糖类，包括谷物和薯类；15%～20%的热量来源于蛋白质，包括鱼、肉、蛋、奶、豆类；剩余的20%～30%来源于脂肪，包括油脂和坚果类，以达到控制食物总热量和营养均衡（图3-8）。

2. 每日进餐次数　老年人尽量做到少量多餐，即每餐进食量减少，每日餐次可增加。老年人进餐次数宜采用三餐两点制（三顿正餐，两顿加餐），每餐食物热量占全天总热量比例为：早餐 20%～25%，上午加餐 5%～10%，午餐 30%～35%，下午加餐 5%～10%，晚餐 25%～30%。

（二）糖类摄入

1. 老年人每日糖类摄入量　糖类易于消化吸收，是人体最重要的能源物质。老年人胰岛素对血糖的调节作用减弱，糖耐量减低，有血糖升高的趋势，故每日糖类的摄入量一般应占总热量的 50%～60%。

2. 老年人糖类摄入种类　糖类主要来源为淀粉，大部分可从粮食、薯类中获取；其次，

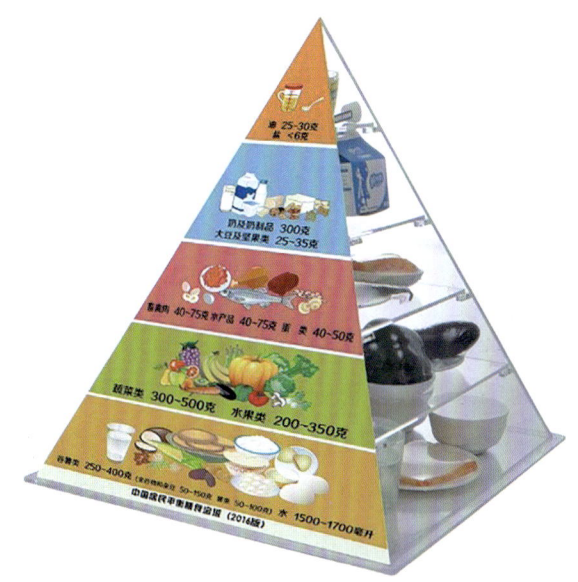

图 3-8　中国居民平衡膳食宝塔（2016 版）——每日食物种类及营养均衡

老年人也可食用一些含果糖多的食物，如各种水果、蜂蜜、果酱等。过多的单糖、双糖（白糖、红糖、砂糖），可在体内转化为三酰甘油，诱发高脂血症、心血管疾病、糖尿病等。因此，老年人应控制糖果、精制甜点的摄入量。

（三）蛋白质摄入

1. 老年人每日蛋白质摄入量　老年人的体内代谢过程以分解代谢为主，对蛋白质的吸收利用率降低，易出现负氮平衡，需要较为丰富的蛋白质来补充组织蛋白的消耗，但由于老年人体内的胰蛋白酶分泌减少，如老年人摄入过多的蛋白质会加重其消化系统和肾脏的负担。故老年人蛋白质的供给能量应占总热量的 15%～20%，每日蛋白质的摄入以每千克体重 1.0g 为宜。

2. 老年人蛋白质摄入种类　以优质蛋白为主，如大豆、鱼、瘦肉、禽、蛋、奶等，平均每日摄入鱼虾及禽肉类食物 50～100g，蛋类 25～50g，畜肉（瘦）40～50g。保证优质蛋白质占膳食总蛋白质摄入量的 50% 以上。但对于肝肾功能不全的老年人，豆类蛋白的摄入应该控制在蛋白质摄入总量的 1/3 以下。

（四）脂肪摄入

1. 老年人每日脂肪摄入量　老年人胆汁酸分泌减少，酯酶活性降低，对脂肪的消化能力下降，脂肪摄入过多不利于心血管系统、消化系统的健康。因此，老年人膳食中应限制脂肪的摄入，每日脂肪能量供给应占总热量的 20%～30%。但是，老年人脂肪摄入量也不能过少，否则会引发皮肤疾病，且会影响脂溶性维生素的吸收。

2. 老年人脂肪摄入种类　老年人宜选用含不饱和脂肪酸较丰富的植物油，如花生油、玉米油、菜籽油、豆油等；尽量减少膳食中胆固醇和饱和脂肪酸的摄入，如动物内脏、肥肉、动物油等。

（五）维生素摄入

维生素在维持身体健康、调节生理功能、延缓衰老的过程中起着非常重要的作用。大多

数维生素不能在体内合成或合成不足，必须从食物中摄取。老年人消化系统功能减退，牙齿功能不好，因此，老年人要注意日常补充维生素。不同的维生素功能不同，富含维生素A（胡萝卜、西红柿、牛奶、蛋黄）、维生素B_1（谷类、肉类、蛋类）、维生素B_2（动物肝脏、黄豆、生菜、香菇）、维生素C（新鲜水果、绿叶蔬菜）的食物可增强机体抵抗力；B族维生素还能增加老年人的食欲。

（六）无机盐和微量元素摄入

虽然人体对无机盐和微量元素的需要量较少，但它们却是维持正常生理功能不可缺少的物质，必须从食物中获取。老年人吸收功能减退，再加上疾病和药物的干扰，容易出现矿物质缺乏，其中，以钙和铁的缺乏最为多见。

1. 补充钙的摄入　老年人容易出现体内钙质流失，尤其是老年女性，绝经后机体内分泌功能衰退，骨质疏松、骨折的发病率会增加。因此，老年人应适当增加富含钙质食物的摄入。我国营养学会建议，老年人每日钙的供给量应为800mg；同时，老年人可适当增加户外活动促进钙的吸收。老年人应选择容易吸收的富含钙质的食物，如奶类及奶制品、豆类及豆制品、坚果类等。

2. 补充铁的摄入　老年人体内铁的储备降低，铁缺乏可引起贫血，故老年人饮食中应注意补充富含铁的食物，如瘦肉、动物肝脏、动物血制品、豆类、黑木耳、海带、菠菜等。

（七）膳食纤维摄入

膳食纤维主要包括除淀粉外的多糖，存在于谷、薯、豆、果蔬类等食物中，它既不能被胃肠道消化吸收，也不能产生能量，但其对维持老年人的身体健康极为重要。它具有刺激肠道蠕动、预防便秘、增加饱腹感、维持肠道菌群平衡、吸附由细菌分解胆酸等而生成的致癌物质，以及延缓糖类的吸收速度的作用；膳食纤维还具有促进胆固醇代谢、预防心血管疾病及糖尿病的作用。如今，膳食纤维已被营养学界补充认定为第七类营养素，与传统的六类营养素（蛋白质、脂肪、糖类、维生素、矿物质、水）并列。但膳食纤维也不可过多摄入，以免影响钙的吸收，建议老年人每日摄入膳食纤维20g左右。

（八）饮水

老年人结肠、直肠肌肉萎缩，肠道中黏液分泌减少，容易发生便秘，严重时还可以发生水电解质失衡、脱水等，但老年人过多饮水也会增加心脏和肾脏的负担。因此，老年人每日饮水量以1500～1600ml为宜，饮食中可适当增加些汤羹类食物，既能补充营养又能补充水分。

考点　老年人的营养需求

二、老年人饮食指导原则

为了帮助老年人更好地适应身体机能的改变，减少和延缓疾病的发生和发展，延长健康的生命时间，《中国居民膳食指南（2016）》中明确了针对老年人特点的四项饮食原则：少量多餐细软，预防营养缺乏；主动足量饮水，积极户外活动；延缓肌肉衰减，维持适宜体重；摄入充足食物，鼓励陪伴进餐。

（一）少量多餐、细软饮食，预防营养缺乏

很多老年人胃肠功能较弱，容易造成食物摄入量不足和营养素缺乏，因此，老年人膳食更应注意合理设计、营养精准。对于高龄及虚弱老人，可采用少食多餐的原则，保证充足的食物摄入；对于食量小的老年人，餐前餐时少喝汤水，少吃汤泡饭；对于有吞咽障碍的老人，可选择软食，注意细嚼慢咽，预防呛咳和误吸；对于营养缺乏的老人，建议在营养师和医生的指导下，选择适合自己的营养强化食品。

（二）主动足量饮水，积极户外活动

老年人对缺水的耐受性下降，建议每天饮用 1500～1600ml 的温开水；建议老年人每天锻炼 1～2 小时，可分多次进行运动，量力而行。经常到户外活动、晒太阳有利于体内维生素 D 的合成，延缓骨质疏松的发展。

（三）延缓肌肉衰减，维持适宜体重

吃动结合有助于延缓肌肉衰减，对维持老年人活动能力和健康状况极为重要；建议老年人增加摄入优质蛋白质，进行有氧运动和适当的抗阻运动。老年人体重应维持在正常稳定水平，体重过高或过低都会影响健康。

> **链接**
>
> ### 身体质量指数（BMI）
>
> 1. 身体质量指数（body mass index，BMI） 简称体质指数或体重指数，用体重千克数除以身高米数的平方可得出：BMI=体重（kg）÷身高（m）^{2}，是目前国际上常用的衡量人体胖瘦程度以及是否健康的重要指标。
>
> 2. BMI 体重分级的中国标准 ≤18.5kg/m^2 为偏瘦，18.5～23.9kg/m^2 为正常（22kg/m^2 最理想），24～27.9kg/m^2 为超重，≥28kg/m^2 为肥胖，≥30kg/m^2 为重度肥胖，≥40kg/m^2 为极度肥胖。
>
> 3. 70 岁以上的老年人的 BMI 应以不低于 20kg/m^2 为好。在血脂等指标正常的情况下，BMI 上限值可略放宽到 26kg/m^2。

（四）摄入充足食物，鼓励陪伴进餐

1. **鼓励食物多样化** 建议老年人每天应摄入 12 种及以上的食物。早餐宜有 1～2 种以上主食、1 个鸡蛋、1 杯奶，另有蔬菜或水果。中餐、晚餐宜有 2 种以上主食、1～2 个荤菜、1～2 种蔬菜、1 种豆制品。

2. **鼓励陪伴进餐** 建议老年人适当参与食物的准备与烹饪，有家人陪伴就餐，享受家庭的喜悦。对于孤寡、独居老年人，建议集中用餐，多结交朋友。对于生活自理有困难的老年人，应辅助用餐，保障食物摄入和营养状况。

> **考点** 老年人饮食指导原则

三、老年人的饮食护理

（一）老年人进餐前准备

1. **食物准备** 老年人咀嚼、吞咽、消化吸收功能减退，为方便老年人咀嚼，易于消化吸收，食物的选择和烹饪要做到"细、松、软"，如肉类食物应多选择瘦肉，尽可能把它们切

成丝或肉末，蔬菜可以选择质地比较软的绿叶蔬菜的嫩叶、茄子、丝瓜等，并应切细。食物烹调时多用蒸、煮、炖、煨等方法，烹调时间应稍长一些，使食物松软易于咀嚼消化；少加糖、盐、味精等调味品，对于味觉、嗅觉等功能降低的老年人，可以在烹饪时多加一些味道比较浓厚的食物如姜、蒜、香菜、香菇、洋葱等，也可适量加醋、橙汁等酸味食物刺激食欲。

2. 环境准备　保持空气新鲜，餐前开窗通风，排除异味。护理处置车、敷料盘、便器等物品应移出视线。

3. 老人准备　护理人员提醒老人"准备就餐"，餐前协助老年人洗手、漱口，以提高食欲，根据老人的情况选择舒适的体位进餐，尽量取坐位或半坐位。

（二）老年人进餐时的护理

1. 一般护理　对有生活自理能力的老年人，应鼓励其自行进餐。对自理能力有缺陷的老年人，照护者应协助其进餐，尽可能借助一些特制辅助餐具，最大限度维持老年人自己进餐的能力。对不能自行进餐的老人，照护者可协助喂饭，但要注意尊重老年人的生活习惯和进餐习惯，喂饭时配合老人的节奏，掌握适当的速度，不可过快。

2. 视力障碍者进餐护理　对于视力障碍的老年人要做好进餐护理，进餐前，照护者应先向老人说明餐桌上食物的种类和摆放位置，并协助其用手触摸，以确认和方便取用；同时，要保证进食安全，有热汤、热饮等过烫的食物要提醒放凉些再进食，若进食带骨头的食物时也要提醒老年人注意，进食鱼类要先帮助老年人剔除鱼刺。

3. 吞咽能力低下者进餐护理　吞咽能力低下的老年人容易将食物误咽入气管，卧床老年人更是如此，故进餐时的体位非常重要，宜采取坐位或半坐卧位，卧床者可以采取侧卧位，进餐过程中应有照护者在旁监护，以防发生意外。老年人的唾液分泌减少，口腔黏膜的润滑程度减弱，进餐前应先少量饮水湿润口腔。

4. 上肢障碍者进餐护理　老年人有麻痹、震颤、肌力低下等上肢活动障碍时，自行进食易出现困难，可选择一些特殊的餐具，如老年人专用的勺、叉等方便握持的餐具。有些老年人张口困难，可将婴儿用勺改造后进行使用。尽量使用筷子，因为使用筷子的精细动作对大脑是一种良性刺激，应最大限度地维持老年人的这种能力，可用弹性绳把两根筷子连在一起防止脱落（图3-9）。

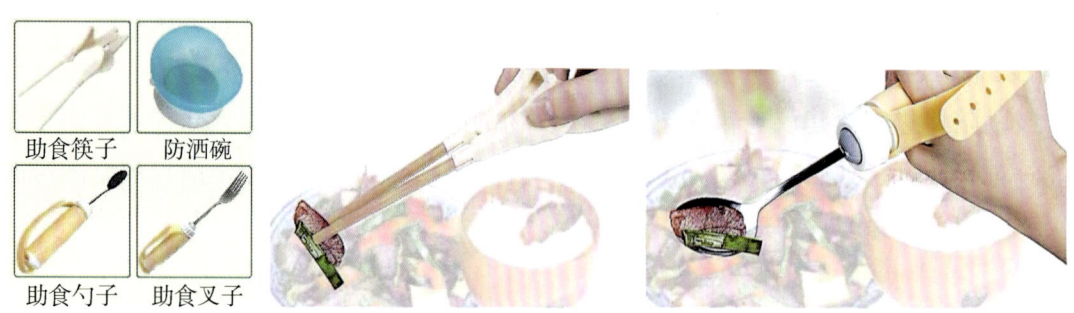

图3-9　老人特制辅助餐具

（三）老年人进餐后注意事项

老年人进餐结束后，照护者应提醒或协助老年人漱口，清洁口腔。老年人进餐后不宜立即平卧，以防止食物反流。照护者应评价老年人的进食情况及是否达到饮食营养需求。

> **考点** 老年人的饮食护理

> **链接**
>
> **吞咽功能训练**
>
> 1. 颊肌训练　示意患者做吸吮动作，可吸吮筷子、手指，继而做鼓腮、吐气、微笑等动作，以收缩颊部肌肉和口轮匝肌。
>
> 2. 舌肌训练　护士站于患者右侧，让其主动做伸缩舌、舌左右摆动、舌背抬高运动，并用勺子或压舌板给予阻力。舌运动不灵活的患者，由护士协助或患者自己被动做舌不同方向的运动。

第4节　老年人休息与活动

案例 3-4

黄奶奶，76岁，独居，退休前是高中老师，退休后作息不规律，白天午睡2~3小时，晚上常入睡困难，睡眠质量差，早晨起来精神状态不佳，食欲减退，平时喜欢看电视、看手机，易疲劳，不喜欢运动。

问题：1. 促进老年人睡眠的措施有哪些？
2. 护理人员该如何对黄奶奶进行活动指导？

一、老年人休息与睡眠

（一）老年人休息

老年人休息并不意味着不活动，有时候变换活动方式也是一种休息，如睡眠、看电视、听音乐、阅读、文体活动或散步等。老年人需要充足的休息，休息时应注意以下几方面。

1. 保证休息质量　有效的休息应满足三个基本条件：充足的睡眠、心理的放松、生理的舒适。因此，不能简单地用卧床限制老年人的活动，这种限制不但达不到休息的效果，反而让老人感到厌烦。

2. 调整休息方式　老年人的睡眠时间一般比青壮年短，坐、卧休息，闭目养神等相对多一些。卧床时间过久会导致运动系统功能障碍，出现压力性损伤、坠积性肺炎、静脉血栓等并发症，故老年人要注意适当调整休息的方式，时常变换体位，同时，注意起身时动作要慢，预防直立性低血压的发生。老年人看书和看电视时间不宜过长，以免引起眼部和大脑疲劳；注意看电视时距离不能太近、角度要合适，适时通过远眺或闭目的方式来调节眼部疲劳。

（二）老年人睡眠

1. 老年人睡眠的特点

（1）睡眠时间减少：60~80岁的健康老年人就寝时间平均为7~8小时，但多数老年人实际睡眠时间平均为6~7小时甚至更短。

（2）早睡早起：老年人容易早醒，睡眠趋向于早睡早起。

（3）易醒：老年人睡眠时容易受到声、光、温度等外界因素以及自身疾病的干扰，尤以夜间明显，导致睡眠不连续。

（4）睡眠浅：老年人浅度睡眠期增多，深度睡眠期减少，年龄越大，睡眠越浅。

2. 促进老年人睡眠的护理措施

（1）评估睡眠质量：护理人员对睡眠质量不好的老年人进行全面评估，找出导致其睡眠质量下降的原因并进行对因处理。

（2）提供舒适睡眠环境：护理人员为老年人提供舒适的睡眠环境，睡前进行卧室的通风换气，清除室内异味及污浊的空气，以利于老年人呼吸；调节卧室的光线和温度；保持床单被褥的干净整洁，经常晾晒，以保持干燥和杀灭细菌；睡眠环境要保持安静。

（3）帮助老年人养成良好的睡眠习惯：老年人的睡眠存在个体差异性，为了保证白天的正常活动和社交，符合人体生物节律，应提倡早睡早起、午睡的习惯；对已经养成的特殊睡眠习惯，不能强迫其立即纠正，需要多解释并进行诱导，使其睡眠时间尽量正常化。白天睡眠时间应限制在1小时左右，并注意缩短卧床时间，以保证夜间睡眠质量。睡前可用温水泡脚促进下肢血液循环，利于快速入睡；睡前饮一杯温牛奶也有助于睡眠。

（4）晚餐安排与睡眠：晚餐最好安排在晚上6点至6点半，使入睡前食物有充分的消化时间。老年人晚餐不应吃得过饱，且饮食宜清淡，睡前不饮用咖啡、浓茶等使人兴奋的饮品或摄入大量水分，注意提醒老年人于入睡前如厕，避免因夜尿增多而影响睡眠。

（5）保持良好的情绪：情绪对老年人的睡眠影响非常大，由于老年人思考问题比较专注，有时又比较固执，遇到问题会反复思考而影响睡眠。因此，调整老年人的睡眠，首先要调整其情绪。

（6）加强身体运动：向老年人宣传规律适度的运动对减少应激和促进睡眠的作用，指导其坚持参加力所能及的日间活动。

（7）合理使用安眠药物：必要时可在医生的指导下为老年人选择合适的药物促进睡眠，但不宜长期使用。

链接

助眠食物

1. 菊花茶：具有适度的镇静效果，对无法放松的精神或身体来说，它是完美的天然对抗手段。
2. 温牛奶：含有一些色氨酸（具有镇静作用）和钙，有利于大脑充分利用色氨酸。
3. 蜂蜜：能促使大脑停止产生促食欲素，促食欲素是最近发现的一种与保持清醒有关的神经传递素。
4. 土豆：能清除掉对可诱发睡眠的色氨酸起干扰作用的酸。
5. 燕麦片：能诱使产生褪黑素（有助于入睡），一小碗就能起到促进睡眠的效果。
6. 香蕉：除了能平稳5-羟色胺和褪黑素外，还含有可让肌肉松弛的镁元素。

二、老年人身体活动

（一）身体活动对老年人的重要性

身体活动可以促进机体的新陈代谢、生化反应，增强和改善机体的功能，使身体充满活力，从而延缓衰老。规律的身体活动，可改善老年人生理系统的适应能力，有利于健康地老化。

1. 心血管系统　身体活动可以促进血液循环，增加心肌收缩能力，改善心肌缺氧状况；还可增强血管弹性，有益于轻、中度高血压的控制；此外，还可促进脂肪代谢，调节血脂含量。因此，适当活动可以预防、延缓老年人心血管疾病的发生和发展。

2. 消化系统　身体活动可以促进胃肠蠕动，增加消化液的分泌，有利于消化吸收，促进机体新陈代谢。

3. 神经系统　身体活动能延缓神经系统的老化，改善神经系统的调节功能，提高大脑神经细胞的工作能力；对于脑力工作者来说，适当活动可解除大脑疲劳，有利于休息和睡眠。

4. 呼吸系统　身体活动可改善肺功能，提高老年人肺活量，有效地增加肺的通气效率，使更多的氧气进入机体与组织进行交换，保证脏器和组织的需氧量。

5. 运动系统　身体活动可以使老年人延缓骨质疏松；增加关节的灵活性，预防和减少老年性关节炎的发生；此外，活动还可以增加肌肉含量及活动耐力。

6. 其他方面　身体活动可以增强老年人的免疫力，改善心情，调动老年人的积极情绪。

活动对机体各个系统的功能都有促进作用，有利于智能和体能的维持与促进，并能预防身心疾病的发生。因此，适当的身体活动对维持老年人良好身心状况起着非常重要的作用。

（二）老年人活动的种类、活动量

1. 老年人身体活动的种类　根据老年人的生理特点，适合老年人的身体活动项目应以低、中等强度的有氧运动为主。比较适合老年人活动的项目有太极拳、散步、慢跑、游泳，以及小区内的一些器械运动等（图3-10）。生活中老年人的活动种类可分四种：日常生活活动、家务活动、娱乐活动、职业活动等。其中，日常生活活动和家务活动是最基本的活动，娱乐活动则可促进老年人的身心健康，职业活动是属于发展自己潜能的有益活动。

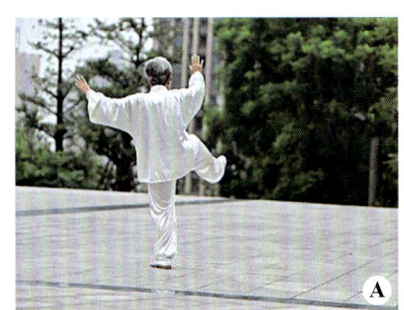
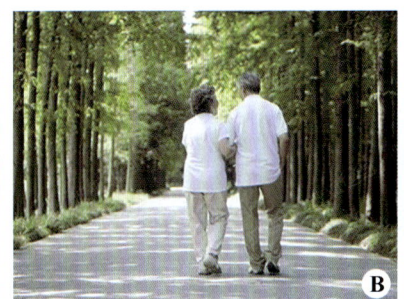
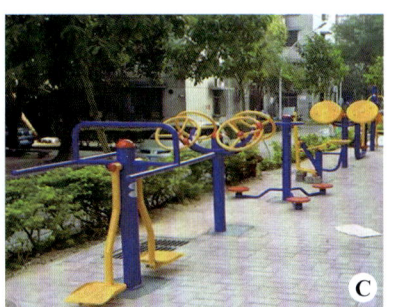

图 3-10　适合老年人的运动

2. 老年人活动量　老年人采取下列活动方式和时间均可消耗80kcal能量，由此可以计算其每天活动所消耗的能量，包括：跑步10～15分钟、跳绳10～15分钟、扫除20分钟、沐浴20～30分钟、游泳5分钟、体操20～30分钟、投球10分钟、写作40～50分钟、读书6小时。

（三）老年人活动的原则

1. 正确选择，因人而异　老年人应根据自身的年龄、体质、运动基础、活动场所及条件，选择适宜的运动项目、运动量及强度。

2. 循序渐进　机体对运动有一个逐步适应的过程，所以活动的强度应由小到大，逐渐增加，切不可盲目增大运动量；动作也应由慢到快、由简单到复杂，不宜急于求成；每次进行新的活动内容时，均应评估老年人对该项活动的耐受性。

3. 持之以恒　锻炼是一个逐步积累的过程，只有坚持才能达到目的。锻炼身体要保持经常性、系统性，要有耐心和毅力，持之以恒，才能取得增强体质、防治疾病的效果。

4. 运动时间　一般老年人的运动时间以每日1~2次，每次半小时左右，一天运动的总时间不超过2小时为宜。运动时间可选择在早上起床后，但不宜起床后马上进行剧烈活动，应在机体充分舒展后再开始慢慢活动。

5. 场地选择及气候　运动的场地应尽可能选择空气清新、安静空旷、地面平坦的地方，可以是庭院、公园、操场、湖畔或树林等地。老年人对气候的适应能力较差，因此要注意气候的变化，夏季户外活动要注意避免中暑，冬季户外活动要注意避免跌伤和感冒。

6. 运动量自我监测　老年人运动量过大或过小均不能起到很好的锻炼效果。对一些平时体弱或患有慢性病特别是心脑血管病的人来说更应注意。

运动时身体有微热或微微出汗，运动后感觉身体轻松，稍有疲劳感，无其他不适，说明运动强度适宜。如果活动后感觉头晕、胸闷、气促、心悸、疲惫等不适，说明活动强度过大或活动时间过长；活动后以感觉身体不发热、不出汗、没有心跳加快，也没有任何不适，说明运动量不够，应酌情增加。

7. 日常家务不能取代运动锻炼　部分老年人认为多做家务就可以使身体得到锻炼而获得健康，这种观念是错误的。因为，日常家务运动或体力劳动仅是局部肢体运动，时间久了容易疲劳，对机体的整体作用很局限，而体育锻炼能使机体得到均衡而全面的锻炼。持之以恒的运动不仅可使机体得到全面锻炼，而且还能增强心肺功能，强身健体。因此，体力劳动不能完全取代运动锻炼。

> **考点**　老年人运动的原则

（四）老年人运动的注意事项

1. 运动的服饰要适宜　衣裤要宽松、舒适，最好穿运动服，运动鞋要选择大小合适、穿着舒适，鞋底软而有弹性、防滑，鞋帮稍有硬度的鞋子，这样既便于运动又可以保护踝关节。

2. 异常情况及时就诊　年老体弱、患有多种慢性疾病，平时有气喘、心慌、胸闷或全身不适者，应及时就医，并根据医嘱实施运动，以防意外发生；患有急性病，出现心绞痛或呼吸困难者应立即停止运动，及时就医；精神受刺激、情绪激动或悲伤时应暂停运动。

> **考点**　老年运动的注意事项

（五）患病老年人运动指导

老年人常因疾病的影响而导致运动障碍，特别是长期卧床的老人，如果长时间不运动容易导致失用性萎缩等并发症的发生。因此，照护者应帮助患病老人进行运动，以维持和提高其日常生活的能力。

1. 瘫痪的老年人 这类老年人需要借助辅助器材进行运动,可结合老年人的具体情况进行辅助器材的选择:截瘫患者可以选择前臂杖,偏瘫或单侧下肢瘫痪者可以选择多脚手杖(图3-11),多脚手杖基底面大,稳定性好,为行走不便的老年人增加了运动的安全性。助步器的支撑面积大,较拐杖稳定性高,多在室内使用。常用助步器有两种(图3-12):一种是没有轮子的助步器,用于不能行走的老年人,可帮助其站立又可训练其行走的能力;另一种是有轮子的助步器,用于能够步行但容易疲劳的老年人。

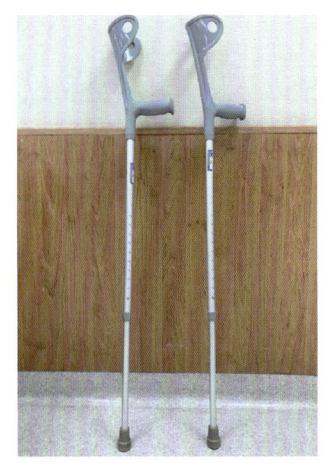
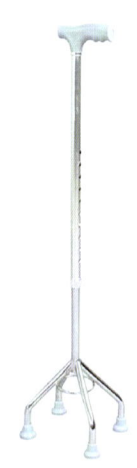

前臂杖　　　　　多脚手杖

图 3-11　拐杖

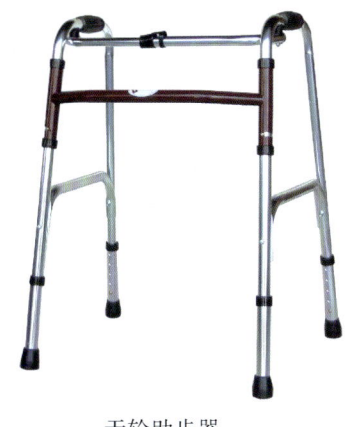
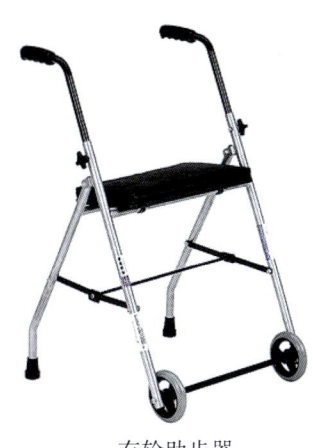

无轮助步器　　　　　有轮助步器

图 3-12　助步器

2. 因治疗而采取制动状态的老年人 制动状态很容易导致老年人肌力下降、肌肉萎缩、足下垂等并发症。因此,应尽可能小范围制动和保持安静状态,在不影响治疗的前提下,尽可能帮助患者做肢体被动运动或按摩等,争取尽早解除制动状态,防止并发症的发生。

3. 痴呆老年人 为方便照顾,人们常期望痴呆老年人在一个固定的范围内活动而限制其运动,但这些限制只能加重其病情。照护者应该认识到,要想延缓其病情的发展,必须增强痴呆老年人的运动能力,增加其活动及与社会接触的机会。

第 5 节　老年人体位转移

案例 3-5

张爷爷,76岁,生活能自理,平日可独自乘坐电梯到养老院楼下的小花园散步、打太极拳。两个月前张爷爷突发脑卒中住院,现病情已稳定,右侧肢体偏瘫,多项日常生活活动需要他人协助。

问题:照护者该如何协助并指导张爷爷进行体位转移?

一、体位转移的概念

体位转移是指人体从一种姿势和位置转换到另一种姿势和位置的过程。体位转移应根据病情、康复治疗及护理的需要,选择合适的体位、转换方式及间隔时间,一般每 1～2 小时转换一次,操作者每次给予最小辅助,并依次减少辅助量,分步解释动作顺序及要求。

二、体位转移的方式

(一) 体位转移方式的分类

根据体位转移过程中主动用力的程度,体位转移的方式分为以下三种:

1. 独立转移　指不需要任何外力的帮助,患者独立完成体位转换并保持身体的姿势和位置。

2. 辅助体位转移　指通过外力的帮助,患者主观努力完成体位转换并保持身体的姿势和位置。

3. 被动体位转移　即搬运,是指患者因瘫痪程度较重而不能对抗重力完成独立转移及辅助转移时,完全由外力将患者整体抬起,从一个地方转移到另一个地方。被动体位转移分为人工搬运和机械搬运。

(二) 体位转移方式的选择

1. 选择体位转移方式的原则　老年人能够独立转移时,应鼓励其自行转移,尽量不协助;被动转移则作为最后选择的转移方法。躯体残疾较重或存在认知障碍时,不要勉强训练老年人独立体位转移。

2. 选择升降机辅助体位转移　在被动体位转移(搬运)时可使用升降机辅助,但需注意:若为近距离平行转移,可选择升降机帮助老人体位转移;而远距离转移或需要频繁转移老人时,则不可使用升降机,以免发生安全问题。

三、体位转移的护理

(一) 协助老年人翻身

1. 翻身前检查床单位设施　翻身前确认病床床栏、轮子刹车性能是否完好,处于固定状态,保证使用安全。

2. 翻身前检查导管情况　若老年人身上置有各种导管,翻身前应先检查各导管情况,妥善安置,以免翻身时被牵拉、扭曲、受压;翻身后检查导管位置是否妥当、管道是否通畅,以防管道脱落。

3. 翻身时肢体位置　翻身时安置老年人肢体,使各关节处于功能位;根据需要为老年人叩背,每侧拍打时间应持续 3 分钟以上,以达到排痰防止肺部感染的目的。

4. 协助老年人翻身　护理人员可视老年人情况使用一人协助翻身侧卧法、二人协助翻身侧卧法或多人协助翻身侧卧法协助老年人翻身。翻身时应注意以下情况:

(1) 为手术后老年人翻身时,护理人员应先检查敷料是否脱落或被分泌物浸湿,需要换药者应先换药再协助翻身。

（2）颅脑手术后的患者，护理人员为其翻身时头部不可剧烈翻转，以免引起脑疝，应取健侧卧位或者平卧位。

（3）有颈椎损伤时，护理人员为其翻身时勿扭曲或旋转老年人的头部、保护颈部；有颈椎或颅骨牵引者，护理人员为其翻身时不可放松牵引。

（4）轴线翻身时，需保持老年人整个脊椎平直。

（5）对石膏固定和伤口较大的老年人，护理人员为其翻身后应将患处放于适当位置，防止局部受压。

（二）协助老年人从卧位到坐位的转换

护理人员协助长期卧床老年人从卧位转换成坐位时应注意循序渐进，先扶老人坐起，坐稳或用靠背架支撑以保持平衡，然后再慢慢撤掉靠背，让其自行坐稳；将老人转到座位上后，可让其学着做前后、左右改变重心的动作，增强身体平衡能力。

（三）协助老年人从床尾移向床头

老年人长时间半卧位时身体容易慢慢滑向床尾，但自己无法移动，护理人员需要协助其从床尾移向床头，恢复正常舒适的卧位。护理人员在协助其移位时应先根据老年人病情决定是否可以放平床头，如可以，应将枕头横立于床头，再协助其向床头移动。

1. 一人协助法　适用于体重比较轻或处于病情恢复期的老年人。护理人员协助老年人仰卧屈膝，帮助老年人双手向头顶伸展并握住床头板，护理人员一手托住老年人肩部，一手托住臀部，抬起老年人的同时，嘱老年人挺身上移。

2. 两人协助法　适用于体重较重或者病情较重的老年人。两人分别站在床的两侧，两人双手交错分别托住老年人颈、肩、腰和臀部；或一人托住肩部及腰部，另一人托住臀部及下肢腘窝部；两人同时抬起老年人移向床头。注意不可拖拽，以免损伤皮肤。

（四）偏瘫老年人的体位转移技术

1. 床上翻身　仰卧的偏瘫老年人需要向患侧或健侧翻身时，使用以下技术：

（1）从仰卧位到患侧卧位：老年人仰卧，双侧髋、膝屈曲，双手呈Bobath握手（图3-13），伸肘向上，与躯干约呈90°；健侧上肢带动患侧上肢先摆向健侧，再反方向摆向患侧，以借摆动的惯性翻向患侧（图3-14）。

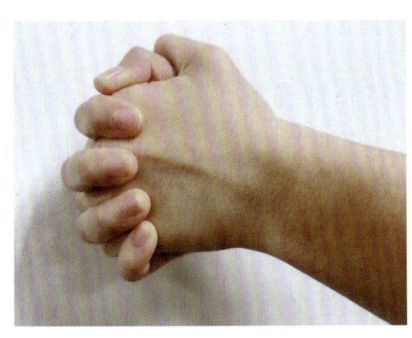
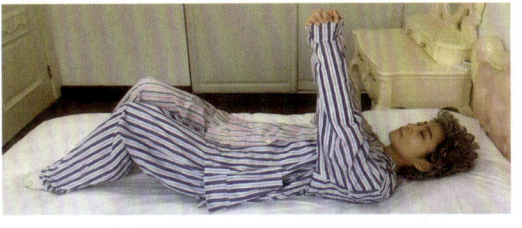
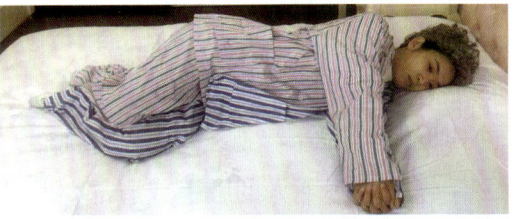

图3-13　Bobath握手　　　　图3-14　从仰卧位到患侧卧位

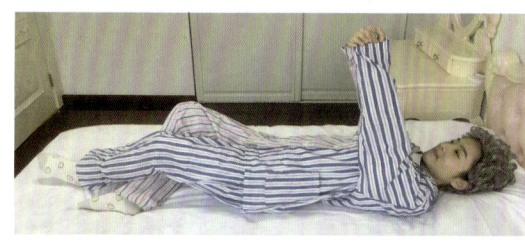
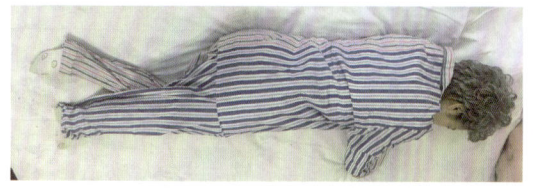

图 3-15 从仰卧位到健侧卧位

（2）从仰卧位到健侧卧位：老年人仰卧，患足置于健足上方。双手 Bobath 握手，伸肘向上，与躯干约呈 90°；向左、右两侧摆动，利用躯干的旋转和上肢摆动的惯性向健侧翻身（图 3-15）。

2.床上卧位移动　仰卧的偏瘫老人在床上平移身体时，按照以下步骤平移：

（1）下肢：老年人仰卧，健足置于患足下方，用健手将患手固定在胸前，利用健下肢将患下肢抬起向一侧移动。

（2）臀部：用健足和肩支起臀部，同时将臀部移向同侧。

（3）肩和头：臀部向侧方移动完毕后，再将肩、头向同方向移动。

3.由卧位到床边坐位

（1）独立从健侧坐起：老年人健侧卧位，患腿跨过健腿；用健侧前臂支撑自己的体重，头、颈和躯干向上方侧屈；用健腿将患腿移到床缘下；改用健手支撑，使躯干直立（图3-16）。

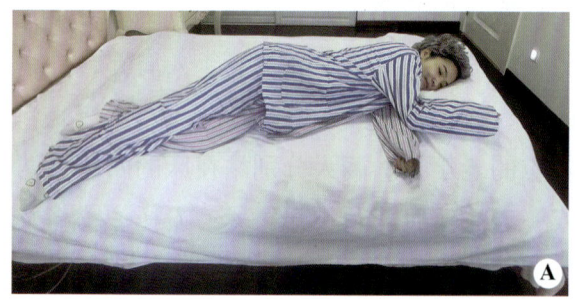
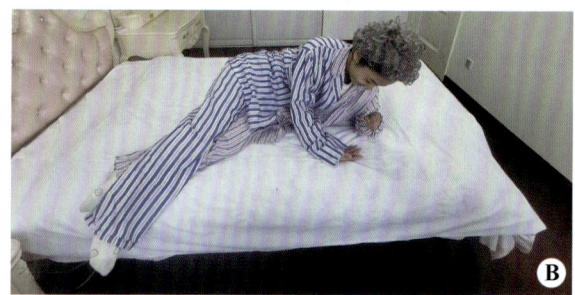
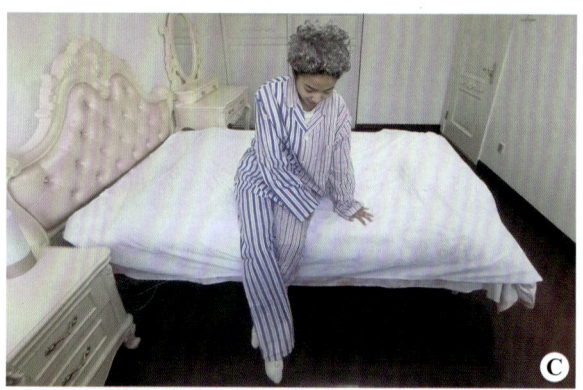

图 3-16 独立从健侧坐起

（2）独立从患侧坐起：老年人患侧卧位，用健手将患臂置于胸前，提供支撑点；头、颈和躯干向上方侧屈；健腿跨过患腿，在健腿帮助下将双腿置于床缘下；用健侧上肢横过胸前置于床面上支撑，侧屈起身、坐直（图3-17）。

（3）在护理人员辅助下坐起：老年人侧卧位，两膝屈曲，护理人员先将老年人双腿放于床边，然后一手托着位于下方的腋下或肩部，另一手按着老年人位于上方的骨盆或两膝后方，命令老年人向上侧屈头部，护理人员抬起下方的肩部，以骨盆为轴转移成坐位。

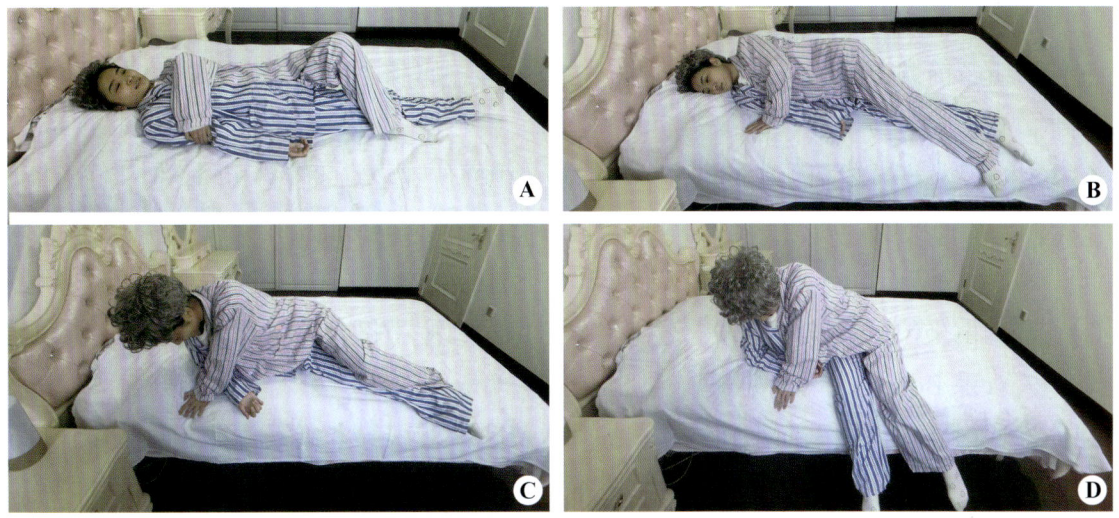

图 3-17 独立从患侧坐起

4. 由床边坐位到床上卧位

（1）独立从患侧躺下：老年人坐于床边，患手放在大腿上。健手从前方横过身体，置于患侧髋部旁边的床面上，老年人将健腿置于患腿下方，并将其上抬到床上，当双腿放在床上后，老年人逐渐将患侧身体放低，最后躺在床上。

（2）独立从健侧躺下：老年人坐于床边，患手放在大腿上，健腿置于患腿后方；躯干向健侧倾斜，健侧肘部支撑于床上，用健腿帮助患腿上抬到床上；当双腿放在床上后，老年人逐渐将身体放低，最后躺在床上，并依靠健足和健肘支撑使臀部向后移动到床的中央。

（3）护理人员辅助躺下：老年人坐于床边，患手放在大腿上，患腿置于健腿上。护理人员站在老年人患侧，用左上肢托住老年人的颈部和肩部（图3-18A）；护理人员微屈双膝，将右手置于老年人的腿下，当老年人从患侧躺下时，帮助把其双腿抬到床上（图3-18B）。护理人员到床的另一侧，将双侧前臂置于老年人的腰及大腿下方；老年人用健足和健手用力向下支撑床面，同时护理人员向床的中央拉患者的髋部，调整好姿势，取舒适的患侧卧位（图3-18C）。

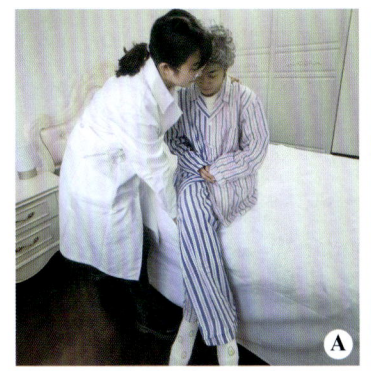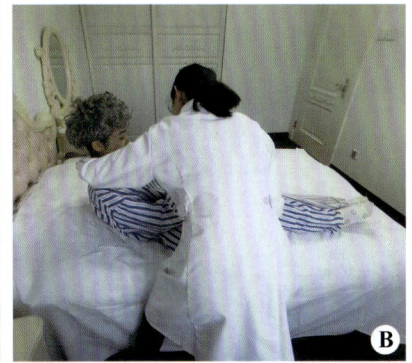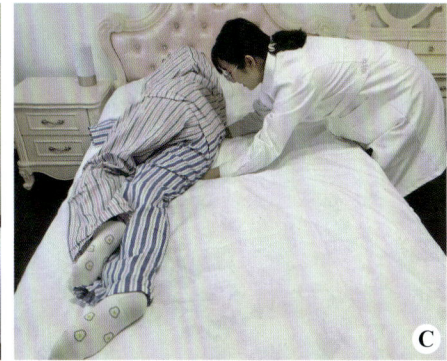

图 3-18 护理人员辅助躺下

5. 坐位与立位之间的转移

（1）独立由坐位到立位的转移：老年人坐于床边，双足分开与肩同宽，两足跟落后于两膝，患足稍后，以利负重及防止健侧代偿，双手 Bobath 握手，双臂前伸，躯干前倾，使重心前移，患侧下肢充分负重，臀部离开床面，双膝前移，双腿同时用力慢慢站起，立位时双腿同等负重。

（2）独立由立位到坐位的转移：老年人背靠床站立，双下肢平均负重，双手Bobath握手，双臂前伸，躯干前倾，同时保持脊柱伸直，两膝前移，屈膝、屈髋，慢慢向后、向下移动臀部和髋部，坐于床上。

（3）独立从椅子或轮椅上站起和坐下：方法与由立位到坐位的转移相同，但应注意椅子应结实、牢固，椅面要硬，具有一定的高度。开始训练时，应选择高椅子，因高椅子比矮椅子易于站起；有扶手的椅子比较理想，有利于站起和坐下时的支撑；轮椅应制动，脚踏板向两侧移开。

（4）辅助由坐位到立位的转移：老年人坐于床边，躯干挺直，双足平放地上，患足稍偏后；老年人双手Bobath握手，护理人员坐在患者偏瘫侧，指引患者躯干充分前倾，髋关节尽量屈曲，并引导患者体重向患腿移动；护理人员进一步引导老年人将重心向前移到足前掌侧，护理人员一手放在患膝上，重心转移时帮助把患膝向前拉，另一手放在患者对侧臀部帮助抬起臀部；老年人伸髋关节和膝关节，抬臀离开床面后挺胸直立；起立后老年人双下肢应对称负重，护理人员可继续用膝顶住患膝，以防患膝突然屈曲。

（5）辅助由立位到坐位的转移：与辅助由坐位到立位转移的顺序相反，需注意：无论是站起还是坐下，老年人必须学会向前倾斜躯干，保持脊柱伸直，以及学会两侧臀部和下肢平均承重；护理人员向下压患者的患膝（向足跟方向），鼓励老年人站立时两腿充分负重，并教会老年人在完全伸膝前将重心充分前移。

6.床与轮椅之间的转移

（1）独立由床到轮椅的转移：老年人坐在床边，双足平放于地面上。轮椅置于老年人健侧，与床成45°角，制动，移开近床侧脚踏板；老年人健手支撑于轮椅远床侧的扶手，患足位于健足稍后方；老年人向前倾斜躯干，健手用力支撑，抬起臀部，以双足为支点旋转身体直至背靠轮椅；确信双腿后侧贴近轮椅后正对轮椅坐下。

（2）辅助由床到轮椅的转移：老年人坐在床边，双足平放于地面上。轮椅置于老年人健侧，与床成45°角，制动，移开近床侧脚踏板；护理人员站在老年人患侧，面向老年人，用同侧手穿拇握法握住患手，另一手托住患侧肘部（图3-19A、B）；老年人患足位于健足稍后方，健手支撑于轮椅远侧扶手，同时，患手拉住护理人员的手站起（图3-19C）；然后以双足为支点转动身体直至背靠轮椅；护理人员向前倾斜身体并半蹲，帮助患者臀部向后、向下移动慢慢坐于轮椅中（图3-19D）。

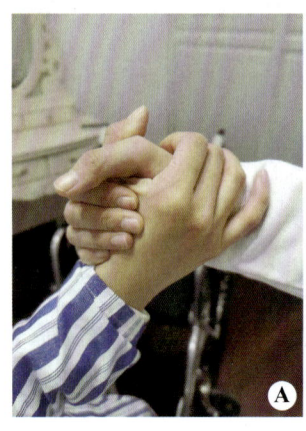 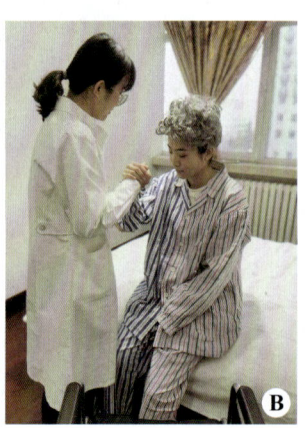 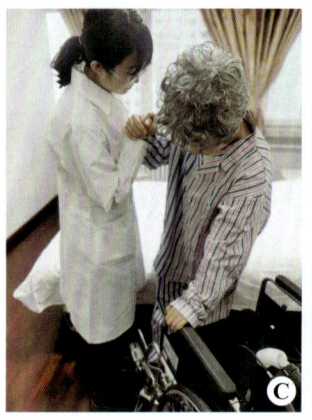 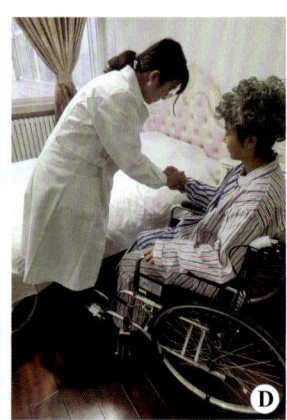

图3-19　辅助由床转移到轮椅

第6节 老年人沟通与交流

案例3-6

姚奶奶，75岁，患有老年白内障，听力稍有下降，行动较迟缓。最近新入住某养老院，护士小张发现姚奶奶入院以来成天唉声叹气、情绪低落、食欲不振，不愿与人交流。

问题：1. 姚奶奶存在哪些不利于沟通与交流的因素？
2. 护理人员可以采取哪些措施促进沟通交流？

一、沟通与交流概述

沟通是人与人之间、人与群体之间思想与感情的传递和反馈的过程，以求思想达成一致和感情的通畅。沟通的方式主要包括语言沟通和非语言沟通。

1. 语言沟通　语言沟通是人类特有的一种有效的沟通方式，包括口头语言、书面语言、图片或图形。口头语言包括人与人面对面地谈话、开会等；书面语言包括信函、广告、健康宣传手册和传真，以及用得很多的电子邮件等；图片或图形包括一些幻灯片和电影等。

2. 非语言沟通　非语言沟通是相对于语言沟通而言的，是指通过肢体动作、体态、表情、语气、语调、语速、音量、空间距离等方式交流信息，进行沟通的过程。在沟通过程中，信息的内容往往通过语言来表达，而非语言则作为提供解释内容的框架来表达信息的相关部分。

二、衰老对老年人沟通交流的影响

衰老使老年人身体各个组织器官功能逐渐衰退，会对老年人的沟通交流产生一定的影响。

（一）听神经功能减退对沟通的影响

随着年龄的增长，老年人的听神经功能逐渐衰退，会出现听力障碍。因此，在与其进行语言沟通时，护理人员需反复进行信息传递才能被其有效接收，注意语速放慢、音量加大，否则容易出现信息在传递过程中失真。

（二）视力减退对沟通的影响

衰老使老年人的眼部结构及调节功能下降，出现视物不清或模糊，甚至失明，使老年人对沟通对象不能产生准确的反应，如无法感知非语言信息中的肢体、表情等传递的信息。

（三）疾病对沟通的影响

老年人易患各种疾病，脑血管病变会导致其失语，老年痴呆会影响其正常理解，呼吸困难会影响其正常表达与交流等。

（四）老化引起反应迟钝对沟通的影响

老化使老年人的反应迟钝，对沟通交流的信息不能立即作出回应，有时容易引起别人的误会或不理解，从而影响沟通交流的效果。

（五）文化、意识差别对沟通的影响

老年人一生的经历和丰富的社会经验使其思想成熟，对事物有自己独特的看法，很难改变，显得有些固执。有些老年人的文化层次相对较低，或长时间脱离社会活动，与年轻人的认识存在一定的代沟，因而也造成沟通障碍。

（六）老年人心理变化对沟通的影响

老年人因退休或社会角色的变化，心理上也会发生很大变化，如紧张、焦虑、自卑、缺乏自信，或自我保护过度等，从而影响沟通。

三、促进老年人沟通与交流的技巧

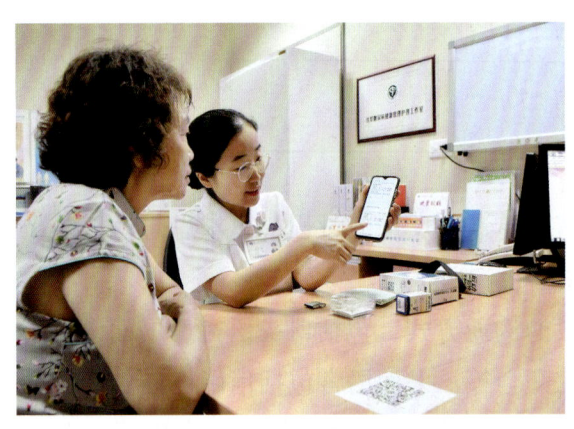

图 3-20　与老年人良好沟通

随着年龄的增长和生理功能的衰退，老年人接收信息的能力逐渐降低，照护人员在与其进行沟通时要努力为其创造良好的沟通条件，善于运用语言和非语言沟通的技巧，设法与老年人进行良好、有效的沟通（图 3-20）。

1. 尊重　尊重老年人及其社会文化背景，给老年人做身体检查时，若涉及老年人的隐私应先征得老人的同意。老年人人生经历丰富，表达的意愿较强烈，但反应较慢，常需照顾者认真聆听，尊重和理解，耐心回应。

2. 坦诚　老年人性格比较孤僻，有时情绪低落，多不愿表达自己的情感和意愿，照护人员要用真诚的态度与老年人沟通，让他们感受到真正的关心，愿意进行沟通。

3. 同理心　护理人员能够设身处地地站在老年人的角度去观察、感受事物，并及时传递信息，让老年人感受到自己被了解和接受，如，理解老年人听不清很有可能是因为听力减退，应更有耐心地大声重述，减慢语速。

4. 耐心　老年人常容易产生无用感或自卑感，在与老年人沟通时要耐心聆听和支持老年人，增强老年人的自信心，提高其自我形象。

5. 主动　老年人多处于被动状态，对人有戒备心，因此，照护者要积极主动地去接触老年人，使他们感受到自己被关注。如，有些老年人想学习如何使用手机微信与子女进行交流，但又害怕因为频繁提问而被子女嘲笑，因此不敢多问，子女应主动指导并不断对其进行鼓励。

6. 个性化　每一位老年人都是一个独立的个体，有不同的个性和需求，护理人员在与老年人进行沟通交流时，要熟悉每一位老年人的情况，根据不同情况选择恰当的沟通方式，与老年人建立良好的信任关系。

自 测 题

A_1/A_2 型题

1. 下列不符合老年人饮食原则的是
   A. 食物温度宜温热
   B. 食物应细、软、松，易于消化
   C. 饮食宜清淡
   D. 避免暴饮暴食或过饥过饱
   E. 摄取高蛋白、高糖、低脂肪、无盐的食物

2. 下列不属于促进老年人睡眠最佳措施的是

A. 睡前服用地西泮

B. 睡前用热水泡脚

C. 晚餐不要过饱

D. 睡前可短时间听音乐放松

E. 睡前喝一杯热牛奶

3. 正常情况下，老年人每日适宜的饮水量以下哪项正确

　　A. 500ml　　B. 1000ml　　C. 1500ml

　　D. 2000ml　　E. 2500ml

4. 老年人每天运动总时间以不超过多长时间为宜

　　A. 1 小时　　B. 1.5 小时　　C. 2 小时

　　D. 2.5 小时　　E. 3 小时

5. 下列哪种食品老年人可适当多进食

　　A. 鱼类　　B. 肥肉　　C. 动物内脏

　　D. 黄油　　E. 酥油

6. 老年人居室内的温度应为

　　A. 18～20℃　　B. 16～18℃

　　C. 20～22℃　　D. 22～24℃

　　E. 24～28℃

7. 老年人每天蛋白质的摄入量应达到

　　A. 0.8g/kg　　B. 1.0g/kg

　　C. 1.2g/kg　　D. 1.5g/kg

　　E. 1.8g/kg

8. 张奶奶，69 岁，一侧肢体偏瘫，对于张奶奶来说，最适宜的进餐体位是

　　A. 坐位　　B. 半坐位

　　C. 健侧卧位　　D. 患侧卧位

E. 平卧位，头偏向一侧

9. 刘奶奶，68 岁，生活能够自理，下列关于刘奶奶淋浴的习惯错误的是

　　A. 淋浴前应先放置好防滑脚垫

　　B. 调节室温一般为 24～26℃为宜

　　C. 调节水温 40℃

　　D. 独立淋浴时不能反锁浴室的门

　　E. 沐浴选择在饭前 1 小时进行

10. 陈奶奶，71 岁，双眼白内障，视物模糊，行动不便。作为家人在进行进餐护理时哪一项操作不当

　　A. 说明食物的位置与种类并触摸以确认

　　B. 提醒注意易引起烫伤的食物

　　C. 鱼刺等剔除干净以保证安全

　　D. 老人独自进餐，不要与家属或他人一起进餐

　　E. 老年人要求自己进食，可设置"时钟形"平面图放置食物

11. 李爷爷，76 岁，有 10 余年高血压病史，护理人员指导李爷爷进行运动的注意事项不包括

　　A. 饭后立即运动

　　B. 老年人在运动前应观察天气情况

　　C. 夏天高温、天气炎热时外出运动前要多喝水，选择较凉爽的场地防止中暑

　　D. 如有冠心病症状，外出运动时应自测血压脉搏，随身携带预防药物

　　E. 运动的服饰要适宜，衣裤要宽松、舒适

（韦雅芬）

第4章
老年人常见健康问题护理

第1节 老年人跌倒的护理

张先生，67岁，因头晕、头痛一年，加重半个月，伴纳差乏力一周入院，诊断为颈动脉硬化。某日凌晨3点多，患者如厕后在卫生间门口跌倒，责任护士小李听到呼叫后立即赶到事发地点，将患者安置于病床，查看患者情况，患者神志清楚，无明显外伤，测量生命体征正常，通知医生，协助医生进行查体，结果无明显异常。安抚患者情绪，告知其安全注意事项。

问题：1. 哪些因素容易导致老年患者跌倒？
2. 结合该案例阐述对老年跌倒患者的护理程序包括哪些内容？

一、跌倒的概念与伤害严重度

1. 跌倒的概念　跌倒是指突然或不自主地、非故意地停顿，倒在地上或倒于比初始位置更低的平面上但不包括暴力、意识丧失、偏瘫或癫痫发作所致的跌倒。根据国际疾病分类（ICD-10），跌倒包括两类：从一个平面至另一个平面的跌落；同一平面的跌倒。

2. 跌倒的伤害严重度　跌倒所导致的伤害严重程度不同，所需要的治疗方式也不同，临床上将跌倒造成的伤害严重度分为5级：

（1）跌倒伤害严重度0级：没有伤害。

（2）跌倒伤害严重度1级：不需要或只需要稍微治疗与观察即可的伤害程度，如皮肤擦伤、软组织挫伤，以及不需要外科缝合处理的皮肤小裂伤。

（3）跌倒伤害严重度2级：需要冰敷、包扎、缝合或夹板等医疗或护理处置与观察的伤害程度，如扭伤、大或深的撕裂伤或皮肤撕裂、小挫伤等。

（4）跌倒伤害严重度3级：需要医疗处置及会诊的伤害程度，如骨折、意识丧失、精神或身体状态改变等。

（5）跌倒死亡：因跌倒产生的持续性损伤，而最终导致死亡。

考点 跌倒的定义，跌倒的伤害程度分级

二、老年人发生跌倒的原因

（一）老年人发生跌倒的内在危险因素

1. 生理因素

（1）步态和平衡功能：一方面，步态的稳定性下降和平衡功能受损是引发老年人跌倒的主要原因。另一方面，老年人中枢神经系统控制能力下降，肢体对比感觉降低，反应能力下

降、反应时间延长，平衡能力、协同运动能力下降，从而导致跌倒危险性增加。

（2）感觉系统：包括视觉、听觉、触觉、前庭及本体感觉，通过影响传入中枢神经系统的信息，影响机体的平衡功能。

（3）中枢神经系统：中枢神经系统的退变往往影响智力、肌力、肌张力、感觉、反应能力、反应时间、平衡能力、步态及协同运动能力，使老年人跌倒的危险性增加。

（4）骨骼肌肉系统：老年人骨骼、关节、韧带及肌肉的结构和功能损害及退化是引发跌倒的常见原因。

2.病理因素

（1）神经系统疾病：脑卒中、帕金森病、脊椎病、小脑疾病、前庭疾病、外周神经系统病变。

（2）心血管疾病：直立性低血压、脑梗死、小血管缺血性病变等。

（3）眼部疾病：白内障、偏盲、青光眼、黄斑变性。

（4）心理及认知因素：痴呆（尤其是阿尔茨海默病）、抑郁症。

（5）其他：昏厥、眩晕、惊厥、偏瘫、足部疾病及足或脚趾的畸形等都会影响机体的平衡功能、稳定性和协调性，导致神经反射时间延长和步态紊乱。感染、肺炎及其他呼吸道疾病、血氧不足、贫血、脱水以及电解质平衡紊乱，均会导致机体的代偿能力不足，常使机体的稳定能力暂时受损。此外，老年人因患泌尿系统疾病或其他可导致尿频、尿急、尿失禁等症状的疾病而匆忙去洗手间，或出现排尿性晕厥等，均会增加跌倒的危险性。

3.药物因素 很多药物可以影响人的神志、精神、视觉、步态、平衡等方面而引起跌倒。药物因素与老年人跌倒的关联强度见表4-1。可能引起跌倒的药物包括：

表4-1 药物因素与老年人跌倒的关联强度表

因素	关联强度
精神类药	强
抗高血压药	弱
降糖药	弱
使用四种以上的药物	强

（1）精神类药物：抗抑郁药、抗焦虑药、镇静催眠药、抗惊厥药。

（2）心血管药物：抗高血压药、利尿剂、血管扩张药等。

（3）其他：降糖药、非甾体抗炎药、镇痛剂、抗组胺药、抗帕金森病药等。

4.心理因素 沮丧、抑郁、焦虑、情绪不佳及其导致的与社会的隔离，均增加跌倒的危险。

（二）老年人发生跌倒的外在危险因素

1.环境因素 室内的危险因素包括昏暗的灯光，湿滑、不平坦的地面，步行途中的障碍物，不合适的家具高度和摆放位置，楼梯台阶，卫生间没有扶杆等，都可能增加跌倒的危险；不合适的鞋子和行走辅助工具也与跌倒有关（图4-1）。室外的危险因素包括台阶和人行道缺乏修缮、雨雪天气、拥挤等，这些都可能引起老年人跌倒（图4-2）。

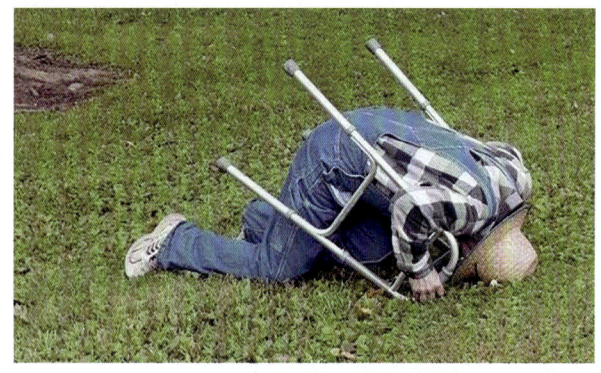 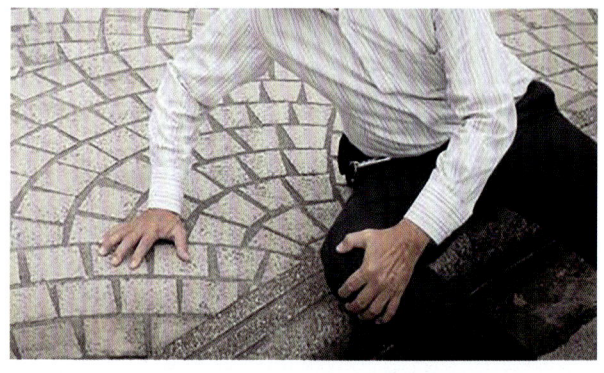

图 4-1　使用不适辅助工具导致跌倒　　　　图 4-2　走台阶不慎跌倒

2. 社会因素　老年人的文化和收入水平、卫生保健水平、享受社会服务和卫生服务的途径、室外环境的安全设计，以及老年人是否独居、与社会的交往和联系程度等，都会影响其跌倒的发生率。

三、护理评估

为预防老年人跌倒的发生，护理人员需对老年人跌倒风险进行评估。

1. Morse 跌倒量表（Morse fall scale，MFS）　该量表是美国 Morse 教授于 1989 年研制而成的，专门用于预测住院患者跌倒风险的评估量表，评分越高表明跌倒风险越大（表 4-2）。评估量表风险分级：得分 < 25 分为低风险；25～45 分为中度风险，> 45 分为高度风险。Morse 量表具有较高的诊断效率、灵敏度、特异度等，尤其适用于老年人跌倒风险的预测。

表 4-2　Morse 跌倒量表

危险因素	分值
跌倒史（3 个月内）/ 视觉障碍	□否（0 分）　□是（25 分）
超过一个医学诊断	□否（0 分）　□是（15 分）
行走辅助	□卧床休息、护士照顾、不需要（0 分） □使用拐杖、手杖、助行器（15 分） □扶靠家具行走（30 分）
静脉治疗 / 使用药物治疗	□否（0 分）　□是（20 分）
步态	□正常、卧床休息不能活动（0 分） □乏力，或 ≥ 65 岁，或直立性低血压（10 分） □失调及不平衡（20 分）
认知状态	□量力而行（0 分） □高估自己 / 忘记自己受限制 / 意识障碍 / 躁动不安 / 沟通障碍 / 睡眠障碍（15 分）
总分	最低 0 分，最高分 125 分（> 45 分为高危）

2. Hendrich Ⅱ 跌倒风险评估模型（Hendrich Ⅱ fall risk model，HFRM）　该模型用于住院患者跌倒风险评估。评分 ≥ 5 分为高危跌倒人群，得分越高则跌倒风险越大，提示应实施护理干预措施，预防患者跌倒（表 4-3）。HFRM 强调了用药情况对跌倒风险的影响，因此，

对服用特殊药物的老年人跌倒风险评估具有一定的针对性。

表 4-3　Hendrich Ⅱ 跌倒风险评估模型

危险因素	危险评分	评估日期
意识模糊或定向力障碍	4	
抑郁症状	2	
排泄改变	1	
头晕或眩晕	1	
男性	1	
服用抗癫痫药（或剂量改变或停药）	2	
服用苯二氮䓬类药物	1	
"起立 - 行走"试验（从坐位起身）		
1. 一次动作能起身、不需撑扶，步态平稳	0	
2. 撑扶，一次成功站起	1	
3. 多次尝试，才成功站起	3	
4. 无协助不能起身 [或医嘱要求他人协助和（或）绝对卧床]	4	
总评分		
评估结果		
评估者		

考点　跌倒常用评估工具

四、主要护理诊断 / 问题

1. 有受伤的危险　与发生跌倒有关。
2. 疼痛　与跌倒后造成的组织损伤有关。
3. 恐惧　与害怕再次发生跌倒有关。
4. 沐浴 / 穿着 / 进食 / 如厕自理缺陷　与跌倒造成老年人自理能力下降有关。

五、护 理 措 施

1. 预防老年人跌倒的措施　护理人员根据跌倒风险评估结果，纠正老年人不健康的生活方式和行为，规避或消除环境中的危险因素，防止跌倒的发生。具体护理干预措施如下：

（1）加强预防跌倒的宣教，采用图文、视频等多种方式，增强老年人防跌倒意识，加强防跌倒知识和技能的学习；制作高危跌倒的标识，悬挂于床头，并将高危跌倒患者列入交接班内容。

（2）鼓励老年人坚持参加规律的体育锻炼，循序渐进、量力而行，以增强肌肉力量、柔韧性、协调性、平衡能力、步态稳定性和灵活性，从而减少跌倒的发生。

（3）合理用药：遵医嘱正确服药，不随意乱用药，不自行调整药物剂量；了解药物的副作用并注意用药后的反应。例如,有些药物可能引起直立性低血压,尤其在起床时由于体位突然改变,容易因血压降低引起头晕,进而发生跌倒。起床时,采用起床"三部曲"即①起床前躺在床上半分钟;②坐起来靠在床头半分钟;③把腿下垂,再等半分钟,确认没有头晕等不适症状再慢慢站起,预防跌倒。

(4)选择适当的辅助工具:照护者根据老年人需求及安全性选择合适的辅助用具,常用的辅助用具有脚轮助行器、无轮助行器、单脚拐杖、三脚拐杖、腋下型拐杖、加氏拐杖、轮椅等(图4-3,图4-4)。

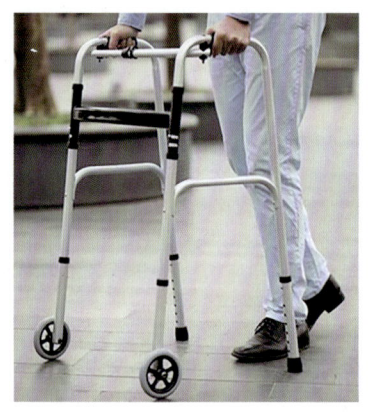

图4-3　老人使用脚轮助行器

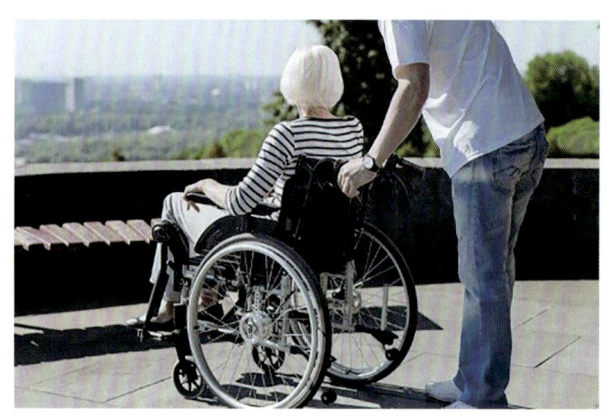

图4-4　老人使用轮椅

(5)保证周围环境安全:保持地面干净整洁干燥,保持室内光线充足,设置无障碍卫生间,卫生间的地面应防滑,并且一定要保持干燥;地面湿滑时应设置警示牌(图4-5);在卫生间内安装扶手,方便老年人活动,将呼叫器放置于老年人床旁,使用频率高的物品放置在随手可取之处(图4-6)。

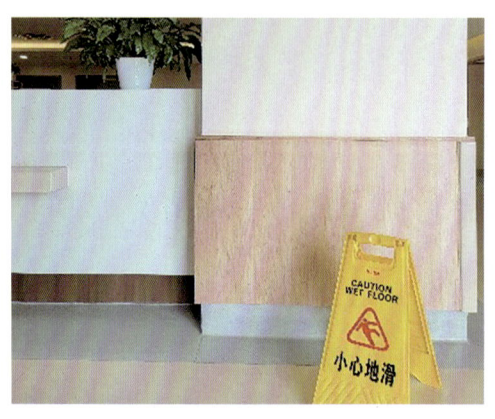

图4-5　小心地滑警示牌

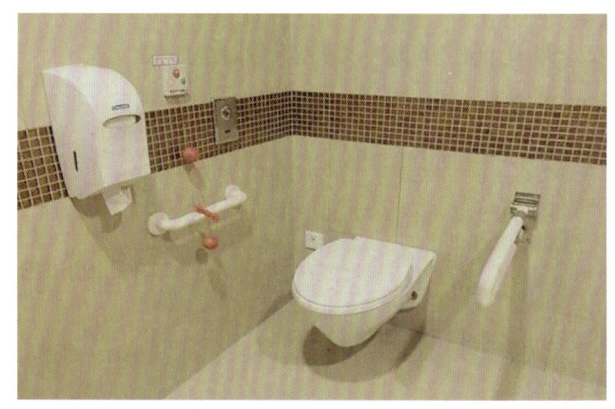

图4-6　卫生间安全措施

(6)调整生活方式:避免走过陡的楼梯或台阶,上下楼梯、如厕时尽可能使用扶手;转身、转头时动作一定要慢;走路保持步态平稳,尽量慢走,避免携带沉重物品;避免去人多及湿滑的地方;使用交通工具时,应等车辆停稳后再上下;放慢起身、下床的速度,避免睡前饮水过多,以致夜间多次起床;晚上床旁尽量放置小便器;避免在他人看不到的地方独自活动,跌倒风险评估高危的老年人必须有专人陪伴。

(7)衣服要舒适,尽量穿合身宽松的衣服,大小合适的鞋子。

2. 老年人发生跌倒后的处理措施及护理

（1）发现老年人跌倒，不要急于搬动，应立即通知医生，根据不同情况进行处理。

1）对于意识不清的老年人，立即测量生命体征，如有外伤、出血，立即按压止血、包扎；将头偏向一侧，清理口、鼻腔分泌物，保证呼吸通畅；若有抽搐，必要时在牙间垫硬物，如压舌板、开口器，防止舌咬伤，不要硬掰抽搐的肢体，防止肌肉、骨骼损伤；如出现呼吸、心搏停止，应立即进行心肺复苏；在专业人员指导下平稳搬动患者，并进行进一步治疗。

2）对于意识清楚的老年人，应了解老年人对跌倒过程是否有记忆，询问老年人跌倒情况及是否有剧烈头痛；观察是否有口角歪斜、言语不利等情况；查看有无肢体疼痛、畸形、关节异常、肢体位置异常，以及有无腰、背部疼痛，双腿活动或感觉异常及大小便失禁等情形；不要随意搬动，如需搬动，需多人协助，保证平稳，如老年人试图自行站起，可协助老人缓慢起立、坐、卧休息并观察，确认无碍后方可离开。

（2）老年人跌倒得到处理后，护理人员还应加强巡视，及时观察病情变化及治疗效果，及时准确书写护理记录。

（3）分析老年人跌倒的原因，采取针对性的预防措施，并加强对老年人及陪护人员的指导。

第 2 节　老年人疼痛的护理

案例 4-2

何爷爷，83 岁，退休工人。于 10 个月前检查出肺癌晚期伴左股骨转移，并出现左下肢剧烈疼痛，活动时加剧。入院诊断：肺癌伴股骨转移，癌痛综合征。小李担任其责任护士，仔细阅读病历并初步了解情况后，来到病房与患者交谈，评估患者情况后明确了护理问题，确定了护理目标，制订了护理计划，并得到患者及其家属的配合。何爷爷经过一个月的止痛治疗，疼痛得到了良好的控制。

问题：1. 疼痛的概念与病因是什么？

2. 结合该案例阐述对疼痛患者的护理程序包括哪些内容？

一、疼痛的概念

国际疼痛学会将疼痛定义为由现有的或潜在的组织损伤引起或与损伤有关的感觉和情绪上不愉快的体验。现代医学所谓的疼痛（pain），是一种复杂的生理、心理活动，是临床上最常见的症状之一。

疼痛是老年人常见的护理问题，老年人疼痛的主要特点包括：

1. 有些老年人对疼痛反应不敏感，主诉少。

2. 老年人的疼痛病因中，不可治愈的疾病较多见。

3. 老年人对疼痛治疗药物的不良反应更敏感。

4. 疼痛感知易受外界因素影响，疼痛水平波动较大。

二、老年人疼痛的原因

疼痛通常由导致组织损伤的伤害性刺激引起：

1. 理化因素　刀割、棒击等机械性刺激，以及电流、高温和强酸、强碱等物理化学因素，均可成为伤害性刺激。

2. 机体因素　受凉、受潮湿、过度劳累、长期不适当的工作体位、疾病等，可引起疼痛或痛觉过敏（图4-7）。

3. 其他因素　均可引起疼痛（图4-8）。

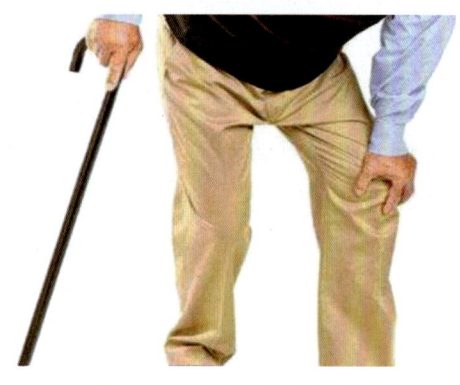
图4-7　关节炎导致疼痛

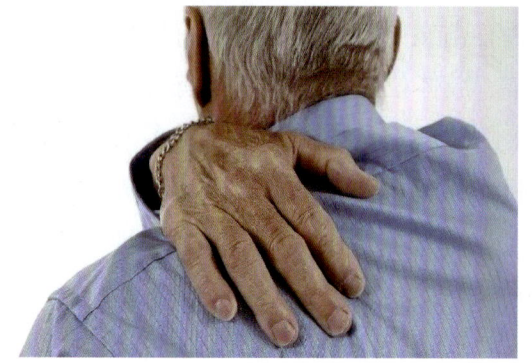
图4-8　受凉后导致疼痛

三、护 理 评 估

1. 评估工具选择

（1）根据疼痛评估的目的选择评估工具：如评估疼痛强度，可选择单维度疼痛评估工具，即数字疼痛评估法（numeric rating scale，NRS），见图4-9。

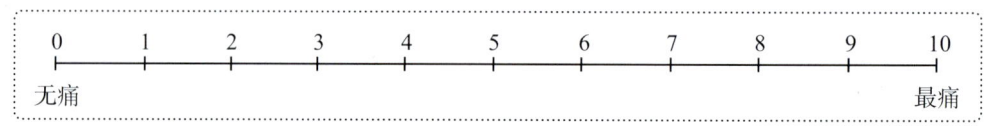
图4-9　数字疼痛评估法

（2）老年人疼痛评估时可选择面容表情疼痛量表（faces pain scale-revised，FPS-R），更容易理解，见图4-10。

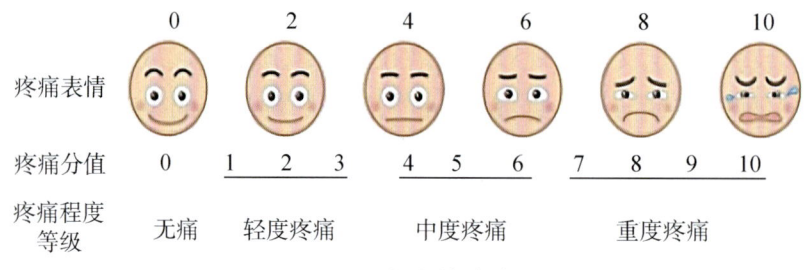
图4-10　面容表情疼痛量表

2. 疼痛评估内容

（1）评估疼痛的一般情况：包括评估疼痛发生时间、疼痛部位、疼痛强度、疼痛性质、疼痛持续时间，评估使疼痛加重和缓解的因素，评估疼痛对老年人生活质量的影响，以及评估老年人有无药物滥用史、心理社会文化相关因素等；同时，评估老年人当前的疾病治疗和疼痛治疗情况。

（2）评估疼痛对老年人功能活动的影响：评估疼痛对功能活动的影响程度，提供基础护理措施，满足老年人的自理需求；同时，给予正确的功能活动指导，预防并发症。

（3）评估疼痛对老年人心理情绪的影响：评估疼痛老年人的心理情绪状态，倾听老年人的感受，查找疼痛控制障碍，及时给予专业指导，并提供心理社会支持。

（4）评估老年人对疼痛治疗的态度和依从性：评估老年人的遵医行为，分析依从性差的原因，提供有针对性的疼痛教育与指导。

（5）评估社会家庭支持系统在疼痛控制中的作用：评估家属对疼痛治疗的知识和态度，以充分调动其在疼痛控制中的积极作用，共同促进老年人疼痛管理目标的实现。

> **考点** 疼痛评估的工具，疼痛评估内容

四、主要护理诊断/问题

1. 活动无耐力　与疼痛导致老年人无法活动身体有关。
2. 清理呼吸道无效　与疼痛导致老年人无法咳嗽、深呼吸、翻身有关。
3. 焦虑　与疼痛无法解除或迁延不愈有关。
4. 言语沟通障碍　与疼痛使老年人不想说话或难以说话有关。
5. 睡眠型态紊乱　与疼痛干扰睡眠，使老年人无法获得充足的休息有关。

五、护 理 措 施

1. 解除疼痛刺激源　护理人员针对引起疼痛的原因采取相应的护理措施，解除疼痛。
2. 药物止痛　止痛是临床解除疼痛的主要手段。止痛药分为阿片类药物和非阿片类药物两大类。非阿片类止痛药包括阿司匹林、布洛芬等，具有解热止痛功效；阿片类止痛药包括吗啡、哌替啶等，用于难以控制的疼痛，止痛效果好，但有成瘾性和呼吸抑制的副作用。

> **链接**
>
> **阿片类药物**
>
> 阿片类止痛药是从阿片中提取的生物碱及体内外的衍生物，与中枢特异性受体相互作用，能缓解疼痛。其主要包括可待因、双氢可待因、羟吗啡酮、羟考酮、美沙酮、吗啡、芬太尼和哌替啶（杜冷丁）等。
>
> 反复使用阿片类物质将引起机体耐受成瘾，阿片类物质的成瘾症状包括渴求、焦虑、心境恶劣、打呵欠、出汗、流泪、流涕、恶心或呕吐等。在安全用药的范围内，成瘾性相对较低。目前广泛应用于麻醉、疼痛的治疗。

3. 中医疗法　如通过针灸、推拿按摩等方法（图4-11），活血化瘀，疏通经络，有较好

的止痛效果。

4. 物理止痛　冷、热疗法可以减轻局部疼痛，如采用热水袋、热水浴、局部冷敷等方法，或使用理疗仪器。

5. 心理护理

（1）护理人员尊重并接受老年人对疼痛的反应，建立良好的护患关系（图4-12）。

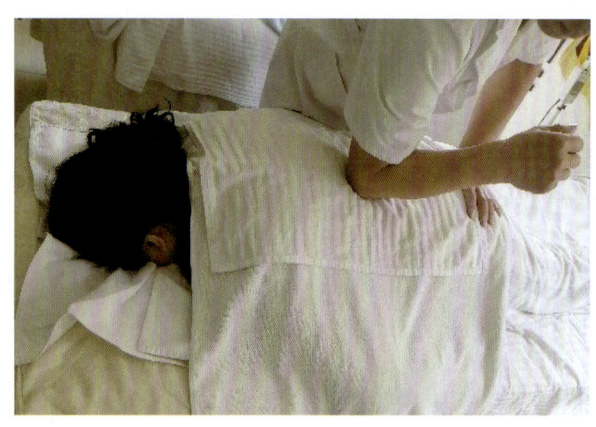

图 4-11　身体推拿按摩

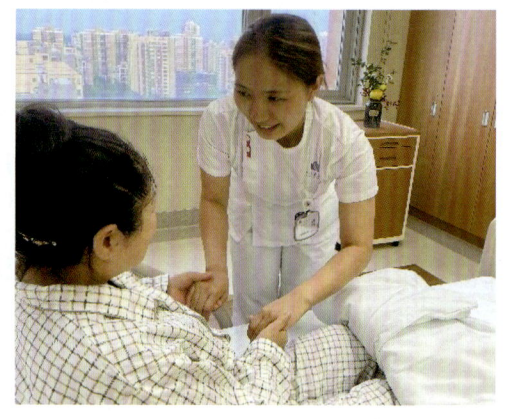

图 4-12　建立良好护患关系

（2）护理人员应向老年人解释疼痛的原因、机制，介绍减轻疼痛的措施，减轻老年人焦虑、恐惧等负性情绪，从而减轻心理压力，缓解疼痛。

（3）老年人通过参加感兴趣的活动，如看报、听音乐，以及与家人交谈、深呼吸、放松按摩等，分散对疼痛的注意力，以减轻疼痛。

（4）护理人员应尽可能地满足老年人对舒适的需求，如帮助变换体位，减少压迫；做好各项清洁卫生护理；保持室内环境舒适等。

（5）护理人员做好家属的心理健康指导，争取家属的支持和配合。

> **考点**　疼痛的主要护理措施

第 3 节　老年人失禁及便秘的护理

案例 4-3

李奶奶，65岁，十多年前开始在咳嗽、打喷嚏、奔跑时尿液不自主地溢出，并随着健康状况的好坏而时轻时重，去年年底开始症状加重。持续咳嗽长达4个月，漏尿症状有所加重。李奶奶育有一子一女，女儿出生时为产钳助娩。妇科检查：子宫Ⅰ度脱垂。泌尿系统检查：膀胱内压正常，膀胱逼尿肌稳定。尿道压力测试：在膀胱充盈状态下，站立位可见尿液随咳嗽漏出，咳嗽停止后仍见漏尿。

问题：1. 根据上述资料，李奶奶尿失禁的危险因素有哪些？
　　　2. 考虑李奶奶患的是哪种类型的尿失禁？

一、失禁及便秘的定义

失禁包含尿失禁和便失禁。尿失禁是指膀胱不能维持其控制排尿的功能，尿液不自主流出的现象。漏出道可以是尿道，称为尿道源性尿失禁；漏出道也可以是其他腔道，如阴道，称为尿道外尿失禁。便失禁是指粪便随时呈液态流出，自己不能控制，常伴随尿失禁的发生。

便秘是指排便困难、排便次数减少（每周少于3次）且粪便干硬，或粪便潴留在直肠内，便意不尽。

二、老年人尿失禁

（一）老年人尿失禁的原因

1. 手术损伤　如前列腺切除术、膀胱颈部手术、直肠癌及子宫癌根治术等，损伤膀胱及括约肌的运动及感觉神经。

2. 雌激素不足　导致膀胱尿道括约肌功能减低及骨盆底部肌肉和韧带松弛。

3. 分娩损伤及子宫脱垂　这两种情况会导致膀胱尿道括约肌功能减低，而发生压力性尿失禁。

4. 尿潴留　如前列腺增生、粪便嵌顿、尿道狭窄引起的下尿路梗阻。

5. 中枢神经系统疾病　如大脑发育不全、脑出血、脑肿瘤等引起的神经源性膀胱。

6. 其他　谵妄、泌尿系统感染、萎缩性尿道炎或阴道炎、使用某些药物、行动不便、高血糖导致尿量增多等。

（二）老年人尿失禁的护理评估

1. 了解老年人用药情况、活动情况、心理状况、社会支持及家庭功能。
2. 评估老年人尿失禁的类型、频次、程度及伴随症状。
3. 观察老年人尿液的颜色、量及透明度。
4. 评估老年人会阴部及肛周皮肤情况。
5. 用国际尿失禁咨询委员会尿失禁问卷简表（ICI-Q-SF）来评估老年人尿失禁的程度。

考点　尿失禁评估的工具

（三）主要护理诊断/问题

1. 压力性尿失禁　与骨盆肌肉和支持结构的退行性变有关。
2. 有皮肤完整性受损的危险　与尿失禁有关。
3. 皮肤完整性受损　与尿失禁有关。

（四）护理措施

1. 心理护理　照护者应该耐心地关怀老年人，并给予他们心理上的支持，帮助他们正确面对尿失禁问题，保护他们的尊严，令他们感到舒适。

2. 饮水计划　尿失禁老年人需要摄取足够的水分，如老年人无肾病、心脏病和水肿等问题，照护者可鼓励老年人适当增加每日饮水量，但睡觉前2小时应少饮水，以免经常去厕所而影响睡眠质量。

3. 膀胱训练　训练膀胱肌肉功能，帮助老年人控制排尿，可分为三个阶段，首先进行定时如厕训练；其次训练老年人有尿意才如厕；最后训练老年人有尿意时先尝试憋尿，逐渐延长憋尿的时间。例如，老年人约45分钟排尿一次，要求老年人多延长15分钟排尿，直到老年人间隔 60 分钟排尿没有困难时，可以继续延迟 15 分钟，以此类推。通过膀胱训练，帮助老年人实现每间隔 3～4 小时排尿一次。

4. 盆底肌训练　做盆底肌训练时，老年人可坐下、站立或躺下，大腿、臀部和腹部肌肉放松。在同一时间收紧及收缩肛门、阴道、尿道周围肌肉，令会阴部肌肉向上向内收缩，尝试紧紧地、持续地收缩，保持 5～10 秒，然后放松，再重复收紧及放松，每次收缩后应休息 10 秒。每日根据自己能力重复做 5～10 次。注意在做盆底肌肉训练时，要维持正常呼吸，不要憋气。

考点　老年人尿失禁的护理措施

三、老年人便失禁

（一）老年人便失禁的原因

1. 大便性状的改变　如肠易激综合征、炎症性肠病、感染性腹泻、滥用泄剂、吸收不良综合征、短肠综合征和放射性肠炎等。

2. 肠容量或顺应性异常　如炎症性肠病、直肠缺血、胶原血管性疾病、直肠肿瘤和直肠外压迫等。

3. 直肠感觉异常　如神经系统病变和溢出性失禁等。

4. 括约肌或盆底功能异常　括约肌解剖学缺损、盆底肌丧失神经支配和先天性异常等。

（二）老年人便失禁的护理评估

1. 评估老年人的排便型态。
2. 评估老年人自行如厕的能力。
3. 评估老年人近期使用的药物或治疗是否会引起便失禁。
4. 评估老年人使用尿布、卫生巾、纸尿裤、粪便袋等的情况。
5. 评估老年人肛周皮肤的完整性。
6. 评估便失禁给老年人日常生活带来影响的程度。

（三）主要护理诊断/问题

1. 有皮肤完整性受损的危险　与便失禁有关。
2. 皮肤完整性受损　与便失禁有关。

（四）护理措施

1. 皮肤护理　长期卧床老年人应按时变换体位，加强营养；发现粪便污染应立即清洁局部，保持会阴部清洁、干燥；采用适宜的便失禁护理用品。常用的便失禁皮肤护理用品包括：

（1）皮肤保护膜：喷洒伤口后形成一层透明薄膜，既具有透气性，使皮肤自然呼吸，又可阻止粪便的刺激，避免细菌感染。

（2）皮肤物理抗菌膜：喷洒患处后皮肤表面很快黏着固化，可抑制细菌在皮肤上的繁殖和生长，修复皮肤的破损，促进愈合。

（3）鞣酸软膏：皮肤干燥后将鞣酸软膏直接涂于患处，具有消炎、保护、收敛的作用。

（4）氧化锌软膏：可直接涂于被浸红的皮肤，具有保护皮肤、收敛、中和皮肤酸性分泌物和促进伤口愈合的作用，能有效保护皮肤。

（5）贝复济喷雾剂：含促进组织生长、修复和再生的生长因子，与无痛保护膜联合应用，不仅可促进伤口的愈合，还能对局部皮肤起到隔离作用。

2.心理护理　大便失禁的老年人常有心理障碍，惧怕社交，易产生孤寂感和抑郁。因此，照护者应给予其心理支持，鼓励他们回归社会；同时，还应对其家属进行心理指导，使他们更加关爱、理解和支持老年人。

3.饮食护理　增加食物中膳食纤维的含量。膳食纤维有助于恢复肠道功能，增强排便的规律性，从而有效地改善大便失禁情况（详见本书第3章第3节）。

4.功能锻炼

（1）训练老年人定时排便，了解老年人排便时间规律，观察老年人排便前表现，如有些老年人习惯进食后排便，照护者应在饭后及时帮助老年人使用便器；对排便无规律者应定时给予便器，鼓励老年人尝试排便，逐步帮助其建立排便反射。

（2）盆底肌训练：针对有自控能力的老年人可进行盆底肌训练，增强盆底肌肉的收缩力，有效控制排便。具体方法详见老年人尿失禁的护理措施。

> **考点**　老年人便失禁的护理措施

四、老年人便秘

（一）老年人便秘的原因

1.生理因素　老年人的胃肠功能逐渐衰退，肠蠕动减弱而引起便秘。另外，老年人由于牙齿多不健全，喜欢进食少渣精细的食物，缺乏膳食纤维，使肠蠕动减少而引发便秘。

2.疾病因素　受糖尿病、尿毒症、脑血管意外、帕金森病和甲状腺功能减退等疾病因素的影响而导致便秘。

3.排便习惯　有些老年人没有固定的排便习惯，还有意识地控制便意和憋便，降低了直肠对肠内容物的敏感性，从而导致便秘的发生。

4.运动减少　老年人由于活动量减少，尤其长期卧床或坐轮椅的老年人，缺乏活动可导致肛力减退，肠蠕动减少而引发或加重便秘。

5.药物因素　长期使用抗高血压药、抗胆碱能药、抗抑郁药和钙通道阻滞剂等药物可诱发便秘。

6.其他　精神心理因素与便秘也有很大关系。

（二）老年人便秘的护理评估

1.评估老年人平时的排便型态。

2.了解老年人是否经常使用缓泻剂。

3.评估灌肠对解除老年人便秘的效果，有无产生依赖。

4.了解老年人的饮食习惯、活动量。

5.评估老年人肠鸣音及有无腹胀。

6.评估老年人使用的药物对排便有无影响。

7. 评估老年人有无拖延排便及原因，如疼痛等其他不适。

8. 评估老年人有无痔疮及神经性疾病，如多发性硬化症、帕金森病等。

（三）主要护理诊断/问题

1. **感知性便秘**　与思维过程受损有关。

2. **便秘**　与引起便秘的因素有关。

（四）护理措施

1. **健康指导**　护理人员向老年人进行便秘相关知识宣教，详细讲解便秘发生的原因、治疗方法、危害及预防措施，帮助老年人建立良好的生活方式。

2. **培养排便习惯**　一般晨起后肠道蠕动增强，利于排便，照护者可鼓励老年人晨起后，无论是否有便意，均定时如厕，排便时注意力要集中，不要同时看报纸杂志或听音乐；不要有意识地控制便意，保证排便环境私密和排便时间充足。

3. **饮食指导**　均衡饮食，进食易消化、清淡、富含维生素及纤维素的食物，调整日常饮食习惯，粗细粮搭配，建立科学的饮食结构。

（1）增加膳食纤维的摄入：进食富含纤维素较多的食物，如五谷杂粮、豆类制品、蔬菜及水果等（图4-13）。

（2）保证充足的水分摄入：晨起空腹和睡前饮温开水200~300ml，建立胃-结肠反射，活动20分钟后做排便动作，保证每天饮水量2000ml左右，使肠道内保持一定的水分，起到软化大便的作用。

（3）禁饮烈酒、浓茶、咖啡，禁食辣椒等刺激性食物。

4. **适量运动**　护理人员指导老年人进行适当的有氧运动（图4-14），根据身体情况可选择快走、慢跑、散步、打太极拳、练气功及徒手操等，避免久坐、久卧，还可经常做腹式呼吸运动、腹部自我按摩等。

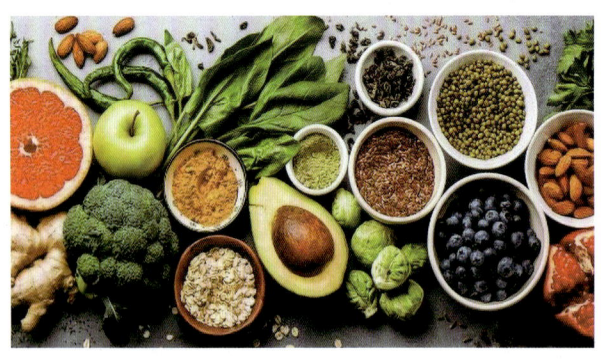

图 4-13　富含膳食纤维食物

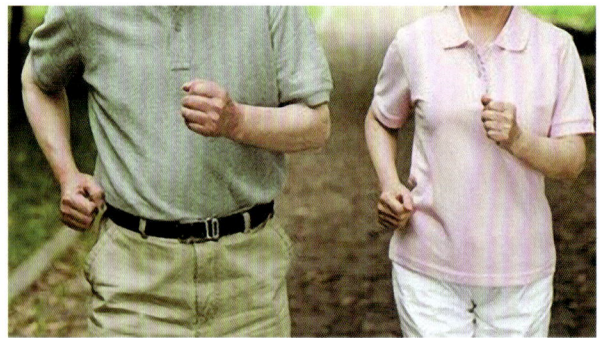

图 4-14　老年人有氧运动

5. **便秘的处理**　护理人员指导老年人合理应用治疗便秘的药物，应选择安全、副作用小、起效慢的药物。包括以下几类：

（1）泻剂：如植物纤维、开塞露、液状石蜡、硫酸镁、乳果糖和番泻叶等。

（2）促动力剂：如莫沙必利等。

（3）微生态制剂：如双歧四联活菌片和乳酸菌素片等。

（4）通便胶囊：纯中药制剂，具有"健脾益肾""润肠通便"的功能。

> **链接**
>
> **取粪结石法**
>
> 老年人发生严重便秘时，照护者可采用"取粪结石法"帮助老人解除便秘。具体方法如下：老年人右侧卧位，照护人员用右手戴手套涂以润滑油，轻轻将示指、中指插入缸门，慢慢将粪便压碎后掏出，操作时注意动作轻柔，随时观察老年人有无异常情况发生，当老人出现痛苦表情、面色苍白、大汗淋漓时，应立即休息，待缓解后再进行操作。

考点 老年人便秘的护理措施

第 4 节　老年人视、听障碍的护理

案例 4-4

张爷爷，68岁，退休前是搪瓷厂喷花车间工人，患糖尿病、高血脂、高血压。吸烟史45年，每天20支左右。三个月前，因反复呼吸道感染，口服抗生素无效入院，静脉输注抗生素一周后痊愈。本次因家属察觉老人近期听力明显减退前来就诊。

问题：1. 张爷爷听力明显减退的直接原因可能是什么？
2. 目前应该给张爷爷做哪些相关检查？
3. 为维持和改善听力，保持良好的沟通，可提供给张爷爷哪些建议和指导？

一、视、听障碍的概念

1. 视觉障碍　先天或后天原因导致视觉器官的构造或功能发生部分或全部障碍，经治疗仍对外界事物无法（或甚难）做出视觉辨识。可由眼部疾病，视神经、视觉传导通路、枕叶视中枢及眼球活动障碍所致（图4-15）。

2. 听觉障碍　即耳聋，是听觉系统的传音或感音部分发生器质性或功能性病变，导致听力损害，以致影响人际语言交流。老年人随着人体衰老退化，机体代谢发生障碍，不能供给听觉器官充分的能量，加之耳蜗血液循环变化，导致内耳声音感受器萎缩变形，听力下降，属于老年性耳聋，绝大多数不可被治愈或逆转（图4-16）。

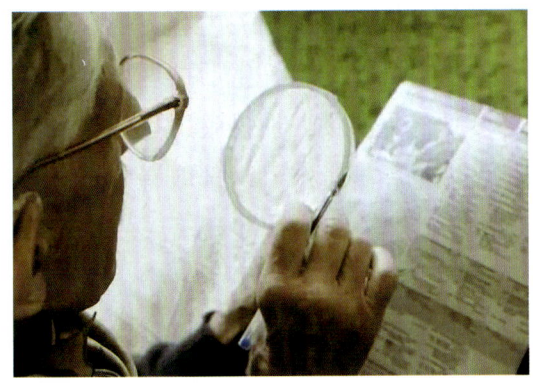
图 4-15　老年人视力下降

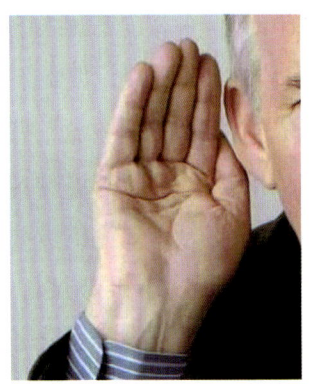
图 4-16　老年人听力下降

二、老年人视听障碍的原因

（一）老年人视觉障碍的常见原因

1. 屈光不正　包括近视、远视、散光。
2. 屈光体透明度问题　包括角膜混浊、白内障。
3. 视网膜成像困难　包括任何导致视网膜病变的病因。
4. 视觉传导路径问题　如视神经萎缩、脑瘤引起或意外伤害造成视神经受压迫。

（二）老年人听觉障碍的常见原因

1. 机体老化　血液循环及代谢的影响，导致耳蜗神经萎缩，耳蜗功能障碍。
2. 长期接触噪声　过去长期在嘈杂的环境中工作。
3. 不同的习惯及嗜好　如长期吸烟会损伤血管内膜，内耳血管也会受损。
4. 遗传因素　遗传学研究显示，有高达55%的老年性聋与基因的影响有关。
5. 疾病因素　如糖尿病、高血脂、高血压未得到控制，患中耳炎等。

三、护理评估

1. 了解老人患病情况、饮食状况、用药情况、不良嗜好及习惯等；了解老年人接触噪声的历史、有无跌倒史及活动能力受限；了解老年人视力情况、佩戴眼镜情况、全身性疾病情况、眼科疾病情况等。
2. 评估老年人视听障碍的程度及对生活的影响。
3. 评估老年人居住环境、心理状况、社会支持情况及照护者的能力与需求。

四、主要护理诊断/问题

1. 言语沟通障碍　与听力下降、视力减退有关。
2. 防护无效　与听力下降、视力减退有关。
3. 有受伤的危险　与听力下降、视力减退有关。

五、护理措施

1. 适宜的环境　照护者为老年人提供安静、光线充足、地面平整及无障碍的环境。
2. 预防跌倒　参见本章第1节预防老年人跌倒的措施相关内容。
3. 生活护理　对严重视、听障碍者，照护人员协助做好生活护理。
4. 注意个人卫生　平时注意清洁眼部及耳部分泌物，加强眼、耳部卫生。
5. 沟通方式的选择　照护者根据老年人视觉和听觉水平，选取有效的方式进行沟通。

（1）创造有助于沟通交流的环境和方式，如给电话听筒加增音装置，门铃与室内灯相连接，门铃被按响时室内灯同时亮起，使老年人能得知门铃被按响。

（2）帮助老年人把需要解释和说明的事记录下来，使由听力下降引起的交流障碍的影响减至最小；多与老年人交谈，让其情绪得到宣泄。

六、健康教育

1. **有效健康指导**　护理人员指导老年人佩戴合适的眼镜及助听器，定期维护；指导居家老年人定期检查视力和听力，症状加重时及时就诊；教会老年人做眼、耳保健操，以及学会滴眼剂的正确使用和保存方法。

2. **提醒日常注意事项**　老年人应选择白天运动，避开强光照射；严重视听障碍者，外出活动时要有人陪同。

3. **积极控制原有疾病**　控制糖尿病、高血脂、高血压等疾病；戒烟戒酒；清淡饮食，减少外源性脂肪的摄入，尤其要减少动物性脂肪的摄入，多吃新鲜蔬果，以保证维生素C的摄入。

4. **遵从专家建议**　老年人定期接受眼科检查，积极治疗眼科疾病；接受配镜指导，验光后按年龄和老视的程度增减屈光度，进行配镜（图4-17）；坚持体育锻炼，使内耳的血液供应得到改善；由专家测定听力状况，咨询佩戴助听器的事宜（图4-18）。

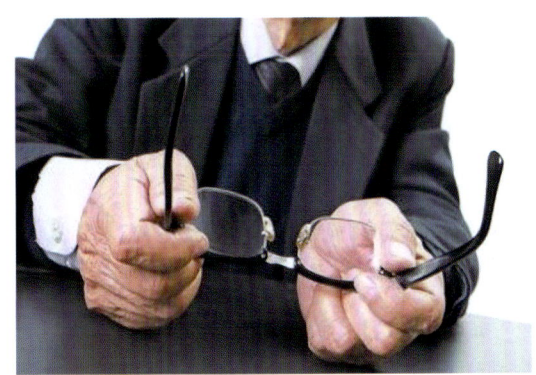

图4-17　老年人佩戴老花镜

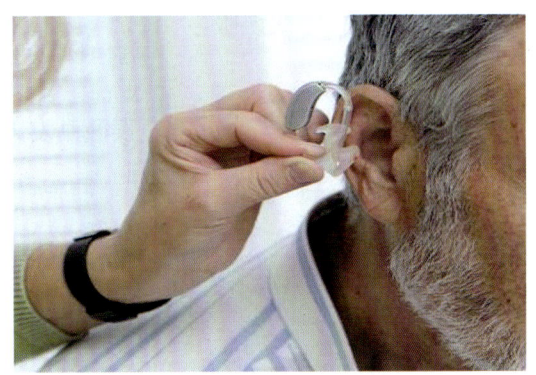

图4-18　老年人佩戴助听器

考点　老年人视听障碍的主要护理措施

第5节　老年人误吸与噎食的护理

案例4-5

刘奶奶，80岁，晚餐吃馒头时被噎住，家人帮助清理未果，等医院急救人员到场，老人已由于缺氧导致深昏迷。

问题：1. 导致刘奶奶出现问题的危险因素是什么？如何预防？
　　　2. 噎食的急救措施有哪些？

一、误吸与噎食的概念

1. **误吸**　误吸是指在进行吞咽动作时，随着吞咽动作，不是全部食团均顺利地进入食管，而是有或多或少的液体或固体食物（也包括口腔分泌物或血液等）通过声门进入气道。老年人由于生理或病理的原因成为误吸的高发人群，误吸导致的窒息是老年人猝死常见原因之一，误吸导致的吸入性肺炎是老年人住院最常见的呼吸道疾病之一。

2. **噎食**　噎食是指进食时食物团块阻塞咽喉部或卡在食管第一狭窄处，压迫呼吸道，甚至误入气管，引起窒息。老年人由于机体老化和疾病原因，食物未充分咀嚼，或出现吞咽肌肉运动不协调，而可能发生噎食。

考点 误吸、噎食的概念

二、老年人误吸与噎食的危险因素

（一）误吸的危险因素

1. 健康相关因素　包括老年人的基本身体状况，如年龄、意识状态、自理能力和口腔状况（义齿是否合适）；有无误吸史；老年人生活习惯等。高龄、卧床、意识障碍、半自理或不能自理、口腔问题等，都会增加误吸的风险。

2. 组织结构衰老及功能减退性因素　老年人口腔、咽、食管等部位的组织结构发生退行性变，黏膜萎缩变薄，神经末梢感受器反射功能迟钝，吞咽及食管蠕动能力减弱等。

3. 疾病因素　吞咽动作是一系列复杂、协调的神经肌肉反射过程，正常的吞咽过程需口腔、咽、喉和食管共同参与，其中任何一个部位发生功能障碍，或吞咽反射路径中的任何一个环节受损，都可能导致误吸。

链接

误吸高发人群常患的疾病

神经系统：如颅脑外伤、脑卒中、帕金森病、阿尔茨海默病。

消化系统：如胃癌、胃炎、胃潴留、反流性食管炎、顽固性呃逆。

呼吸系统：呼吸道感染等。老年人肺活量下降，肺顺应性降低，肺表面活性物质减少，误吸可以导致其罹患呼吸道急、慢性炎症，而呼吸道炎症时喘息、咳嗽、多痰又会增加误吸的可能，同时，喉腔黏膜受到炎症刺激，影响呼吸、发声和吞咽保护功能，进一步加重误吸的发生。

代谢性疾病：如糖尿病，有调查显示老年糖尿病患者的误吸发生率较高。

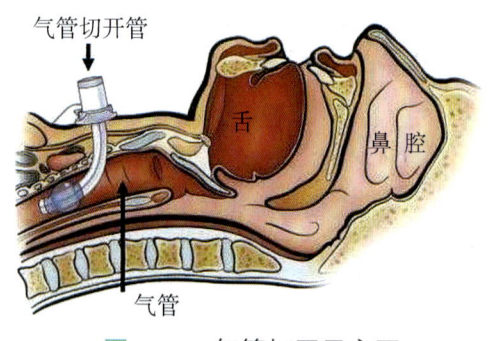

图 4-19　气管切开示意图

4. 医源性因素　体位因素是发生误吸的主要原因。持续的后仰位可增加食管反流和误吸的可能；气管切开是导致误吸的重要医源性因素；机械通气的患者采取仰卧位、鼻饲等，增加了发生误吸的危险（图 4-19）。

5. 进食因素

（1）进食体位：误吸与老年人进食的体位有密切关系。改变进食的姿势能有效减少误吸的发生。

（2）食物的性质：有吞咽障碍的老年人摄入过滑、体积大、质稀的食物有发生窒息的危险。发生误吸的老年人有 69.6% 是进食液体食物时发生的。

（3）进食过程：部分老年人吃饭速度过快，一口的饭量过大，还没咽下就进食下一口；或者在进餐中与他人聊天、看电视、思考问题等分散精力，不能专注于进餐，这些不良进食习惯均可造成误吸。

6. 药物因素　一些促使食管下段括约肌松弛的药物可引起误吸，如茶碱类、钙通道阻滞剂、多巴胺、麻醉镇静药物等。辅助睡眠药物使用者，容易发生慢性误吸。

7. 其他因素　照护者缺乏耐心或对相关知识缺乏，老年人口中食物未咽下便强行喂水、喂饭；老年人不服老，依从性差，不配合治疗。

（二）噎食的危险因素

1. 生理因素　正常人咽部黏膜上皮有着丰富的淋巴组织，是呼吸道的重要防御屏障。随着年龄的增长，老年人的咽黏膜和食管黏膜会发生不同程度的萎缩，肌肉进行性的病变，会减弱防止异物进入气道的反射性动作，导致老年人容易出现吞咽功能失调；加之多数老年人牙齿脱落，咀嚼食物不方便，容易使咀嚼不充分，从而阻塞食管，引发噎食。

2. 病理因素　老年人随着年龄的增加，会出现各种疾病。噎食症常见于高血压、脑动脉硬化、脑卒中患者。老年人在进食时随时可能发生食管痉挛，造成吞咽困难而发生噎食。

3. 药物因素　老年人患有精神障碍时所服用药物的副作用不但会导致咽喉部肌群发生功能失调，抑制吞咽反射，而且会引发患者强烈的饥饿感，从而出现不知饥饱、暴饮暴食甚至抢食的精神症状，引发急性食管阻塞，发生噎食。

4. 饮食因素及习惯　老年人进食干燥大块食物，如馒头、鸡蛋、汤圆、某些坚果等也会造成吞咽困难，阻塞食管。进食时注意力不集中也是诱发噎食的一大原因。

5. 医护人员及家属对噎食的关注　医护人员及家属对于老年人噎食未给予充分的重视，护理人员在老年人进食时未能及时发现噎食危险因素，都会导致老年人发生噎食。

考点　老年人发生噎食的危险因素

三、护理评估

风险评估工具：临床吞咽功能评估表可评估老年人吞咽功能，吞咽功能越差的老年人误吸的风险越高。因此，可借助吞咽功能评定量表来评估误吸的风险。

临床常用的为洼田饮水试验，是日本学者洼田俊夫提出的，分级明确清楚，操作简单，利于选择有治疗适应证的患者（表4-4），要求老年人神志清楚能配合试验，有意识障碍和认知功能障碍者不适用，也不适合隐性误吸的诊断。

表4-4　洼田饮水试验

等级	表现
1级（优）	能顺利一次将水咽下
2级（良）	分2次以上，但不呛咳地咽下
3级（中）	能1次咽下，但有呛咳
4级（可）	分2次以上咽下，但有呛咳
5级（差）	频繁呛咳，不能全部咽下

注：让老年人端坐，喝下30ml温开水，观察所需时间和呛咳情况。正常：1级，5秒之内；可疑1级，5秒以上或2级；异常：3～5级。

考点　误吸、噎食的护理评估

四、主要护理诊断/问题

1. 吞咽障碍　与老化、疾病、进食过快、食物过硬或过黏稠等有关。
2. 有窒息的危险　与摄食、吞咽功能减退有关。

五、护理措施

1. 协助老年人选择合适的食物　对于易发生呛咳和吞咽困难者，选择食物应以半流质为宜，如粥、菜泥等。汤水类食物容易引起呛咳、误吸，当医嘱给予流质饮食时，可在流质中加少许无糖藕粉，使流质成为有一定内聚力的浓汁样食物；避免进食干饭类等难以吞咽的食物。

2. 正确的进食体位　意识清楚的老年人进食时取坐位或半卧位，颈部轻度屈曲，进食后保持此种姿势30～40分钟，病情不允许抬高床头时可采取患侧卧位；意识障碍的老年人在餐中和餐后1小时内保持半卧位或侧卧位，以保持呼吸道通畅；鼻饲后1小时内抬高床头30°～45°，或取右侧卧位。

3. 老年人喂食的技巧　给老年人喂食要有耐心，每勺量要适宜。每次向口中放置食物后，用小勺背轻压舌部一下，以刺激患者吞咽；对于口唇不能紧闭或颊肌收缩无力的患者，应将调拌的食物直接放入舌根附近，等待吞咽反射。

> **医者仁心　　　　爱心、耐心、责任心**
>
> 2020年2月19日，在武汉抗击新型冠状病毒肺炎疫情临床一线，一位确诊新冠肺炎的老人在取下呼吸机时，血氧饱和度仅70%，进食成了老人最大的困难。淮安援鄂医疗队的田小红为避免老人呼吸困难，穿着厚厚的防护服，强忍腰椎间盘突出的痛楚，弯着腰举着呼吸面罩，为老人喂饭半个多小时。事后田护士说，给老人喂饭的过程虽然很辛苦，但喂饭结束后，老人满含着泪水向她投来感谢的目光，让她觉得一切都是值得的。

4. 误吸和噎食的急救

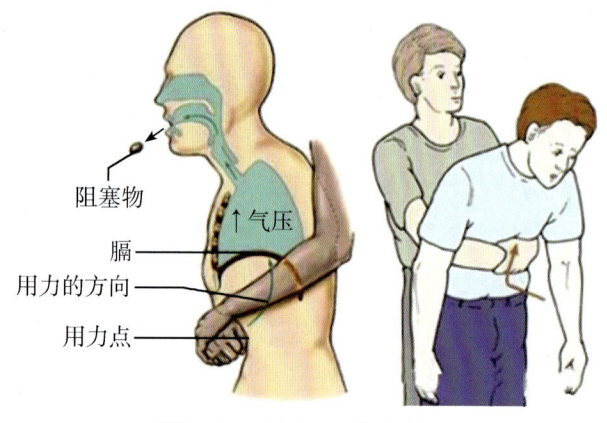

图 4-20　海姆立克急救法

（1）误吸的急救：误吸发生时，急救应以争分夺秒抢救患者的生命为原则。

1）老年人发生误吸时，应立即检查其口内是否有异物，并用纱布包绕手指将异物取出，不能取出时应给予侧卧，拍背，保持呼吸道通畅；如有义齿应及时取出。亦可握拳放于老人的剑突下向膈肌方向猛力冲击上腹部，造成气管内强气流，使阻塞气道的异物咯出。

2）备用吸痰器、气管插管、纤维支气管镜，必要时紧急支气管镜下取出异物，并尽快配合实施各种抢救措施，以挽救患者的生命。

（2）噎食的急救：对噎食老年人分别采用腹部挤压法和胸部挤压法，对意识不清者采用胸部猛推法。

1）对清醒状态下突然发生噎食窒息的老年人：应立即实施海姆立克急救法，老人采取站立位，操作者站立在老人身后，双手臂由老人腋下环抱老人腰部，一只手握拳至于腹部肚脐上方与剑突下方中间位置，另一只手抓住所握拳头，肘部张开，用快速向上的冲击力挤压其腹部数次，帮助老人将食物吐出（图4-20）。

2）对意识不清发生噎食的老年人：立即将老人置于侧卧位，用手取出其口中的残留食物；以一手（或两手相叠）掌根顶住其上腹，快速向上方冲击使食物排出。

3）老年人自救方法：自己取立位姿势，下巴抬起，使气管变直，一手握拳，轻放在自己肚脐上，另一只手握拳，并附身压在坚硬的物体上，如椅子或餐桌上，用自己的拳头快速由内向外挤压，或者将自己的腹部剑突下部位，靠在一张椅子的背部顶端或桌角突然向胸腔方向施加压力也可取得同样效果。

4）食物被取出后处理：立即将老人置于平卧位，头向后倾，开放气道，根据缺氧情况，立即给予高浓度氧气吸入，必要时采取负压吸引的方式，吸出残留在老人口鼻腔中的食物残渣和分泌物，之后根据病情给予加强生命支持治疗。

考点 老年人噎食的急救措施

5. **心理护理** 及时给予老年人心理支持和心理疏导，使其进食时能消除和减轻恐惧和紧张情绪。

6. **健康教育** 对老年人及家属进行误吸和噎食的预防宣教及指导，鼓励老年人进行吞咽功能训练（实训6），有效减少误吸。

考点 老年人误吸、噎食的护理措施

> **链接**
>
> **加强生命支持**
>
> 加强生命支持指在基础生命支持的基础上，应用辅助设备和特殊技术（如心电监护、除颤器、人工呼吸器和药物等）建立与维持更有效的通气和血液循环的措施。其目的是促进心脏恢复搏动，恢复自主循环，提高心、脑灌注压，减轻酸血症，提高心室颤动阈值。

第6节 老年人烧伤、烫伤的护理

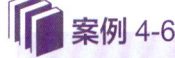

案例4-6

刘奶奶，74岁，因腰背部疼痛，让家人在腰背部给予拔火罐，火罐用乙醇点燃后，因操作不当，撒到刘奶奶身上并着了起来，造成刘奶奶的腰背部出现烫伤，严重影响到刘奶奶的身体健康。

问题：在日常生活中如何避免老年人发生烧伤、烫伤？

一、烧伤和烫伤的概念

1. **烧伤** 烧伤一般指热力，包括热液（水、汤、油等）、蒸汽、高温气体、火焰、电能、化学物质、放射线、炽热金属液体或固体（如钢水、钢锭）等所引起的机体组织损害，主要指皮肤和（或）黏膜组织损害，严重者也可伤及皮下和（或）黏膜下组织，如肌肉、骨、关节甚至内脏。

2. **烫伤** 烫伤是热力烧伤的一种，由高温液体（水、汤、油等）、高温固体或热蒸汽等导致的机体组织损伤。烫伤在我国老年人中的发生率为2.0%～8.3%，烫伤不仅可以造成老年人机体组织损伤、继发感染，降低其生活质量，而且可以增加家庭负担和医疗费用。

考点 烧伤、烫伤的概念

二、老年人烧伤和烫伤的原因与危险因素

（一）老年人发生烧伤和烫伤的原因

老年人身体功能衰退，反应能力低下，感觉神经功能降低，极易发生烧伤、烫伤。老年

人烧伤、烫伤的原因中以火焰烧伤最多见。

（二）老年人发生烧伤和烫伤的危险因素

1. 生理退行性变化　机体衰老导致老年人痛温觉减退，同时，老年人视力下降，末梢循环差，对热的耐受力降低等，从而导致皮肤的烫伤。

2. 疾病因素　老年人患有阿尔茨海默病、帕金森病、糖尿病、脑卒中、偏瘫等神经功能受损时，对外界感知和反应能力下降，易发生烧伤和烫伤等意外。

3. 家庭环境因素　老年人在厨房中烹饪用燃气明火，操作及养护不当，或忘记灶台上在烧煮东西等，易引起火灾；有些老年人因电器操作不当，或电源使用不当发生安全问题，产生电火花和电弧光引起烧伤。

4. 生活中用热不当　老年人皮肤感觉功能差，冬天使用电热毯不当可引起烧伤或烫伤，或用明火取暖造成烧伤；使用热水袋及玻璃瓶取暖，水温过高，且直接接触皮肤，或热水袋及玻璃瓶破裂而发生烫伤；洗脚或洗浴时水温过高而发生烫伤。

5. 老年人照护者因素　照护者对老年人发生烫伤和烧伤的危险，以及对老年人此类意外发生后产生的后果认知不足，不能提前采取防范措施，或发生意外后不能积极应对。

> **考点**　烧伤、烫伤的危险因素

三、护理评估

1. 了解有无导致烧伤和烫伤的机体状况方面的危险因素。

2. 评估受伤面积大小、程度、部位与深度。烧伤深度分级，一般采用三度四分法（表4-5）；烫伤深度分级，采用四度五分法（表4-6）。

表4-5　烧伤深度分类法

烧伤深度	受损组织	外观	症状	治疗时间及预后
Ⅰ度	表皮（浅层）	红斑（血管扩张、充血），干燥	疼痛、热感	数日，不留瘢痕
浅Ⅱ度	表皮（有生发层）真皮乳头层	水疱（血管壁的渗透性亢进、血浆的血管外渗透）	强烈疼痛、炽热感	约1~2周
深Ⅱ度	真皮（乳头层以下）		知觉麻木	3~4周
Ⅲ度	真皮全层、皮下组织、肌肉、骨骼、内脏器官	坏死（血管破坏、血管内血细胞破坏、血流终止）	无痛	不可自然治愈瘢痕挛缩

表4-6　烫伤的四度五分法

分度	临床表现
一度烫伤	局部红斑，轻度红肿热痛，无水疱，有烧灼感
浅二度烫伤	水疱较大，脱皮后创面湿润，底面鲜红、水肿、剧痛
深二度烫伤	水疱较小，脱皮后创面微湿、发白，有的可见红色小点或细小血管支，水肿明显，微痛
三度烫伤	创面苍白或焦黄呈炭化，干燥、皮革样，多数可见粗大栓塞静脉，疼痛消失或感觉迟钝
四度烫伤	伤及骨骼、肌肉、内脏器官等，丧失知觉，活动受限，须截肢（指）或皮修复

3.心理-社会状况　①在受伤早期,老年人因无法接受突然的打击,容易出现恐惧、紧张等情绪,严重时还会出现消极治疗的心理。②在受伤中期,老年人因创面无法快速愈合、无法正常生活等原因极易出现焦虑、抑郁的情绪,影响治疗的效果。③在受伤后期,老年人又会因为瘢痕、容貌受损的问题产生自卑、抑郁、消极等情绪。

4.实验室检查　血液检查、尿液检查、创面分泌物培养等。

> **考点**　烧伤、烫伤的分类评估

四、主要护理诊断/问题

1.有窒息的危险　与头面部、呼吸道或胸部等部位烧伤有关。
2.体液不足　与烧伤创面渗出过多、血容量减少有关。
3.皮肤完整性受损　与烧伤、烫伤导致组织破坏有关。
4.有感染的危险　与皮肤完整性受损有关。
5.疼痛　与烧伤和烫伤损伤皮肤组织有关。

五、护 理 措 施

1.增强防范意识　加强对高危老年人避免烧伤、烫伤的安全教育与指导,使其主动采取防范措施,从而减少意外伤害的发生。

2.其他安全护理措施

(1)提供安全的保暖工具,忌用热源直接接触皮肤保暖;使用热源取暖时间不要过长;用热水袋前先检查有无橡胶老化及渗漏,以防使用过程中发生爆裂;热水袋不要装满热水,以70%左右的量为宜,水温不要超过50℃;排尽袋内的空气,不要挤压热水袋,注意把盖拧紧;使用时外套毛巾套,不要让热水袋直接接触皮肤,使用中随时观察局部皮肤有无发红和起疱,并询问老年人有无不适。

(2)为高龄老年人洗脸、洗脚、擦澡时,一定要控制水温在40℃左右,并根据老年人个体差异调节水温;使用时先测试水温,确认水温适宜再让其使用。

3.烧伤、烫伤的应急处理

(1)老年人一旦发生烫伤,应迅速帮助其去除导致烫伤的因素,带其脱离现场。
(2)与医生共同判断伤情,保护创面,对症处理。
(3)监测老年人生命体征,观察病情变化,及时采取处理措施。
(4)为老年人局部冷疗,情况较轻应尽早进行冷疗,用纱布做冷湿敷,或将烫伤部位放于水龙头处冲洗,病情较重者请烧伤专科协助处理,直到剧烈疼痛减轻为止。
(5)局部冷疗后进行消毒,用无菌敷料包扎,有水疱时可用无菌注射器抽出渗液,并注意保护表皮层。
(6)烫伤后疼痛剧烈的老年人,可遵医嘱给予镇痛剂。

4.烧伤、烫伤的心理护理　心理干预护理,是对烧伤老年人护理中不可缺少的部分。因此,护理人员应将心理护理贯穿于护理的整个过程中,加强与老年人的沟通,以及与老人家属的沟通，根据每个阶段老年人情绪波动的原因，进行相应的指导和安慰。

六、健康教育

1. 室内使用蜡烛、蚊香时，勿靠近床或易燃物品，以免引燃物品而烧伤。
2. 做好对电源的管理，不可私接、私拉电线，对于老化的电线要及时更换。
3. 冬天使用电热毯取暖时应先预热，上床后或睡之前要关闭电源，有老化的迹象应及时更换。
4. 在使用煤气和天然气时要严格遵照操作规程，注意安全。
5. 预防低温烫伤：冬季取暖时，应避免取暖物品直接接触皮肤，以及避免取暖物品长时间接触相同部位。高龄人群以及不能自理者应在严格看护下使用。

考点 老年人烧伤、烫伤的护理措施

> **链接**
>
> **低温烫伤**
>
> 低温烫伤是由于皮肤长时间接触高于体温的低热物体而造成的烫伤。接触70℃的温度持续一分钟，皮肤就可能会被烫伤，接触60℃的温度持续五分钟以上时，也有被烫伤的可能，这种烫伤就叫作低温烫伤。目前常见于暖宝宝、电热毯、电暖风、热水袋等使用不当，尤其是一些对温度感觉比较差的人，往往没有感觉到烫，但是已经烫伤了，如老年人、糖尿病患者或长期卧床的患者等。

第7节 老年人压力性损伤的护理

老年人随着年龄的增加，组织皮肤逐渐出现老化、弹性降低、松弛、脂肪及毛细血管减少等现象，导致自身皮肤的耐受性及伤口自愈力下降。随着年龄的不断增长，机体各个组织的免疫防御能力不断下降，导致老年压力性损伤的发生率不断增加。

案例4-7

张爷爷，72岁，体重90kg，偶有小便失禁，穿成人纸尿裤；有糖尿病，未规律服药，血糖控制不佳；因呼吸困难收入院。老人入院后端坐呼吸，不能平卧，查体时发现骶尾部有一个2.5cm×3cm大小的破溃，创面呈粉红色，有少量渗液，无异味，无疼痛；双侧腹股沟有一个1.5cm×4cm红斑，未破溃。

问题：1. 张爷爷的压力性损伤属于第几期？
2. 针对张爷爷的压力性损伤应如何护理？
3. 张爷爷腹股沟处红斑是否属于压力性损伤，应如何护理？

一、压力性损伤的概念与分期

1. **概念** 压力性损伤是指皮肤和（或）皮下组织的局部损伤，通常位于骨突出部位，及与使用医疗用品或其他器具相关的部位，如医疗用品（石膏、腕带、颈托、血氧夹等）相关压力性损伤、黏膜管路（吸氧管、气管插管、导尿管等）相关压力性损伤。它们是由在这些部位形成的压力或压力联合剪切力所致的损伤。可表现为局部组织受损，但表皮完整，或呈开放性溃疡，并伴有疼痛。

2. 分期

（1）1期压力性损伤：皮肤完整，局部出现红斑，指压不能变白，在深色皮肤中可能会有所不同。这一区域可能会疼痛、发硬、柔软、发凉或发热。

（2）2期压力性损伤：部分皮层缺失，表现为浅表的开放性溃疡，皮肤创面呈粉红色，无腐肉，也可表现为完整的或开放的（破损的）浆液性水疱。外观呈透亮的或干燥的浅表溃疡，无腐肉及淤伤。

（3）3期压力性损伤：全层皮肤损失，可见皮下脂肪，但肌肉、肌腱、骨骼未暴露，伴上皮内卷；可有腐肉，但未掩盖组织缺失深度；可出现窦道或潜行。

（4）4期压力性损伤：全层组织缺失，并有肌肉、肌腱或骨骼的暴露；在创面基底某些区域可有腐肉和焦痂覆盖；通常会有窦道或潜行。

（5）不可分期：深度未知，全层组织缺失，创面基底部覆盖有腐肉（呈黄色、棕褐色、灰色、绿色或者棕色）和焦痂（呈棕褐色、棕色或黑色）。

（6）深层组织压力性损伤：深度未知，皮肤完整或不完整，局部区域出现紫色或栗色，或形成充血的水疱。与邻近组织相比，出现疼痛、发硬、糜烂、柔软、发凉或发热。

> **考点** 压力性损伤的分期

二、压力性损伤的危险因素

压力、剪切力或摩擦力是压力性损伤形成的最直接因素。压力性损伤的危险因素包括两方面：

（1）外在因素：压力、剪切力、摩擦力、潮湿等。

（2）内在因素：年龄、体型、活动力、感觉、营养，以及慢性疾病、感染等。

> **考点** 压力性损伤的危险因素

三、护理评估

压力性损伤常用的评估量表有 Braden 量表、Norton 量表和 Waterlow 量表等。美国压力性损伤预防指南推荐应用前2种量表，尤其是 Braden 量表被认为是较理想的压力性损伤危险评估工具（表4-7）。

表4-7　Braden 压力性损伤评估量表

项目	1分	2分	3分	4分
1 感觉	完全受阻	非常受阻	轻微受阻	无受阻
2 潮湿	持续潮湿	经常潮湿	偶尔潮湿	很少潮湿
3 活动	卧床	坐位	偶尔行走	经常行走
4 移动	完全不自主	非常受限	轻微受限	不受限
5 营养	非常缺乏	可能缺乏	充足	营养丰富
6 摩擦力和剪切力	有问题	潜在问题	无明显问题	

注：综合各研究结果推荐诊断界值为18分，15～18分提示轻度危险，13～14分提示中度危险，10～12分提示高度危险，9分以下提示极度危险。

四、主要护理诊断/问题

1. 有感染的危险　与机体免疫力降低、营养缺乏有关。
2. 疼痛　与压力性损伤进展有关。
3. 焦虑　与疼痛无法缓解或病程迁延不愈有关。
4. 知识缺乏　缺乏压力性损伤的相关预防与护理知识。
5. 睡眠型态紊乱　与疼痛干扰睡眠，使患者无法获得充足的休息有关。

五、护 理 措 施

1. 压力性损伤的预防

（1）加强营养：对有压力性损伤风险或已有压力性损伤的老年人，应进行全面营养评估，制订个性化营养护理计划，给予营养丰富易消化的膳食，如高热量、高蛋白质、高维生素饮食，维持机体各种生理机能，促进组织修复，提高机体免疫力；对口服不能满足营养需求或不能进食的老年患者，建议根据其个人意愿或护理目标，给予肠内或肠外营养支持。

（2）体位变换和早期活动

1）老年患者进行体位变换的频率应个体化，从个人活动水平、灵活性和独自进行体位变化的能力，以及皮肤和组织的耐受性、总体健康状况、舒适感和疼痛感等方面，来确定体位变换的姿势与频率（图 4-21，图 4-22）。

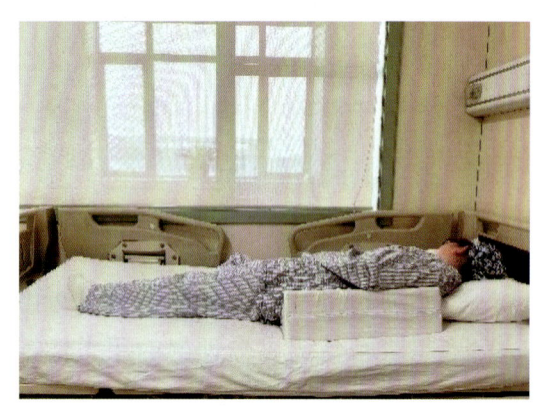

图 4-21　平卧-左侧躯体部分垫起

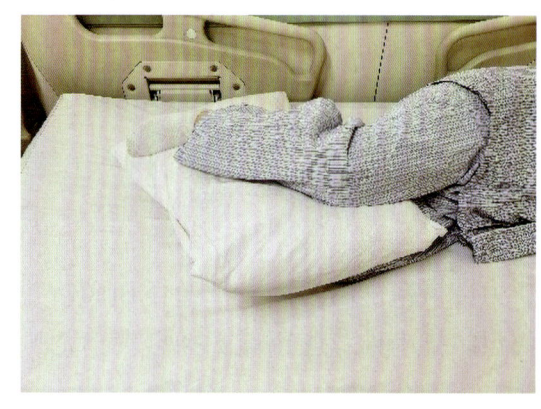

图 4-22　侧卧-下肢垫起

2）实施体位变化时，应使骨隆突处的压力最小化，使最大的压力重新分配。老年患者侧卧位时保持病床与其背部的角度≤30°，背部垫软枕，两膝间垫薄枕；将足跟悬置，可使用足跟悬挂装置、枕头或泡沫垫等，也可使用预防性敷料辅助；翻身时，应先将老人身体抬起，再挪动位置，避免拖、拉、拽，以防擦破皮肤，可使用降低摩擦力和剪切力的手动处理技术和设备，如翻身床等。长期卧床的老人，给予抬高床头30°或更低的高度，鼓励长期卧床患者在合适的椅子或轮椅上就座，但时间不宜过长。

（3）受压部位支撑面：可使用各种不同的减压垫（体位垫、反应性空气床垫等），达到分散老人身体重量的目的。

（4）皮肤预防性护理：保持皮肤清洁并适当湿润，大小便失禁后立即清洁皮肤，避免使用碱性肥皂或清洁剂；使用隔离产品保持皮肤干燥，建议使用高吸收性尿失禁产品、低摩擦系数的纺织品以及硅胶泡沫敷料，避免摩擦皮肤，保护有压力性损伤风险的皮肤。

（5）器械性相关压力性损伤的预防

1）定期监测医疗器械的松紧度，如果病情允许，可询问患者的舒适度。

2）可使用预防性敷料降低医疗器械相关压力性损伤风险。

3）为老年患者进行氧疗时，在保证安全的情况下，可采用面罩和鼻导管交替给氧的方式，以降低鼻、面部压力性损伤程度。

4）对脊髓损伤的老年患者，咨询专业的医疗人员后，尽快使用坚硬的颈托代替可脱卸的颈托，并根据患者临床改善情况，尽快移除颈托。

2.压力性损伤的护理

（1）各期压力性损伤的处理原则

1）1期：增加翻身次数，避免摩擦、潮湿和排泄物的刺激；采用保护膜均匀喷洒在受压皮肤处。

2）2期：除继续上述措施外，有水疱时，未破的小水疱要避免摩擦，使其自行吸收，防止破溃感染。大水疱可在无菌操作下用注射器抽出水疱内液体，不必剪去表皮，保持伤口湿润，防止细菌入侵；促进上皮爬行，保护新生上皮组织。

3）3期：彻底清创，去除坏死组织，降低感染机会，选择合适的伤口敷料促进伤口愈合。

4）4期：清洁创面，去除坏死组织，保持引流通畅；可以使用伤口敷料、生物敷料、生长因子、生物物理制剂等辅助治疗；保持伤口湿润、减少伤口炎症而促进愈合。

5）不可分期：视伤口情况清除腐肉和焦痂，清创后按伤口深度进行处理。足跟部的稳定焦痂可有天然屏障作用，不应去除。

6）深层组织压力性损伤：加强局部保护，密切观察伤口变化。

考点 压力性损伤各期的处理原则

链接

压力性损伤的敷料选择

1.对非感染的2期压力性损伤，可使用水胶体敷料、水凝胶敷料或聚合物敷料。

2.伴有少量渗出液的3期或4期压力性损伤，可使用水凝胶敷料。

3.伴有中度渗出液的3期或4期压力性损伤，可使用藻酸钙敷料。

4.伴有中度或重度渗出液的2期或更高分期的压力性损伤，可使用泡沫敷料。

5.伴有高度渗出液的压力性损伤，可使用高吸收性的敷料。

6.在不能使用高级伤口敷料时，应遵循湿度愈合原则，使用湿润的纱布保持伤口湿润环境，用透明薄膜敷料固定。

（2）压力性损伤评估和愈合监测：对已经进行各项处理的压力性损伤，如局部伤口处理、压力再分配、营养支持等，若两周内没有愈合的迹象，需进行全面的重新评估。

（3）心理护理：及时有效进行心理疏导，帮助老年人了解压力性损伤相关知识，解除思想压力，树立战胜疾病的信心。

六、健康教育

1. 向老年人和家属宣教压力性损伤预防的重要性。
2. 指导老年人调整饮食，改善皮肤营养状况。
3. 向老年人和家属宣传压力性损伤的防治知识和自我保健技能。

第8节 老年人衰弱的护理

案例 4-8

陈奶奶，76岁，退休独居，5个月前无明显诱因出现体重减轻，食欲下降，睡眠紊乱，乏力，对任何事情没有兴趣。既往病史：2型糖尿病、高血压、骨质疏松，长期服用10余种治疗慢性病的药物及各种保健药品。入院检查：排除肿瘤、感染性疾病，各项指标均在正常范围，未发现明显异常。入院诊断：老年衰弱综合征。小王担任其责任护士，根据陈奶奶的情况，确定了护理目标，制订了相应的护理计划，并得到了患者及其家属的配合。患者经过一个月的支持治疗和康复护理，衰弱得到了良好的改善。

问题：1. 结合该案例阐述陈奶奶出现衰弱的病因是什么？
2. 结合该案例阐述对衰弱患者的护理程序包括哪些内容？

一、衰弱的概念

1. **衰弱的定义** 衰弱是指老年人生理储备下降导致机体易损性增加、抗应激能力减退的非特异性状态。

2. **老年衰弱** 老年人由于生理储备减少或多系统异常，外界较小的刺激即可引起负性临床事件的发生。与青壮年的亚健康状态不同，老年衰弱往往是一系列慢性疾病、一次急性事件或严重疾病的后果。高龄、跌倒、疼痛、营养不良、肌少症、多病共存、多药共用、活动功能下降、睡眠障碍及焦虑、抑郁等均与衰弱相关。部分老年人虽无特异性疾病，但出现疲劳、无力和消瘦，也归于衰弱综合征范畴。

3. **衰弱的患病率** 国外多数研究采用Fried诊断标准进行衰弱的诊断。衰弱的患病率随年龄增加而增加，女性高于男性，65岁以上老年人中衰弱的患病率为7%，80岁以上老年人衰弱的比例在15%～20%，90岁以上老年人衰弱的比例在30%～40%。

二、衰弱的病因

1. **遗传因素** 基因多态性可能影响衰弱的临床表型。有研究表明：非裔美国人衰弱比例是其他美国人的4倍；墨西哥裔美国人衰弱患病率比欧裔美国人高4.3%。

2. **人口学特征和生活方式** 健康相关行为、社会经济学状态和生活方式与衰弱相关。职业、社会地位及婚姻状况均可影响衰弱发生，未婚和独居者衰弱发生率增加。女性、健康自评差、受教育程度低和经济状况较差的人群中，衰弱患病率较高。

3. **年龄因素** 衰弱与年龄增长密切相关。流行病学调查结果显示，衰弱平均患病率随年龄增长而递增。

4. 躯体疾病　是衰弱的重要危险因素之一。慢性疾病和某些亚临床问题与衰弱的患病率及发病率呈显著相关性。

5. 营养因素　营养不良是衰弱发生、发展的重要生物学机制，日常能量摄入不足、营养评分较低和摄入营养素缺乏的老年人，衰弱发生率增加。

6. 精神心理因素　老年人的精神心理状态与衰弱密切相关，焦虑、抑郁可增加衰弱的发生。

7. 药物因素　在老年人群中，多重用药普遍存在，可增加老年人衰弱的发生。某些特定药物，如抗胆碱能药物、抗精神病药物等已经被证实与衰弱相关。

三、护理评估

1. 衰弱评估的意义　衰弱老年人处于一种脆弱的状态，应激时致病和死亡的风险增高，所以衰弱的评估被认为是高龄老年人进行危险分层非常实用的手段。目前关于衰弱诊断的研究很多，但是缺少公认的"金标准"，2013年美国及欧洲老年医学专家达成的衰弱共识，提倡对70岁及以上老人或过去一年中非意愿体重减轻≥5%的人群进行常规衰弱筛查。

2. 衰弱评估工具　目前缺乏能被业界普遍接受的衰弱参考标准和最佳评估方法。应用最为广泛的是Fried诊断标准，衰弱表型和Rockwood衰弱指数（frailty index，FI），以及国际营养和衰老学会推荐的FRAIL量表。Fried诊断标准目前是老年患者衰弱评估与干预中国专家共识推荐使用的，适用于医院和养老机构，在临床研究中也常作使用，尤其用于死亡、失能、跌倒、住院和手术风险的评估。

不同评估工具各有优缺点，医护人员应根据评估对象的人群特点进行合理选择。

考点　衰弱评估的工具及评估内容

四、主要护理诊断/问题

1. 活动无耐力　与缺少体育锻炼，周身乏力有关。
2. 营养失调：低于机体需要量　与老年人日常摄入营养物质单一，缺乏相关营养知识有关。
3. 焦虑　与老年人退休后独居、丧偶、孤独有关。
4. 睡眠型态紊乱　与老年人长期受慢性病困扰，疾病控制不佳有关。
5. 有成人跌倒的风险　与老年人体弱，肌肉减少有关。

五、护理措施

1. 注意观察疾病的早期变化　这对预防衰弱并发症是十分必要的，应给予足够的重视。如独居引起的衰弱，应多关心老年人，联系家属，鼓励家属多陪伴老人，联系老人社区居委会，引进社会工作者，多鼓励老年人参加集体活动，为老年人排忧解难，从而延缓老年人发生衰弱。

2. 鼓励老年人进行适宜的运动锻炼　运动锻炼是提高老年人生活质量和功能的最有效方法，阻抗运动与有氧耐力运动是预防及治疗衰弱状态的有效措施。运动是在做好安全风险评估和对老年人的保护的前提下进行的，应根据老年人的个人兴趣、运动条件和运动目的选择运动强度、频率、方式和运动时间。重度衰弱患者可选用被动运动的方式进康复（图4-23，图4-24）。

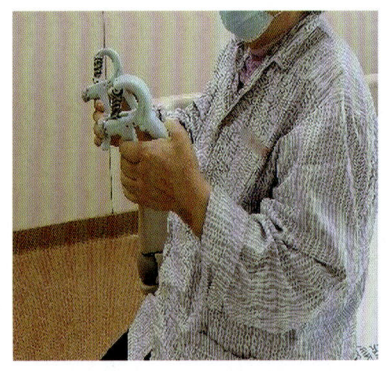 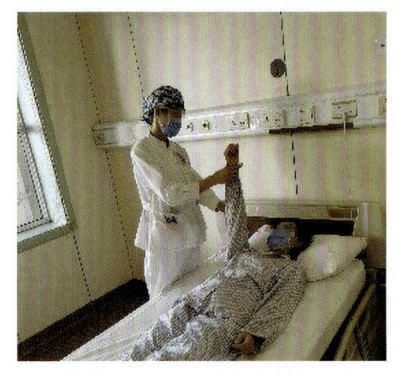

图 4-23　被动手部运动　　　图 4-24　被动上肢运动

3. 营养干预　能改善营养不良衰弱老人的体重下降，降低病死率。

（1）补充能量或蛋白质：补充蛋白质，特别是富含亮氨酸的必需氨基酸混合物，可以增加肌容量进而改善衰弱状态。老年人日常所需要的蛋白质及氨基酸要略高于年轻人。健康成人需要蛋白质 0.83g/（kg·d），老年人需要 0.89g/（kg·d），衰弱患者合并肌少症时则需要 1.2g/（kg·d），应激状态时需要 1.3g/（kg·d）。

（2）补充维生素 D（常联合钙剂）：当血清 25-羟维生素 D < 100nmol/L 时可考虑给予补充，每天补充 800U 维生素 D_3 以改善下肢力量和功能。

4. 预防跌倒　穿防滑的鞋，光线明亮，物品放置于随手可拿处。

5. 心理护理　了解衰弱老年人的心理状况，有针对性地给予帮助，如增加老年人人际交往，鼓励家属多陪伴、关心老年人；鼓励老年人丰富业余文化生活，如看报、听音乐、看电视、多参加社区组织的集体活动等，缓解焦虑孤独情绪。

6. 共病和多重用药管理　衰弱的预防和治疗应包括积极管理老年人现患共病，尤其重视处理可逆转疾病。评估衰弱老人用药合理性，及时纠正不恰当用药，减少不合理用药，对改善衰弱具有效果。

衰弱护理应以患者为中心，强调多学科团队合作，对衰弱老人行老年综合评估管理。同时，医疗护理模式必须个体化，强调尊重老年人意愿、保持老年人自己的价值观。

考点　老年人衰弱的主要护理措施

自 测 题

A_1/A_2 型题

1. 以下属于跌倒风险高度危险的人群有
　A. 年纪大于 65 岁
　B. 营养不良、虚弱、头晕
　C. 肢体功能障碍、步态不稳
　D. 曾有跌倒病史
　E. 以上均是

2. 为了预防患者跌倒，下列哪项属于安全的环境
　A. 地面湿滑　　　B. 地面凹凸不平
　C. 台阶较高　　　D. 卫生间有扶手
　E. 过道上有障碍物

3. 下列哪些种类药物容易致跌倒
　A. 降压药　B. 降糖药　C. 利尿剂
　D. 镇静药　E. 以上均是

4. 为预防老年人跌倒，下列哪些措施是错误的
   A. 床头放警示标识，列入交班内容
   B. 鼓励锻炼，增强肌肉力量
   C. 拖地时无防滑提示
   D. 环境、设施安全
   E. 合理使用约束
5. 关于疼痛的描述不正确的是
   A. 疼痛包括机体对伤害性刺激的痛反应
   B. 疼痛对患者都是有害的
   C. 不同个体对疼痛的感受会有较大差异
   D. 疼痛可以诱发机体的代谢、内分泌、神经系统等发生改变
   E. 疼痛是一种主观体验
6. 非阿片类止痛药物不包括
   A. 阿司匹林　　B. 布洛芬
   C. 吗啡　　　　D. 止痛片
   E. 镇痛新
7. 疼痛的护理措施可包括
   A. 解除疼痛刺激源
   B. 遵医嘱给予药物止痛
   C. 心理护理
   D. 中医疗法
   E. 以上全部包括
8. 尿失禁按病因分类可分为
   A. 压力性尿失禁　　B. 继发性尿失禁
   C. 神经性尿失禁　　D. 功能性尿失禁
   E. 以上均是
9. 老年人便秘的护理评估内容有
   A. 平时的排便型态，包括次数、颜色、量和性状
   B. 肠鸣音及有无腹胀
   C. 有无痔疮
   D. 有无神经性疾病，如多发性硬化症、帕金森病等
   E. 以上均是
10. 便秘的护理措施正确的是
    A. 保证排便环境私密，排便时间充足
    B. 长期卧床的老年人可由照护人员帮助按摩腹部
    C. 多吃蔬菜及高纤维食物，如谷类、麦类和豆类等食物
    D. 每日饮水量可适当增加
    E. 以上均是
11. 膀胱训练可帮助尿失禁老人控制排尿，以下描述正确的是
    A. 第一阶段：定时如厕训练
    B. 第二阶段：有尿意时才如厕
    C. 第三阶段：有尿意尽量憋尿
    D. 通过膀胱训练可实现 3～4 小时排尿 1 次
    E. 以上均正确
12. 视听障碍老年人的护理措施正确的是
    A. 提供安静、光线充足、地面平整及无障碍的环境
    B. 清洁眼部及耳部，加强眼耳部卫生
    C. 选择白天运动，避开强光照射
    D. 配镜指导：先要验光，按年龄和老视的程度增减屈光度
    E. 以上均正确
13. 对于误吸的概念描述不正确的是
    A. 老年人是误吸的高发人群
    B. 误吸不是全部食团进入食管
    C. 误吸可导致老年人猝死
    D. 误吸可导致吸入性肺炎
    E. 误吸是液体食物通过声门进入气道
14. 下列对误吸的护理措施不正确的是
    A. 食物应以半流质为宜
    B. 进食后应立即平躺
    C. 鼻饲后 1 小时内床头抬高 30°～45°，或取右侧卧位
    D. 喂食时可小勺背轻压舌部一下，以刺激老人吞咽
    E. 及时给予老年人心理支持和心理疏导
15. 对误吸急救的说法不正确的是
    A. 急救应争分夺秒
    B. 应立即检查口内是否有异物

C. 不能取出时应给予侧卧、拍背

D. 不用取出义齿

E. 应立即用纱布包绕手指将异物取出

16. 关于烫伤的应急处理不正确的是

　　A. 迅速脱离现场

　　B. 保护创面，对症处理

　　C. 不要过早冷疗

　　D. 给予止痛药

　　E. 观察病情变化，及时采取处理措施

17. 下列对提供安全的保暖措施不正确的是

　　A. 忌用热源直接接触皮肤保暖

　　B. 热水袋装满，水温不要超过70℃

　　C. 使用热水袋时观察保暖部位有无发红和起疱

　　D. 用热水袋前先检查有无橡胶老化及渗漏

　　E. 使用热源取暖时间不要过长

18. 下列哪项是形成压力性损伤的外在因素

　　A. 压力　　　　B. 剪切力

　　C. 摩擦力　　　D. 潮湿

　　E. 以上均是

19. 引起衰弱因素不包括以下哪项

　　A. 骨质疏松　　B. 跌倒

　　C. 疼痛　　　　D. 营养不良

　　E. 高龄

20. 关于衰弱的预防不正确的是

　　A. 药物治疗　　B. 积极的生活方式

　　C. 适量规律的运动　D. 良好的心态

　　E. 科学的饮食

21. 刘奶奶，85岁，患有老年痴呆症、糖尿病，为预防误吸及噎食，食物应选择以下哪种

　　A. 滑而大的食物　　B. 液体食物

　　C. 干硬食物　　　　D. 温热的半流质食物

　　E. 黏性大的食物

22. 王大妈，70岁，在家中进午餐时，边看电视边进食，不慎被馒头噎住，家人不正确的急救方法是

　　A. 用纱布包绕手指将异物取出

　　B. 给予侧卧位

C. 大量喝水

D. 给予拍背，保持呼吸道通畅

E. 握拳放于患者剑突下向膈肌方向猛力冲击腹部

23. 刘奶奶，80岁，冬季夜间怕冷，想使用保暖工具，下列建议不正确的是

　　A. 忌用热源直接接触皮肤取暖

　　B. 使用热源取暖时间不要过长

　　C. 使用热水袋尽量装满热水

　　D. 热水袋水温不要超过50℃

　　E. 查看热水袋是否漏水

24. 王某，75岁，独居，患有眼底黄斑病变，视物模糊，在将开水倒入暖壶时，不慎倒偏，热水倒到脚背，导致烫伤，下列应急处理不正确的是

　　A. 局部冷敷

　　B. 将烫伤部位在水龙头处冲洗

　　C. 可使用镇痛片

　　D. 把水疱用针挑破

　　E. 密切观察病情变化

25. 赵爷爷，79岁，恶病质，不能自主活动，大小便失禁，为预防压力性损伤的发生，以下预防措施中哪项是错误的

　　A. 每2小时翻身一次

　　B. 双膝垫软枕

　　C. 床头抬高45°

　　D. 大小便后给予温水清洗皮肤

　　E. 双足跟悬空

26. 章大妈，76岁，腹泻入院，入院前腹泻10余次，肛周皮肤红肿，有散在破溃，主诉肛周皮肤疼痛，护士应给予患者的护理措施是

　　A. 大便后及时清洗

　　B. 应用柔软的无纺布或无刺激的湿巾擦洗

　　C. 清洗皮肤勿用力擦洗

　　D. 清洗干净后晾干，给予涂抹皮肤保护剂

　　E. 以上均是

（赵文静　徐珂）

第 5 章
老年人常见疾病护理

老年病是指老年人患病率明显增高或老年人特有的疾病。随着年龄的增长，各种疾病发生率逐渐增加，据调查，我国老年人前四位常见疾病依次是高血压、冠心病、脑血管病和恶性肿瘤。此外，由老化导致的慢性退行性疾病也较常见。

老年人患病几率高、患病种类多、病情复杂，如未能早期诊断、治疗及护理，容易发生各种并发症，导致生活能力降低，严重影响老年人的生活质量和健康期望寿命。因此，应密切关注老年人的身体及心理的变化，及时发现问题，及时处理。

第 1 节 老年人各系统老化改变及患病特点

一、老年人各系统老化改变

（一）呼吸系统

60岁以后呼吸系统结构出现退行性变，功能老化现象明显，同时伴随其他脏器功能减退，容易患有多种疾病，直接或间接影响呼吸功能。

1. 胸廓的改变　老年人胸廓最显著的变化是由扁圆变为桶状，肋软骨钙化使胸廓活动受限，从而导致呼吸费力（图5-1）。

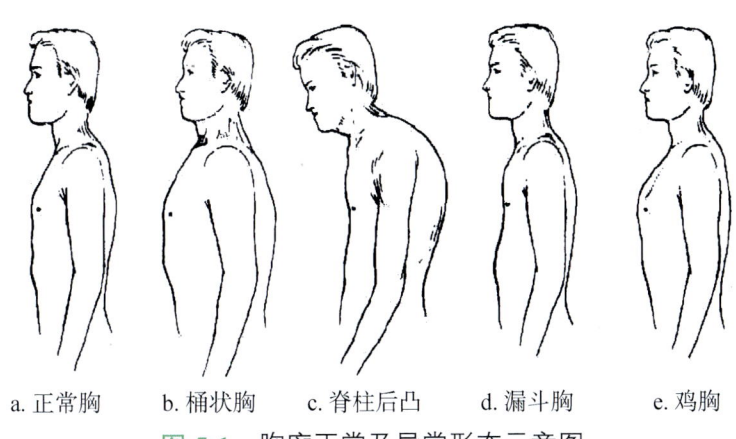

a. 正常胸　　b. 桶状胸　　c. 脊柱后凸　　d. 漏斗胸　　e. 鸡胸

图 5-1　胸廓正常及异常形态示意图

2. 膈肌的改变　表现为肌肉萎缩，肌力减弱；同时，由于老年人腹部脂肪增多，膈肌收缩时的下降度受限而使膈肌运动功能减弱，肺通气和呼吸容量下降。

3. 呼吸道的改变　随着机体老化，呼吸道黏膜萎缩，细支气管管腔变小或被阻塞，保护性咳嗽反射减弱，痰液不易咳出。因此，老年人易发生肺部感染、呼吸道阻塞。

4. 肺的改变　肺泡呈现结构老化，称为"老年人肺"。主要表现为肺组织的颜色变成灰

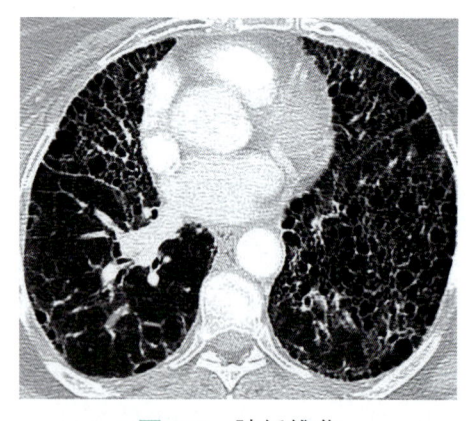

图 5-2　肺纤维化

黑色，肺硬度增加，肺泡回缩力减弱，因纤维化而失去原有弹性，致使气体呼出困难，肺活量、通气量减少（图 5-2）。

（二）循环系统

循环系统的老化和功能改变，是老年人循环系统疾病发生率较高的主要原因，而心血管疾病则是老年人病残和死亡的主要原因。

1. 心脏的改变　心脏增大，左心室增厚，心肌细胞纤维化；心肌的兴奋性、自律性、传导性均降低；心瓣膜退行性变和钙化；窦房结、房室结、房室束和束支都有不同程度的纤维化，导致心脏传导障碍，发生心律失常。

2. 血管的改变　动脉内壁增厚，中层胶原纤维增加，造成大动脉扩张而屈曲，小动脉管腔变小，动脉粥样硬化；由于血管硬化，可扩张性减小，易发生血压上升及直立性低血压。

（三）消化系统

老年人由于牙齿脱落，咀嚼食物受限，胃肠道的消化吸收功能减弱，影响食物的消化和吸收，出现食欲减退、纳差、便秘、溏泻。

1. 胃肠改变　胃黏膜及腺细胞萎缩、退化，胃液分泌减少，消化酶减少，以及平滑肌萎缩使胃蠕动减弱，排空延迟，是引发便秘的原因之一。小肠收缩、蠕动无力，吸收能力差，小肠液分泌减少，各种消化酶水平下降，导致小肠消化功能减退；结肠黏膜萎缩，肌层增厚，易产生憩室，肠蠕动缓慢无力，对水分的吸收无力等，造成便秘。

2. 胰腺改变　胰腺萎缩，胰液分泌减少，酶量及活性下降，严重影响淀粉、蛋白质、脂肪等的消化、吸收；胰岛细胞变性，胰岛素分泌减少，对葡萄糖的耐量减退，增加了发生胰岛素依赖型糖尿病的危险。

（四）内分泌系统

随着人体的老化，内分泌系统发生了一系列功能和形态学的改变。老年内分泌系统疾病涉及器官广泛，易出现感染、疼痛、感觉迟钝等问题。

1. 下丘脑与垂体的改变　随着年龄的增长，下丘脑血供减少，重量减轻，细胞形态结构发生改变，生理功能紊乱，对中枢调控失常，导致老年人各方面的功能衰退。垂体分为腺垂体和神经垂体，进入老年后，腺垂体分泌的生长激素释放减少，老年人肌肉萎缩，骨矿物质减少导致骨质疏松，脂肪增多，蛋白质合成减少，体力下降，易疲劳；神经垂体分泌的抗利尿激素在老年期也减少，出现多尿现象，特别是夜尿增多，且尿电解质增多。

2. 甲状腺的改变　老年人甲状腺萎缩，重量减轻，纤维化、淋巴细胞浸润和结节化，导致甲状腺激素分泌减少，基础代谢率下降，导致体温调节功能障碍、皮肤干燥、怕冷、便秘、思维和反射减慢等。

3. 其他　肾上腺的改变导致儿茶酚胺分泌迟缓，老年人对外界环境的适应力和应激反应能力明显下降。

（五）神经系统

随着年龄的增长，神经系统的结构和功能也发生了一系列的变化，如神经细胞数量的减少，脑重量逐步减轻，神经递质特别是多巴胺、胆碱能递质水平的降低及功能改变等，使老年人出现躯体活动障碍、思维过程改变、语言沟通障碍、睡眠型态紊乱等一系列健康问题。

1. 神经细胞的改变　60～70岁以上老年人神经细胞总数减少可达20%～45%；大脑皮质各区（海马、杏仁核、脑干、小脑）的细胞数均有不同程度的减少；神经细胞中的脂褐素（老年色素）含量多，当脂褐素增加到一定程度时会导致神经细胞萎缩和死亡；细胞膜的组成成分磷脂合成降低，进而影响神经的传导和受体的结合能力，容易出现记忆力下降、注意力不易集中、睡眠质量下降、对内外环境的适应力下降等。

2. 神经递质的改变　老年人脑内合成多种神经递质的能力下降。多巴胺减少导致肌肉运动障碍、运动缓慢与运动麻痹等；乙酰胆碱合成、释放减少，引起记忆力减退，尤其表现为近期遗忘；儿茶酚胺减少，导致睡眠不佳，精神淡漠、情绪抑郁；此外，脑内5-羟色胺减少，老年人夜间睡眠时间缩短。

3. 脑血管的改变　老年人脑血管常见的改变是动脉粥样硬化与血-脑屏障退化，脑血液循环阻力增加，血流速度减慢，血流量减少，因此，容易导致脑供血不足，甚至血栓形成、脑梗死或血管破裂出血；由于血-脑屏障功能减弱，老年人比年轻人更容易发生中枢神经系统感染疾病。

4. 神经肌肉的改变　老年人触觉、本体觉、视觉、听觉的敏锐性降低。神经肌肉的老化表现为老年人运动的敏捷度下降，适应能力降低；由于神经传导速度减慢，老年人对外界事物反应迟钝，动作协调能力下降，出现步态不稳，发生体位改变时容易发生跌倒等意外事故。

（六）运动系统

人到中年以后，随着年龄增长，运动系统逐渐发生退行性变化，可出现骨质疏松、关节退行性改变、肌肉萎缩、肌张力减小等。

1. 骨骼的改变　老年人骨骼中的有机物质（如骨胶原、骨黏连蛋白）的含量逐渐甚至直至消失；骨骼中的矿物质逐渐减少，骨质密度降低，导致骨质疏松，出现脊柱弯曲、变短，身高下降。特别是老年女性绝经后，雌激素分泌减少，活动量减少，钙质摄入不足，易导致骨质疏松，骨骼变脆，极易发生骨折。

2. 关节的改变　老年人普遍会发生关节的退行性改变，尤其以承重的腰、膝关节和髋关节最为明显。

（1）关节软骨：老年人关节软骨钙化及纤维化，使关节软骨对外界机械应力减弱。随着长期的磨损，导致软骨变薄、粗糙、破裂，脱落于关节腔内形成游离体，即"关节鼠"，使老年人在行走时关节疼痛，并有弹响；关节软骨变性使韧带僵硬，关节活动受限；若关节软骨全部退化，活动关节时两端的骨面直接接触而引发疼痛。

（2）关节滑膜：老年人滑膜细胞的代谢功能减退，滑膜循环障碍，促进关节软骨变性，极易导致软骨损伤。滑液由血浆透析物和滑膜细胞所分泌的透明质酸构成。随着年龄增长滑液逐渐减少且变黏稠。

（3）椎间盘：颈部和腰部脊椎因长期负重，承受各种冲击和挤压力，椎间盘变薄，弹性和韧性下降，因此，会产生头部前倾和驼背现象。椎间盘脱出甚至破裂后，椎间隙狭窄，椎旁韧带松弛，当脊柱活动时出现椎体间的错动不稳。

3. 骨骼肌的改变　随着年龄的增长，肌纤维萎缩、弹性降低，肌肉总量减少，肌力也减退。这些变化使老年人容易感到肌疲劳，出现腰酸腿疼。老年人脊髓和大脑功能的衰退，活动量减少，使得老年人动作迟缓、笨拙，行走缓慢且不稳，运动幅度降低等，很难完成复杂动作。

（七）泌尿系统

老年人的泌尿生殖系统在出现不适时，往往不愿意接受系统检查而延误病情，严重者直接影响生存质量及身心健康。

1. 肾脏的改变

（1）形态学改变：肾脏逐渐萎缩，重量减轻，体积减少。

（2）组织学改变：肾小动脉和肾小球毛细血管丛的硬化，功能健全的肾小球减少。肾小管萎缩，并有较多憩室或囊肿形成。肾动脉粥样硬化，肾血流量减少。

（3）功能学改变：肾小管对尿的浓缩稀释功能明显减退，易出现脱水，又易因补液过多而致水潴留、水肿或心力衰竭。前列腺素分泌减少导致血管收缩，血流量减少；血浆肾素活性降低，水钠失衡，影响血流量；促红细胞生成素减少，红细胞成熟与生成障碍，引起贫血。酸负荷后老年人肾小球代偿作用明显减弱，易发生酸中毒。

2. 输尿管及膀胱的改变　输尿管肌层变薄，输尿管张力减弱，尿液进膀胱流速减慢，易产生反流而引起逆行感染。

3. 膀胱与尿道的改变　膀胱容量减少，尿道纤维化、括约肌萎缩，使尿流流速减慢，易产生尿外溢、残余尿增多、尿频、夜尿量增多、排尿无力或排尿不畅等。老年妇女可因盆底肌肉松弛，膀胱出口处漏斗样膨出而引起尿失禁。

4. 前列腺的改变　60岁以后，一方面前列腺逐步出现均匀的萎缩，前列腺结石也增多，易产生尿路梗阻；另一方面因睾丸萎缩导致性激素分泌紊乱，出现前列腺良性增大，使尿流阻力大，引起尿路梗阻，影响膀胱排空。

二、老年人的患病特点

1. 起病隐匿、症状体征不典型　因老年人感受性降低，往往疾病已经较为严重，却无明显的自觉症状，或临床表现不典型，临床上无法依据症状判断是何种疾病及其严重程度，易造成漏诊和误诊。有些老年疾病表现为非特异性症状，如老年人发生心肌梗死时常无疼痛感，仅出现低热、食欲减退等表现；甲状腺功能亢进症患者可能以低热、腹泻或者阵发性心房颤动的症状就诊；肿瘤患者可因症状及体征不典型而延误诊断，错过最佳治疗时机。

2. 多种疾病同时存在　因全身各系统存在不同程度老化，防御功能和代偿能力降低，容易同时患有多种疾病，有70%的老年人同时有两种或两种以上疾病。由于多个系统之间相互影响，各种症状的出现及损伤的累积效应也随着年龄的增大而逐渐增加，使病情错综复杂。

3.病程长、恢复慢，并发症多　由于免疫力低下，抗病与组织修复能力差，病程长、恢复慢。由于各器官代偿功能降低，且长期卧床，容易出现组织器官挛缩、压力性损伤、骨质疏松等多种并发症。

4.病情变化迅速，预后不良　老年病进展缓慢，病程长，疾病反复发作，对身体各器官损害加重、致残率高；当疾病发展到一定阶段，受到各种诱因激化，病情易恶化。

5.伴发各种心理反应　老年人患病后，在发病的不同时期会出现各种心理问题。发病初期患者往往以焦虑为主要表现，当病情有波动时患者主要表现为恐惧，如果疾病长期未愈则患者又会表现出抑郁、绝望，这些反应严重影响疾病的康复。

6.用药后易出现药物的不良反应　由于肝肾功能减退，药物在体内代谢和排泄速度迟缓，老年人对药物的敏感性和耐受性差，故老年人用药常会出现药物的不良反应。如镇静剂、强心药、利尿药等，常规剂量就可能引起老年人发生不良反应。

7.病史采集困难　由于老年人视力、听力下降，记忆力减退，语言表达能力降低，思维迟缓，病史采集较困难；老年人对疾病的敏感性降低，不能准确表述疾病的状况，需要多方确认，如询问照护者、参考以前的病历等，以免影响疾病的诊断、治疗及预后。

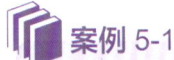 老年人的患病特点

护理人员在对老年患者评估时应尽量考虑上述特点，并注意个体差异，将问诊、体格检查、实验室检查以及其他辅助性检查与医学知识和临床经验相结合。在老年病的治疗方面应尽可能控制病情进展，减轻痛苦，最大限度地恢复正常功能。老年人记忆力减退、行动不便、无人照顾致使对遵医能力下降，并易发生药物不良反应，因此，对老年患者应尽量简化治疗方案，减少用药种类和频次，提高用药安全性。

第 2 节　老年慢性阻塞性肺疾病患者的护理

案例 5-1

周先生，71岁，吸烟30余年，因反复咳嗽10年，活动后气急3年，加重6天入院。患者自10年前起，反复咳白色泡沫黏痰，以清晨和夜间为多。近3年来，快步行走或爬楼时感觉气急，休息后缓解。6天前受凉后鼻塞流涕、发热，咳嗽加剧，痰黄而黏稠。既往无潮热和盗汗史，无咯血及心悸，无高血压史。

问题：1.慢性阻塞性肺疾病的概念与病因是什么？
　　　2.结合该案例阐述对慢性阻塞性肺疾病患者的护理包括哪些内容？

一、概　述

1.概念　慢性阻塞性肺疾病（chronic obstructive pulmonary disease，COPD）是指具有气流受限特征的肺部疾病，气流受限不完全可逆，呈进行性发展，与慢性支气管炎和肺气肿密切相关。COPD是老年常见病，随年龄增高而增多。

2.病因　慢性阻塞性肺疾病病因较复杂，多种因素相互作用使呼吸道防御功能减弱，支气管平滑肌收缩和分泌增加。因呼吸道黏膜的血液循环障碍和分泌物排出困难，容易继发感

染，从而促进气道慢性炎症的形成。反复发病可使气道狭窄或阻塞，最终导致肺气肿及肺源性心脏病。

考点 COPD的概念

二、护理评估

1. 健康史　重点询问老年患者是否有慢性支气管炎、支气管哮喘、支气管扩张、肺气肿病史；是否有吸烟、感染、理化因素、气候和过敏因素等致病因素；有无反复发作史，发作持续时间等。

2. 身心状况

（1）症状：常出现慢性咳嗽、咳痰、呼吸困难，严重者出现呼吸衰竭的表现，如发绀、头痛、嗜睡、精神恍惚等。全身性症状：晚期常见体重下降、食欲减退、营养不良、抑郁症状等。

（2）体征：早期体征不明显，随疾病进展出现阻塞性肺气肿体征，可见桶状胸、呼吸运动减弱、呼吸浅快；触诊语颤减弱或消失；叩诊呈过清音、心浊音界缩小或不易叩出、肺下界和肝浊音界下降；听诊两肺呼吸音减低、呼气延长、心音遥远等。

（3）并发症：老年人气道防御功能减退，易反复并发感染，肺心病、休克、电解质紊乱、呼吸性酸中毒、肺性脑病、弥散性血管内凝血（DIC）等并发症的发生率增高。

（4）心理-社会状况：由于COPD病程长，反复发作，治疗效果不佳，且呈逐年加重趋势，患者可出现焦虑、抑郁等表现，社交活动减少。

考点 老年慢性阻塞性肺疾病患者的身心状况

3. 辅助检查

（1）常规检查：血常规检查、痰液检查及胸部X线检查等，了解全身感染和肺部情况。

（2）特殊检查：血气分析、肺功能检查等，了解呼吸衰竭程度，判断病情变化。

三、治疗要点

1. 急性加重期治疗　尽快控制感染及喘憋等症状。

（1）控制感染：COPD急性加重多由细菌感染所致，依据常见致病菌或药物敏感试验选择抗生素治疗。

（2）支气管舒张药：喘息者通过小型雾化器吸入沙丁胺醇或异丙托溴铵。

（3）吸氧：低氧血症者通过鼻导管或面罩低流量低浓度吸氧，一般吸入氧浓度为28%～30%，避免吸入氧浓度过高。

（4）糖皮质激素：口服或静脉使用糖皮质激素，连续5～7天。

（5）祛痰剂：口服或静脉使用溴己新或盐酸氨溴索。

2. 稳定期治疗　减轻症状，阻止病情发展，缓解或阻止肺功能进一步下降。包括去除病因，支气管舒张药、糖皮质激素、祛痰剂的使用，以及氧疗等。

四、主要护理诊断/问题

1. 气体交换受损　与呼吸道阻塞及肺组织弹性降低，通气功能和换气功能障碍有关。
2. 清理呼吸道无效　与呼吸道炎症、阻塞，痰液过多而黏稠有关。
3. 营养失调：低于机体需要量　与呼吸困难、疲乏等引起的食欲减退、能量消耗增加有关。
4. 活动无耐力　与呼吸困难、心肺功能下降有关。
5. 潜在并发症：自发性气胸、肺源性心脏病、肺性脑病等。
6. 焦虑/抑郁　与病程长，反复发作，治疗效果不佳有关。

五、护理措施

1. 一般护理

（1）提供安静的环境：把老年人安置在安静的环境中休息，避免光线刺激，取舒适的体位。

（2）鼓励适当运动：根据老年人病情制订运动计划，如散步、打太极拳等；对病情较重者，鼓励其在床边活动，并做好安全防护工作。

（3）饮食护理：根据老年人病情、饮食习惯及经济状况等，给予高热量、高蛋白、高维生素的饮食，补充适量的水分。

2. 保持呼吸道通畅

（1）密切观察病情：观察老年人咳嗽、咳痰情况及诱发因素，准确记录咳痰量和痰的性质。

（2）指导老年人有效咳嗽：协助老年人翻身、拍背，酌情采用胸部叩击、体位引流、超声雾化、机械吸引等措施，保持气道通畅。鼓励患者多饮水，促使痰液稀释易于排出。

3. 氧疗　呼吸困难伴低氧血症者，给予氧疗。一般采用鼻导管持续低流量吸氧，其流量为 1～2L/min，维持 PaO_2 在 60mmHg 以上，既能改善组织缺氧，也可防止因缺氧状态解除而抑制呼吸中枢。

> **链接**
>
> **长期家庭氧疗（LTOT）**
>
> 长期家庭氧疗（LTOT）是指患者在日常生活中需要长期低流量吸氧，每天连续使用氧气不少于 15 小时，并持续达 6 个月以上，使氧分压提升到 60mmHg 及使血氧饱和度大于 90%。
>
> 1. 氧疗指征：$PaO_2 \leq 55mmHg$ 或 $SaO_2 \leq 88\%$，有或没有高碳酸血症；$PaO_2 55～60mmHg$ 或 $SaO_2 < 89\%$，伴有肺动脉高压、心力衰竭所致肺水肿或红细胞增多症。
>
> 2. 鼻导管吸氧，流量 1～2L/min，吸氧时间 10～15 小时/天，目的是保持患者在静息状态下，$PaO_2 \geq 60mmHg$ 或使 SaO_2 升至 90%。

4. 用药护理　按医嘱正确及时给药，并注意心肺功能改善情况；注意观察老年人药物疗

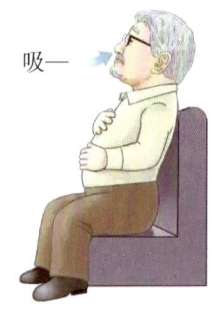
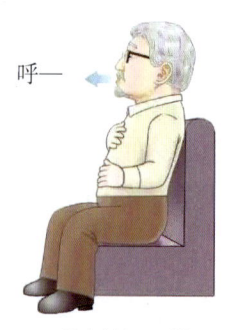

图 5-3 腹式呼吸

效及不良反应；长期应用抗生素的老年人，注意避免菌群失调的发生；指导老年人正确使用雾化吸入器。

5. 呼吸功能锻炼　指导老年患者进行腹式呼吸和缩唇呼吸，有效加强膈肌运动，提高通气量，减少耗氧量，改善呼吸功能，减轻呼吸困难，增加活动耐力（图 5-3）。

6. 心理护理　与老年患者共同制订和实施康复计划，使老年人通过消除病因、定期呼吸肌功能锻炼、合理用药等措施，缓解症状，减轻焦虑，增强战胜疾病的信心。

六、健 康 教 育

1. 指导老年患者及家属了解本病的相关知识，正确对待疾病，积极配合康复治疗。

2. 指导老年患者适当休息，避免过度疲劳，与患者及家属共同制订个体化的休息和饮食计划。

3. 改善老年人环境卫生，避免烟雾、粉和刺激性气体的吸入；注意防寒保暖，预防感冒。

4. 鼓励缓解期老年患者根据身体状况坚持耐寒锻炼，提高机体抵抗力。

> **考点**　老年慢性阻塞性肺疾病的主要护理措施

第 3 节　老年高血压患者的护理

> **案例 5-2**
>
> 李爷爷，65 岁。三年前发现患有高血压，平素生活无规律，经常熬夜打麻将，口味偏咸，有烟酒嗜好，不能按医嘱服用降压药，血压控制不理想。近期李爷爷因情绪激动，自感头晕、头痛，测量的血压值为 165/105mmHg，入院治疗。
>
> 问题：1. 老年高血压的概念与病因是什么？
> 　　　2. 结合该案例阐述对老年高血压患者的护理程序包括哪些内容？

一、概　　述

1. 概念　老年高血压是指年龄 ≥ 65 岁，在安静、未服用降压药的情况下，非同日 3 次血压测量收缩压（SBP）≥ 140mmHg 和（或）舒张压（DBP）≥ 90mmHg。

原发性高血压是老年人最常见的心血管疾病之一，心脑血管并发症高且严重，约 2/3 的心肌梗死患者、3/4 的脑血管疾病患者有原发性高血压病史。

> **考点**　老年高血压的概念

2. 病因　目前老年人原发性高血压的发病原因尚不明确，可能与遗传、年龄、长期或反复较明显的精神紧张、焦虑、食盐摄入量增加、胰岛素抵抗等因素相关；其他如与吸烟、嗜酒、肥胖、低钙血症、低镁血症及低钾血症等也有关。

二、护理评估

1. 健康史　询问老年患者是否运动少、超重或肥胖、饮酒、高盐饮食等；详细了解高血压病史、药物治疗史及治疗效果等。

2. 身心状况

（1）症状：老年高血压多起病隐匿，进展缓慢，故早期临床症状不明显，或无任何症状，多于查体时发现。

（2）体征：老年人血压波动增大，收缩压1天内波动达40mmHg，舒张压波动达20mmHg。一年四季波动可达110mmHg，表现为冬季较高、夏季较低。较大的血压波动性使老年人易发生直立性低血压，且恢复的时间较长。

（3）并发症：老年高血压可并发或伴发多种疾病，如伴发糖尿病、缺血性心脏病、心功能不全、慢性肾病、脑血管病等合并症，其临床症状常掩盖高血压自身的症状体征，评估时需要全面考虑。

考点 老年高血压身心状况评估

（4）心理-社会状况：老年高血压患者由于躯体症状的影响可出现不同程度的紧张、焦虑、抑郁等心理反应，尤其是治疗不当或效果不佳时，会使患者丧失信心，产生恐惧心理。

3. 辅助检查　24小时血压监测，可以判断高血压程度及血压波动情况；实验室检查、心电图、X线检查、CT检查及眼底检查结果等，可以了解器官受损情况。

三、治疗要点

老年原发性高血压患者主要治疗目的是最大限度地降低心脑血管并发症的发生，以及死亡的总体危险。

1. 非药物治疗　主要指生活方式干预：减轻体重，体质指数（BMI）应控制在 < $24kg/m^2$；限制钠盐摄入，每日摄盐量不超过6g；增加钾盐摄入量；减少脂肪类物质摄取；戒烟限酒；适当运动；减少精神压力，保持心理平衡。

2. 药物治疗　老年人因机体代谢功能减退，应根据身体情况严格遵医嘱服用降压药物，避免发生不良反应。常用降压药物如下：

（1）利尿剂：常用呋塞米，主要不良反应有电解质紊乱和高尿酸血症。

（2）β受体阻滞剂：常用阿替洛尔，主要不良反应有心动过缓和支气管收缩，阻塞性支气管疾病患者禁用。

（3）钙通道阻滞剂（CCB）：常用硝苯地平、维拉帕米，主要不良反应有颜面潮红、头痛，长期服用硝苯地平可出现胫前水肿。

（4）血管紧张素转换酶抑制剂（ACEI）：常用卡托普利，主要不良反应有干咳、味觉异常、皮疹等。

（5）血管紧张素Ⅱ受体阻滞剂（ARB）：常用氯沙坦、缬沙坦，注意需要从小剂量开始，逐渐增量。

四、主要护理诊断/问题

1. 疼痛：头痛　与血压升高有关。
2. 有受伤的危险　与高血压时眩晕、视物模糊或意识障碍、降压药引起低血压反应有关。
3. 焦虑　与血压不稳定或出现并发症有关。
4. 知识缺乏　缺乏高血压的相关治疗与保健知识。
5. 潜在并发症：心力衰竭、高血压危象、脑血管意外等。

> **链接**
>
> **高血压危象**
>
> 高血压危象在高血压早期与晚期均可发生。主要表现为头痛、烦躁、眩晕、恶心、呕吐、心悸、气急及视物模糊等严重症状，以及伴有动脉痉挛累及相应的靶器官缺血症状，诱因常是紧张、劳累、寒冷、嗜铬细胞瘤发作、突然停用降压药等。

五、护理措施

1. 一般护理　环境应安全、安静、舒适、温暖；改变体位时，动作要缓慢，以防直立性低血压而引起晕厥发生意外。治疗护理时间应相对集中，尽量减少人员探视，避免患者出现劳累、精神紧张；提醒老年人注意休息，血压升高明显时要增加卧床休息时间，保证睡眠充足；适当活动，尽量选择有氧运动，以利于降压、减肥，改善脏器功能。

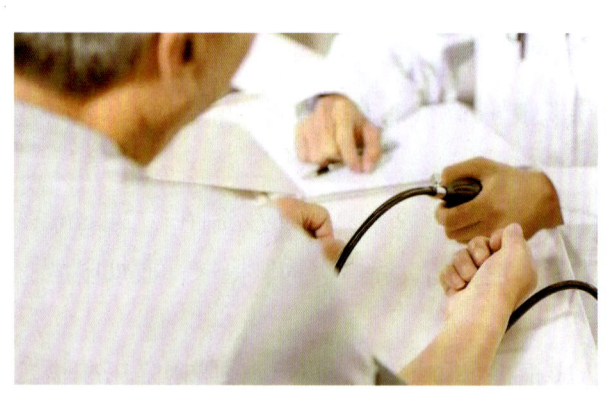

图5-4　定期测量血压并记录

2. 病情观察　老年人血压波动较大，应严密监测血压变化，定期测量并记录（图5-4），同时注意有无靶器官损伤的征象；一旦发现血压急剧升高、剧烈头痛、呕吐、烦躁不安、视物模糊、意识障碍及肢体运动障碍，立即报告医生并配合处理。

3. 用药护理　药物治疗是老年高血压的主要治疗手段。老年人服用降压药物应从小剂量开始，逐渐增加剂量，防止血压骤降而产生心、肾的供血不足；坚持长期用药，突然停药、过度劳累及情绪激动等情况下，可能出现高血压危象、高血压脑病等急症，从而威胁患者生命；当出现副作用时应及时报告医生，调整用药；在应用降压药物过程中，注意防范直立性低血压。老年高血压患者选择药物治疗应遵循的原则是：根据高血压的严重程度、合并症的临床类型及心血管危险因素的种类选择药物。

4. 心理护理　老年高血压患者要保持心情舒畅和心态平衡，避免情绪激动、过度紧张和焦虑；护理人员要及时发现问题，并进行有效的心理疏导，帮助其树立战胜疾病的信心。

六、健康教育

1. 向患者和家属宣传高血压的防治知识，强调坚持长期治疗的重要性。
2. 指导患者调整饮食，坚持适当运动、减肥，戒烟限酒，防止便秘。
3. 合理安排工作和休息，避免过度劳累和剧烈运动，生活规律，保证充足的睡眠。
4. 遵循医嘱，坚持规范化治疗。
5. 告知患者药物的名称、剂量、用法与副作用，强调规律用药的重要性，教会患者和家属正确测量血压的方法，按时测量血压并记录，监测血压的变化，定期门诊复查，血压升高或病情变化时及时就医。

考点 老年高血压的主要护理措施

第4节 老年冠心病患者的护理

案例 5-3

王先生，61岁。退休闲居在家，没什么业余爱好，有烟酒嗜好，社交活动较少。退休半年后，经常无缘由地感到胸闷不适，常伴有心悸、气短，白天晚上均有发作，去医院检查心电图，确诊为冠心病，自此患者精神紧张，反复要求住院治疗，刚刚出院不久，又再次要求住院且经常性失眠、焦虑、心烦，家属也变得高度紧张不安。

问题：1. 老年冠心病的概念与病因是什么？
2. 结合该案例阐述对老年冠心病患者的护理包括哪些内容？

一、概　述

1. **概念**　冠状动脉粥样硬化性心脏病（coronary atherosclerotic heart disease，CHD）简称冠心病，是指冠状动脉粥样硬化使血管腔狭窄或阻塞，和（或）冠状动脉功能性改变（痉挛）导致心肌缺血、缺氧或坏死而引起的临床综合征。

考点 冠心病的概念

2. **病因**　老年冠心病的病因是冠状动脉粥样硬化。动脉粥样硬化的病因尚未完全明了，目前认为动脉粥样硬化是多种因素作用于不同环节所引起的，这些因素称为易患因素或危险因素，包括高血压、血脂紊乱、血液黏稠度增高糖尿病及糖耐量异常、吸烟、年龄和其他危险因素。老年女性冠心病患病人群的增多还与雌激素水平下降有关。

二、护理评估

1. **健康史**　询问老年患者有无劳累、激动、饱餐、受寒等；有无烟酒嗜好；是否缺乏体育锻炼、缺乏社交活动等；有无高血压、糖尿病、高脂血症等病史。

2. **身心状况**　老年冠心病患者的临床特点表现为：病史长，病变多累及多支血管，常有陈旧性心肌梗死，且可伴有不同程度的心功能不全；可表现为慢性稳定型心绞痛，也可以急性冠脉综合征为首发症状，包括不稳定型心绞痛和急性心肌梗死（acute myocardial infarction，AMI）；常伴有高血压、糖尿病、阻塞性肺气肿等慢性疾病；多存在器官功能退行性病变，如心脏瓣膜退行性病变、心功能减退等。

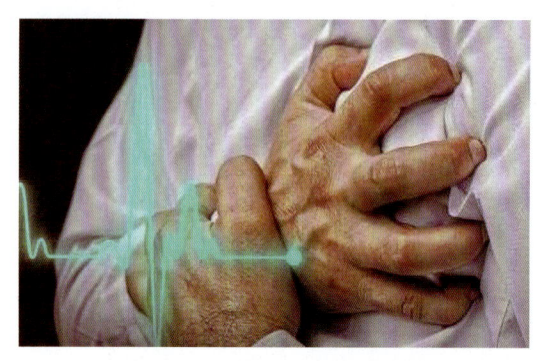

图 5-5　老年人心前区疼痛

（1）症状：老年心绞痛症状评估：疼痛诱因、部位、性质等多不典型，以不稳定型心绞痛居多。老年 AMI 胸痛表现可不典型，尤其是伴有糖尿病的高龄老年人可无胸痛；或表现为咽喉、牙齿、上肢、上腹、颈椎等部位的疼痛，以及心前区闷痛等（图 5-5）。

（2）体征：一般无异常体征；心绞痛发作时常伴有血压升高、面色苍白、表情紧张、皮肤湿冷、心率加快、心律不齐、心脏杂音等。

（3）并发症：老年 AMI 患者常伴有严重并发症，如心力衰竭、心源性休克及晕厥等，也可由于反复冠脉循环障碍，而出现脑部微小梗死病灶。

（4）心理 - 社会状况：老年冠心病患者易产生孤独、自卑心理，对家庭、社会的期望值较高，更易产生失落感，病情的反复发作，会使患者产生焦虑、恐惧和抑郁的心理反应。

考点　老年冠心病的身心状况评估

3. 辅助检查

（1）心电图检查：老年 AMI 患者的心电图可仅有 ST-T 改变，而无病理性 Q 波。

（2）血清心肌坏死标志物及心肌酶测定：AMI 时肌红蛋白出现最早，但特异性不高；肌钙蛋白 I（cTnI）及肌钙蛋白 T（cTnT）特异性高，但延迟出现。老年 AMI 患者肌酸激酶同工酶（CK-MB）、谷草转氨酶（GOT）及乳酸脱氢酶（LDH）峰值延迟出现，CK-MB 和 GOT 峰值持续时间长，CK-MB 峰值低。

三、治疗要点

1. 老年心绞痛治疗　治疗原则是改善心肌的供血和减轻心肌的耗氧，同时治疗动脉粥样硬化。治疗的目的是预防心肌梗死和猝死，改善预后；减轻症状和缺血发作。

2. 老年 AMI 治疗　对 ST 段抬高的急性心肌梗死的治疗强调早发现、早住院，加强住院前的就地处理。治疗原则是尽快恢复心肌的血流灌注，一般到达医院后 30 分钟内开始溶栓或 90 分钟内开始介入治疗，以挽救濒死的心肌，缩小心肌缺血范围，防止梗死扩大，保护和维持心脏功能，及时处理各种并发症。

四、主要护理诊断 / 问题

1. 疼痛　与心肌缺血、缺氧或坏死有关。
2. 活动无耐力　与心肌梗死心排血量减少引起全身氧供需失调有关。
3. 恐惧　与胸痛产生的濒死感、担心预后有关。
4. 知识缺乏　缺乏控制诱发因素及预防性用药的相关知识。
5. 潜在并发症：心律失常、心源性休克、心力衰竭。

五、护理措施

(一)老年心绞痛病人的护理

1. 一般护理　给予老年人合理饮食,指导病人选择低脂、低胆固醇,富含蛋白质、维生素C的食物,避免食用过多的动物性脂肪和高胆固醇食物,严禁暴饮暴食,戒烟酒。

2. 病情观察　严密观察胸痛的特点及伴随症状,监测生命体征、心电图的变化,注意有无急性心肌梗死的可能。

3. 用药护理　老年人心绞痛发作时,护理人员遵医嘱立即给予老年人舌下含服硝酸甘油或硝酸异山梨酯片,并记录服药后疼痛缓解的时间。心绞痛缓解后遵医嘱继续给药,包括硝酸酯制剂、β受体阻断药、钙通道阻滞药、阿司匹林等,并注意观察用药后的情况。

4. 对症护理　老年人心绞痛发作时要立即卧床休息,停止一切活动并吸氧;护理人员要稳定病人情绪,指导病人放松,缓解焦虑和恐惧。

(二)老年急性心肌梗死患者的护理

1. 一般护理

(1) 严格休息:病室保持安静、舒适,限制探视,保证患者充足的休息和睡眠时间,第1~3天绝对卧床休息,一切日常生活均由他人协助进行;病情稳定后可逐渐增加活动量,促进心脏侧支循环的建立和心功能的恢复;无并发症者发病后2~3天协助床上活动,以防止发生坠积性肺炎、便秘、深静脉血栓形成。

(2) 饮食护理:给予清淡,低钠、低脂、低胆固醇,富含维生素、纤维素,易消化的饮食,少量多餐为宜,每餐不宜过饱。

(3) 预防便秘:保持大便通畅,避免用力排便,清晨空腹饮水一杯,或起床前顺时针腹部按摩,同时做提肛运动10~20次。

2. 病情观察　安置患者于冠心病监护病房(CCU),连续监测心电图、血压、呼吸5~7天,及时发现各种心律失常,同时注意有无尿量、意识等改变(图5-6)。

3. 手术护理

(1) 溶栓治疗及护理:老年人溶栓治疗时最危险的并发症是脑出血,应密切观察有无头痛、意识改变及肢体活动障碍,注意血压及心率的变化,及时发现脑出血的征象。

(2) 急诊介入治疗护理:老年AMI患者介入治疗的并发症相对较多,应密切观察有无再发心前区疼痛和心电图变化,及时判断有无新的心肌缺血发生。

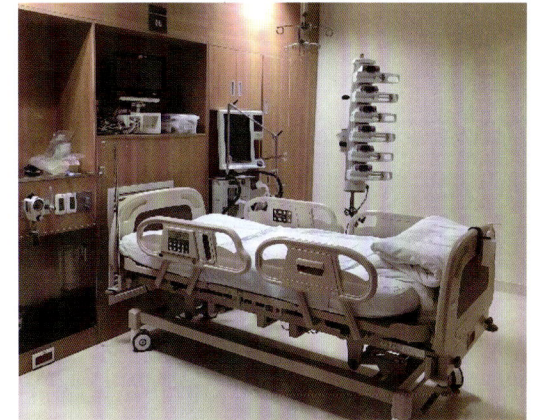

图5-6　心脏监护病房

4. 用药护理　血管紧张素转换酶抑制剂(ACEI)可有干咳、头晕、乏力、肾功能损害等副作用,故老年AMI患者应从小剂量开始应用,用药过程中要严密监测血压、血清钾浓度和肾功能。

5. 心理护理　急性期应关注老年患者的情绪，消除紧张、恐惧心理，耐心解答患者提出的问题，帮助其树立战胜疾病的信心。指导患者使用放松技术，分散注意力，必要时遵医嘱给予镇静剂。进行各项抢救操作时沉着、冷静、正确、熟练，给患者以安全感。

六、健康教育

1. 指导老年患者了解冠心病发作规律，去除各种诱因；有冠心病发作史的老年人应随身携带并学会使用保健药盒，内放硝酸甘油、亚硝酸异戊酯、硝苯地平、地西泮等药物。

2. 说明不良情绪对疾病的影响，强调健康饮食、戒烟限酒的重要性。

3. 指导老年患者生活规律，保证充足睡眠；保持乐观情绪，避免情绪激动；劳逸结合，适当运动，如进行散步、慢跑、游泳、打太极拳等有氧运动，有利于促进冠脉侧支循环的建立。

考点　老年冠心病的主要护理措施

第5节　老年糖尿病患者的护理

案例 5-4

张先生，66岁，身高178cm，体重53kg，13年前因多饮、多食、多尿诊断为糖尿病，长期接受胰岛素治疗与饮食控制，血糖基本上能控制。近两年张先生夜尿增多，血糖较高，对胰岛素剂量进行了调整，每日30U。近一周进餐不规则，今日上午张先生注射胰岛素1小时后突然感觉全身乏力、心悸、多汗，并出现昏迷，被送入医院就诊。
问题：1. 张先生可能出现了什么问题？
　　　2. 针对张先生的情况应采取什么样的护理措施？

一、概　述

1. 概念　糖尿病是由于遗传和环境因素相互作用，胰岛素绝对或相对分泌不足以及靶组织细胞对胰岛素敏感性降低，引起的蛋白质、脂肪、水和电解质等代谢紊乱的综合征，其中高血糖为主要标志。临床典型表现为多尿、多饮、多食、消瘦等表现，即"三多一少"症状。老年糖尿病是指患者年龄≥65周岁，包括65岁以前和65岁及以后诊断的糖尿病。

老年糖尿病以2型糖尿病为主，包含少数的1型糖尿病和其他类型糖尿病。

考点　老年糖尿病的概念

2. 病因　老年糖尿病的病因尚未完全明确，由遗传因素和环境因素共同参与，不同类型糖尿病的病因有所不同，但胰岛素抵抗和（或）胰岛素分泌功能缺陷是导致糖尿病发生和发展的两个最主要发病机制。

二、护理评估

1. 健康史　健康史包括了解患者的糖尿病家族史、病毒感染史、糖皮质激素服用史等，询问患者起病时间，了解患者的饮食习惯、运动与体力活动情况、吸烟、饮酒等生活方式，了解其他疾病史及用药史。

2. 身心状况

（1）症状：糖尿病常见的症状是"三多一少"，即多尿、多饮、多食及消瘦，部分患者也可以首先表现为乏力、皮肤或外阴瘙痒、视力变化等症状。多数老年糖尿病患者的临床症状不典型。

（2）体征：主要表现为各种并发症的体征。

（3）并发症

1）急性并发症：包括高血糖高渗状态（HHS）、糖尿病酮症酸中毒（DKA）、乳酸酸中毒及低血糖。老年糖尿病急性并发症症状不典型，易误诊或漏诊。部分老年糖尿病患者以HHS为首发症状，表现为高血糖症状、脱水症状以及神经系统症状，出现烦渴、多饮、淡漠、嗜睡，甚至出现幻觉、癫痫样发作、昏迷等表现。DKA多因停用胰岛素或出现感染、外伤等应激情况而诱发，表现为恶心、呕吐、食欲减退、腹痛等症状，常伴头痛、烦躁、嗜睡。老年糖尿病患者神经系统表现更突出，而胃肠道表现不明显。乳酸酸中毒常见于严重缺氧及肾功能不全的患者，起病较急，患者有深大呼吸、神志模糊、木僵、昏迷等症状。老年糖尿病患者低血糖常不表现为出汗、心慌、手抖等典型症状，而表现为头晕、视物模糊、意识障碍，夜间低血糖可表现为睡眠质量下降、噩梦等，无症状性低血糖发生风险更高。

2）慢性并发症：主要包括心脑血管病变、糖尿病肾脏病变、糖尿病相关眼病、糖尿病神经病变以及糖尿病足（图5-7）。老年糖尿病心脑血管病变，以动脉粥样硬化为主要病变，是导致老年糖尿病患者伤残和死亡的主要原因，老年糖尿病肾损害是多种危险因素共同作用的结果，可有肾病临床表现；糖尿病视网膜病变，随年龄增大而发

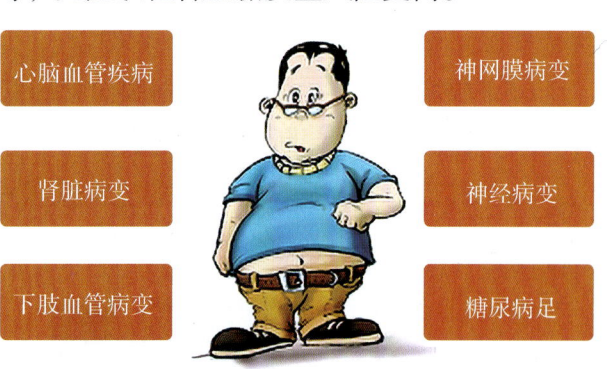

图5-7 糖尿病慢性并发症

生率增加，多与糖尿病肾病共同存在，可导致视力下降甚至失明；老年糖尿病神经病变，包括中枢神经系统病变、周围神经病变、自主神经病变等。

3）伴随症状：多为与年龄相关的老年综合征的症状，如跌倒和骨折风险增加、认知障碍、尿失禁、谵妄、昏厥、疼痛、睡眠障碍、便秘、营养不良、听力障碍等。

考点 老年糖尿病的临床特点

（4）心理-社会状况：老年糖尿病是一种身心疾病，患者由于长期接受糖尿病的治疗，容易发生情绪障碍，出现如抑郁、焦虑、强迫等心理问题，对治疗缺乏信心，不能有效地应对，治疗依从性较差；应详细评估患者对疾病知识的了解程度，患病后有无焦虑、恐惧等心理变化，家庭成员对本病的认识程度和态度，以及患者所在社区的医疗保健服务情况等。

3. 辅助检查

（1）实验室检查

1）血糖测定和口服葡萄糖耐量试验：是诊断糖尿病的主要依据，也是判断糖尿病病情和控制情况的主要指标。静脉或指尖血的血糖（空腹、餐后2小时、随机）反映即时血糖状态。

老年糖尿病诊断标准为：典型糖尿病症状加上随机静脉血浆葡萄糖≥11.1mmol/L，或加上空腹静脉血浆葡萄糖≥11.1mmol/L，或加上葡萄糖负荷后2小时静脉血浆葡萄糖≥11.1mmol/L。无糖尿病典型症状者，需改日复查确认。

2）糖化血红蛋白（HbA1c）：反映近2～3个月的血糖水平。

3）胰岛功能检查：包括空腹及糖负荷后胰岛素和（或）C肽水平，反映胰岛B细胞的分泌胰岛素的能力。

4）胰岛自身抗体：包括胰岛素自身抗体、胰岛细胞抗体、谷氨酸脱羧酶抗体等，可用于进行糖尿病分型的鉴别诊断。

5）尿常规：包括尿糖、尿酮体、尿蛋白等。

6）尿白蛋白/肌酐比值、尿白蛋白排泄率、24小时尿蛋白定量：用于评估是否存在糖尿病肾病。

（2）影像学检查：心脏超声、腹部超声、颈部和（或）下肢血管超声等，用于确定是否存在糖尿病相关并发症。

（3）踝动脉-肱动脉血压比值（ABI）：用于糖尿病患者外周血管疾病的诊断和预后分析。

（4）10g单尼龙丝触觉检查：检查足部触觉，评估糖尿病患者周围感觉神经功能，了解保护性感觉是否缺失（图5-8，图5-9）。

（5）眼底检查：了解患者视网膜血管病变情况，为早期诊断糖尿病视网膜病变、选择治疗方案、评价疗效和判断预后提供依据。

（6）其他检查：病情未控制的老年糖尿病患者，可有血脂异常；DKA时血酮体升高，出现尿酮，需要做相关检查，以及血钾、血钠、血氯、血尿素氮和肌酐等检查。

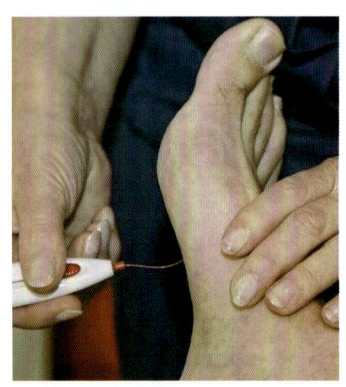

图5-8 10g单尼龙丝触觉检查

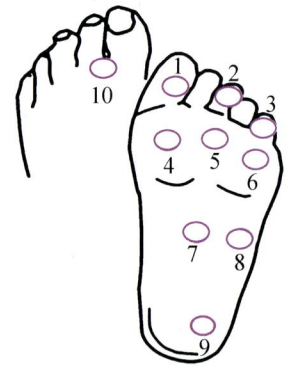

图5-9 10g单尼龙丝触觉检查位点

三、治疗要点

对于老年糖尿病患者，强调在安全的前提下有效治疗，要综合评估患者健康状况，制订个体化的控制目标和治疗策略，做好综合管理，遵循早预防、早诊断、早治疗、早达标的"四早"原则，防止及延缓各种并发症的发生，提高老年人的生活质量。糖尿病的综合治疗包括饮食治疗、运动治疗、药物治疗、糖尿病教育、自我监测。其中，药物治疗一般遵循以下原则：

1. 首选不易出现低血糖的口服降糖药物，如二甲双胍、α-糖苷酶抑制剂、二肽基肽酶-4（DPP-4）抑制剂等。对使用上述药物血糖难以控制达标，且患者自我管理能力较强，低血糖风险可控的患者，可酌情选用胰岛素促泌剂，包括磺脲类药物和餐时血糖调节剂，但应尽量避免使用降糖效果很强、作用时间很长、低血糖纠正困难，可能给患者带来严重不良后果的药物。

2. 肾功能不全的患者要慎用主要从肾脏排泄的药物；心力衰竭的患者要慎用加重心脏负荷的药物；骨质疏松的患者要慎用影响骨代谢的药物；严重缺氧状态下要慎用可能导致乳酸增高的药物等。

3. 对胰岛素的使用，要充分考虑到患者胰岛素治疗的获益、使用的便利性和可能出现的问题，以及患者的视力、双手精细配合操作的能力、出现低血糖时的自我应对能力等因素；尤其评估要老年糖尿病患者使用胰岛素注射的能力。

考点 老年糖尿病的药物治疗原则

链接

老年糖尿病常用药物

老年糖尿病常用药物有以下几种：①二甲双胍；②α-糖苷酶抑制剂，包括阿卡波糖、伏格列波糖及米格列醇；③胰岛素促泌剂，包括磺脲类和格列奈类药物；④噻唑烷二酮类药物，包括罗格列酮、吡格列酮；⑤二肽基肽酶-4（DPP-4）抑制剂，包括西格列汀、维格列汀、沙格列汀、利格列汀、阿格列汀等；⑥钠-葡萄糖协同转运蛋白-2（SGLT-2）抑制剂，包括达格列净、恩格列净等；⑦胰高血糖素样肽-1（GLP-1）受体激动剂，包括利拉鲁肽、利司那肽、艾塞那肽、度拉糖肽等；⑧胰岛素，包括速效、短效、中效、长效、超长效、预混胰岛素。

四、主要护理诊断/问题

1. 营养失调：低于机体需要量　与胰岛素分泌或作用缺陷有关。
2. 有感染的危险　与血糖增高、脂代谢紊乱、营养不良、微循环障碍等因素有关。
3. 焦虑　与疾病长期治疗，担心并发症有关。
4. 潜在并发症：酮症酸中毒、高渗高血糖综合征、低血糖、糖尿病足。
5. 知识缺乏：缺乏对老年糖尿病治疗和自我管理的认识。

考点 老年糖尿病的主要护理问题与相关因素

五、护 理 措 施

1. 饮食护理

（1）老年糖尿病患者的饮食原则：保证所需热量供给、合理调配饮食结构；适当定量限制糖类食物，其供能应占50%~60%，包括10%的蔬果类，多进食富含膳食纤维、升血糖指数低的食物，进餐模式推荐少吃多餐、慢吃、先汤菜后主食。

（2）饮食结构个体化：根据老年人个体情况选择适合的饮食结构，如合并高三酰甘油血症者，需控制脂肪类食物摄入；高尿酸血症者，需控制高嘌呤食物摄入，以保持良好的代谢指标、改善生活质量。蛋白质的摄入量要适合老年人个体差异大的需求,单纯老年糖尿病患者为 1.0～1.2g/(kg·d);患有急性或慢性疾病时可增加至 1.2～1.5g/(kg·d);有严重疾病或显著营养不良的患者可能需要 2.0g/(kg·d);合并慢性肾病(尚未透析)时,建议减为 0.8 g/(kg·d)(图 5-10)。

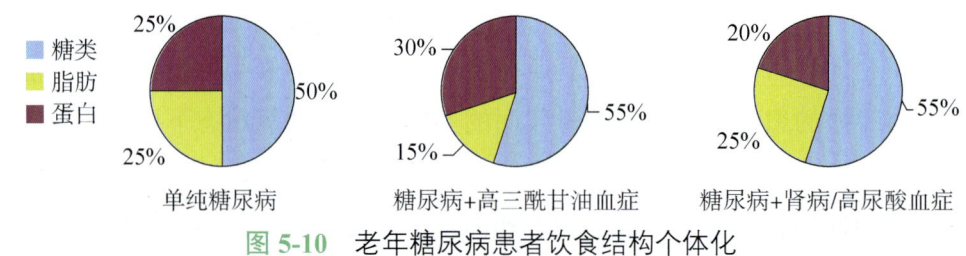

图 5-10 老年糖尿病患者饮食结构个体化

> **考点** 老年糖尿病的饮食护理

2. 运动指导

(1)总体运动原则:老年糖尿病患者多数合并糖尿病并发症,患者一般身体状况较差,不能按一般糖尿病患者计算运动量,应遵医嘱制订运动量及运动方式,避免做自己的"极限运动",选择科学的运动方式。

(2)循序渐进原则:老年人常伴有骨质疏松,易发生骨折;关节退行性变易造成损伤。开始运动时应量力而行,进行较轻度的运动,如散步、打太极拳等,循序渐进,逐渐增加运动量及运动时间;过度的运动反而使血糖升高,诱发急性并发症、心肌梗死、脑血管意外、眼底出血等急性的病情变化。

(3)运动风险防范:运动时不应空腹,如清晨运动,应吃早饭后再运动;一般选择在餐后(吃第一口饭算起)1 小时运动,避免发生低血糖,运动时携带含糖食物、急救卡,告知家属,一旦出现问题能得到及时救治;选择穿着宽大、吸汗的衣服及运动鞋,防止足部损伤;运动中若出现乏力、头昏、心慌、憋气、出虚汗及腿痛等不适,应立即停止运动,原地休息;若休息不能缓解,应及时到附近的医院就诊;运动后应仔细检查双脚,发现红肿、青紫、水疱、血疱、感染等,应及时请专业人员协助处理。

> **考点** 老年糖尿病患者的运动注意事项

3. 病情观察 病情观察包括定期检测血糖、血压、血脂、肝肾功能、眼底,测量身高、体重等,以正确判断病情,及时发现并发症。

4. 用药护理 老年糖尿病患者在使用口服降糖药时,注意观察低血糖;遵医嘱按规定时间服药,如果经常出现低血糖症状,应及时到医院就诊调整药物剂量;皮下注射胰岛素时要确保剂量的准确,可使用胰岛素注射笔注射,因注射笔调整剂量准确,并可通过听声音来调节剂量,对于视力下降的老年人更适用。

> **考点** 老年糖尿病的用药护理

5. 对症护理

(1)感染的护理:指导患者注意个人卫生,保持全身和局部清洁,加强口腔、皮肤和会阴部的清洁,做到勤换内衣。

（2）肢体麻木、疼痛的护理：注意保护足部，鞋袜不宜过紧，保持趾间干燥、清洁；经常检查双足有无外伤、鸡眼、水疱、趾甲异常等，并及时请专业人员处理。剪趾甲时注意剪平，不要修剪过短；应戒烟，进行适当的体育锻炼。

（3）眼部病变的护理：出现视物模糊，应减少活动，保持大便通畅，以免用力排便；视力下降时，加强日常生活的协助和安全护理，避免跌倒、烫伤等意外的发生。

（4）糖尿病酮症酸中毒、高渗性昏迷的护理：快速建立静脉通路，纠正水、电解质紊乱及酸碱平衡失调，纠正酮症症状。昏迷者给予昏迷相关护理措施；按医嘱准确足量使用胰岛素，严密监测血糖和电解质的变化，根据血糖的变化及时调整胰岛素的用量；进行心电监护严密监测生命体征、尿量、尿糖、尿酮体的情况，观察患者瞳孔、神志及排泄物性状等，准确记录24小时出入量等。

（5）低血糖的预防及处理

1）老年人由于机体反应能力低下容易发生不易察觉的低血糖，心慌、出冷汗、寒战、饥饿感等低血糖表现不明显；老年人如果出现精神萎靡、头晕、嗜睡、行为异常等应及时检测血糖，发现低血糖时，应立即口服糖块2～4块或喝糖水100ml（图5-11），或进食饼干等含糖类的食物，严重时应立即到医院就诊，静脉推注或静脉滴注葡萄糖。

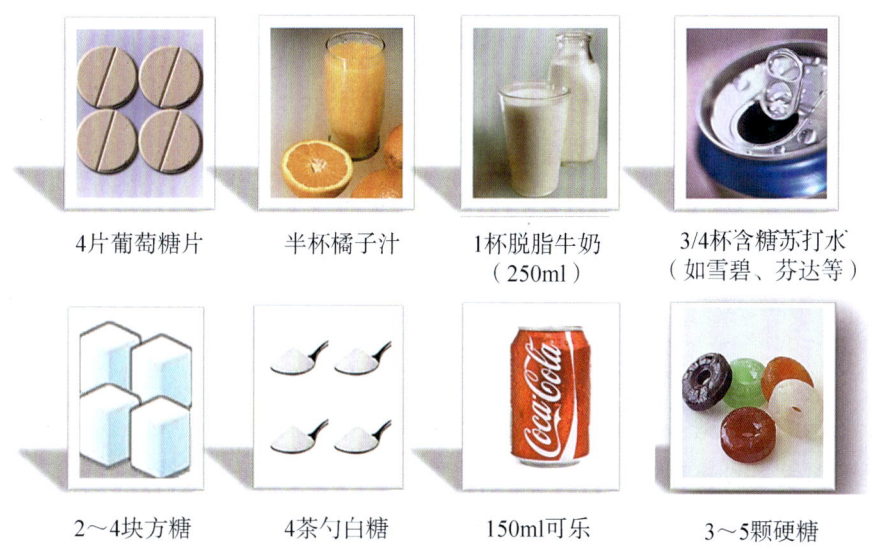

图 5-11　快速升糖的低血糖救治食物（均含 15g 葡萄糖）

注：发生低血糖时可任选其中一种服用

2）低血糖容易导致心、脑血管疾病的突发事件，如心绞痛、心肌梗死、脑卒中等，如不及时处理会危及生命。因此，老年糖尿病患者平时预防低血糖的发生尤为重要，应用口服降糖药及胰岛素治疗时，要保证每日所需糖类的摄入，避免空腹运动；外出时应携带救助卡和糖块，救助卡上面记录姓名，说明自己有糖尿病，注明家庭住址、联系人电话、就诊医院，出现异常情况时可能是低血糖，请旁人协助自己进食糖块或协助就医。

3）老年糖尿病患者血糖不宜控制得过低，空腹血糖控制在不超过 7.8mmol/L 范围内，餐后 2 小时血糖控制在不超过 11.1mmol/L 范围内。

6. 心理护理　心理护理包括重视老年糖尿病患者的情绪反应，向患者说明积极的生活态度对疾病康复的重要性，并给患者以健康教育和疾病自我管理指导；鼓励患者讲出自己的感受，耐心听取其提出的问题，帮助患者解除疾病管理的困扰，使患者保持乐观情绪。

六、健康教育

1. 疾病知识指导　指导应采取多种方法，如一对一讲解、小组教育、大课堂、发放宣传资料等，让老年糖尿病患者和家属了解糖尿病的病因、临床表现、诊断与治疗方法，提高患者对治疗的依从性。教导患者外出时随身携带识别卡，以便发生紧急情况时能得到及时救治。

2. 病情监测指导　护理人员应指导老年糖尿病患者每3～6个月复查HbA1c；血脂异常者每1～2个月监测1次，如无异常每6～12个月监测1次；体重每1～3个月测1次；每年全面体检1～2次，以尽早防治慢性并发症的发生；指导患者学习和掌握监测血糖、血压、体质指数的方法，了解糖尿病的控制目标。

3. 用药与自我护理指导　护理人员应告知患者口服降糖药及胰岛素的名称、剂量、给药时间和方法，教会其观察药物疗效和不良反应。使用胰岛素者，应教会患者或家属掌握正确的注射方法，开始治疗后还需进行随访；指导患者掌握饮食、运动治疗具体措施及调整的原则和方法，生活应有规律，戒烟酒，注意个人卫生；指导患者及家属掌握糖尿病常见急性并发症的主要临床表现、观察方法及处理措施；掌握糖尿病足的预防和护理知识；指导患者正确处理疾病所致的生活压力，树立战胜疾病的信心。

第6节　老年前列腺增生患者的护理

> **案例 5-5**
>
> 吕先生，75岁，退休干部。自2年前出现夜间排尿次数增多，排尿困难，排尿迟缓断续，尿后滴沥不净。近两个月出现不能排尿，多次留置导尿管，遂到医院就诊，入院诊断为前列腺增生。
>
> 问题：1. 吕先生目前存在的护理问题有哪些？
> 　　　2. 针对吕先生的护理问题应采取哪些护理措施？

一、概　　述

1. 概念　良性前列腺增生简称前列腺增生（benign prostate hyperplasia，BPH），是以排尿困难为主要特征的老年男性常见病。由于前列腺增大，堵塞尿道，加上膀胱逼尿肌功能下降等，出现下尿路梗阻、排尿困难、膀胱残余尿、充溢性尿失禁、上行性肾积水、继发感染和结石等（图5-12）。

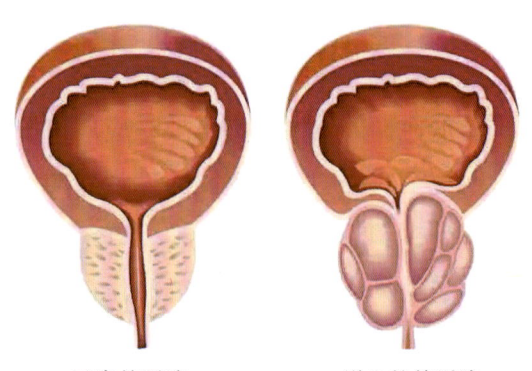

图5-12　前列腺增生示意图

2. 发病情况　男性自35岁以后前列腺可有不

同程度的增生，50岁以后出现临床症状；其发病率随年龄的增长而增高，60岁以上发病率超过50%，80岁时可达90%。

3. 病因　病因尚不完全清楚，目前公认与老龄和性激素平衡、生活方式等有关。

（1）性激素平衡失调：是引起前列腺增生的重要原因，随着年龄的增加，前列腺泡内双氢睾酮含量增加，不断刺激前列腺腺体，导致其增生。

（2）不良饮食习惯：长期饮酒、饮咖啡、喝浓茶，喜食辛辣等刺激性食物及高脂肪、高胆固醇食物，可引起前列腺充血、增生。

（3）性生活过度：可导致前列腺组织长期处于充血状态，到40岁以后前列腺逐渐增生。

（4）慢性炎症：尿道炎、睾丸炎等形成的有害物质和病菌长期刺激前列腺可引起增生。

（5）其他因素：劳累、情绪改变、便秘、局部受凉、久坐及活动减少等，可诱发或加重前列腺增生。

二、护理评估

1. 健康史　健康史包括询问老年人有无排尿异常，反复发作尿路感染、结石、肾功能不全等；询问是否患有泌尿系统其他疾病，以及有无合并其他慢性疾病等；询问有无便秘、饮酒、寒冷、劳累、憋尿等引起的急性尿潴留病史。

2. 身心状况

（1）症状

1）尿频：是患者最初出现的症状，早期由前列腺充血刺激所致，夜间尤甚；梗阻加重时，膀胱残余尿量增多，尿频亦加重。

2）进行性排尿困难：是前列腺增生最重要的症状，轻度梗阻时，排尿迟缓断续，尿后滴沥不尽；梗阻加重后排尿费力，尿程延长，射程缩短，尿线细而无力，终成滴沥状，有排尿不尽感。

（2）体征：①尿潴留，当梗阻加重达一定程度时出现排尿不尽，膀胱残余尿越多梗阻程度越重，当过多残余尿超过膀胱代偿能力时使膀胱失去收缩能力，逐渐发生尿潴留；②膀胱过度充盈而使少量尿液从尿道口溢出，发生充溢性尿失禁；③夜间熟睡时，骨盆底肌松弛，常发生遗尿。

（3）并发症：①合并尿路感染时，可有尿频、尿急、尿痛等膀胱炎症状；②有结石时症状更重，可伴血尿，前列腺增生可因局部充血而发生无痛性血尿；③晚期可出现肾积水和肾功能不全的体征；④长期排尿困难导致腹压增高，可发生腹股沟疝，偶可掩盖前列腺增生症状，造成误诊。

（4）心理-社会状况：长期排尿困难，反复出现尿潴留，给老年人带来精神负担，并且影响其睡眠、休息和社交活动；注意评估老年人有无紧张、焦虑情绪，以及家庭对老年人的关心程度。

3. 辅助检查

（1）直肠指诊：简便而重要的诊断方法，可触到增大的前列腺，表面光滑、质韧、中央

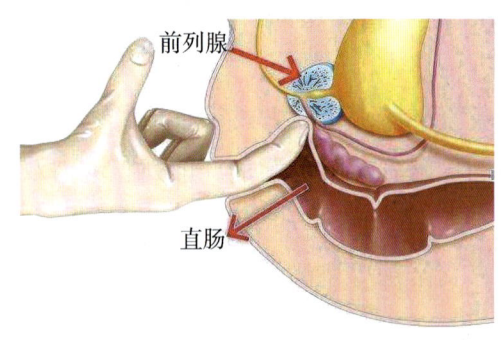

图 5-13　直肠指诊示意图

沟变浅或消失（图 5-13）。

（2）超声检查：测量前列腺体积，检查内部结构，是否突入膀胱，并估计残余尿量。

（3）尿流率测定：初步判断梗阻程度，若最大尿流率＜15ml/s，说明排尿不畅；若最大尿流率＜10ml/s 则梗阻严重，必须治疗；评估最大尿流率时，排尿量必超过 150ml 才有意义。

（4）血清 PSA 测定：帮助诊断、排除前列腺癌。

（5）膀胱镜检查：直接看到前列腺增大的程度和部位，有助于确诊。

三、治疗要点

1. **药物治疗**　适用于梗阻较轻或难以耐受手术治疗的患者，应用 α 受体阻滞剂、激素或采用射频和微波治疗，减轻症状。

2. **手术治疗**　适用于药物治疗无效或膀胱残余尿量超过 60ml，最大尿流率＜10ml/s，频发急性尿潴留者或并发膀胱结石、肿瘤、肾功能不全者。梗阻严重的前列腺增生患者，考虑手术治疗；有尿路感染和心、肺、肝、肾功能不全时，宜先行留置导尿或膀胱造瘘术，保证持续引流通畅，注意无菌操作和消毒，进行膀胱冲洗，待全身情况改善后再行手术。手术方式有：

（1）耻骨上经膀胱前列腺切除术最为常用，可同时处理膀胱结石或肿瘤等膀胱内其他疾病。

（2）耻骨后前列腺切除术，适用于较大的前列腺增生，止血较为满意。

（3）经尿道前列腺电切术（TURP）：不需手术切口，创伤小，术后恢复快，适用于高龄体弱者。

（4）经会阴前列腺切除术，无腹部伤口疼痛，术后呼吸道并发症较少。

四、主要护理诊断/问题

1. **排尿困难**　与前列腺增生引起尿路梗阻有关。
2. **睡眠型态紊乱**　与夜尿、尿路梗阻、遗尿和感觉自尊受损有关。
3. **有感染的危险**　与尿潴留、疾病慢性消耗、免疫力低下有关。
4. **焦虑**　与长期排尿困难，反复出现尿潴留有关。

五、护理措施

1. **一般护理**

（1）饮水：指导老年患者不要在短时间内大量快速饮水，因饮水过量会使膀胱急剧扩张而导致膀胱紧张度的丧失；避免喝酒或有利尿作用的饮料，以免增加膀胱胀满不适，引起尿潴留。

（2）排尿：训练老年患者排尿功能，当有尿意时应马上排尿，不要憋尿。

（3）环境：老年人动作缓慢，视力较差，在环境上应考虑患者的舒适与安全，病床尽量靠近洗手间，或是在床旁放尿壶；夜间病房内需有壁灯，防止患者跌倒摔伤。

2. 用药护理　护理人员应协助用药，如α受体阻滞剂、激素、降胆固醇药物等，改善排尿功能，注意用法、疗效和不良反应的观察。

3. 术前护理要点

（1）配合完成心、肺、肝、肾功能检查，了解全身状况。

（2）尿潴留、尿路感染、肾功能不良者，术前留置尿管，以引流尿液、控制感染、改善肾功能。

（3）嘱患者吃粗纤维易消化食物，防止便秘；忌饮酒及辛辣食物，鼓励多饮水，勤排尿。

（4）向患者做好手术宣教，尤其术后注意事项，消除患者紧张的心理。

4. 术后护理

（1）体位要求：平卧2天，之后改为半卧位，利于体位引流，减轻腹胀。

（2）病情观察：观察生命体征、排尿情况、伤口情况，并做好记录。

（3）膀胱冲洗：遵医嘱定时冲洗膀胱，冲洗量和速度根据尿色深浅而定，维持管路冲洗顺畅，正确记录冲洗量和排出量。

5. 病情观察

（1）观察感染征象：严密观察皮肤、尿道口及肺部有无感染征象，如发热、乏力、精神萎靡；皮肤溃疡、压力性损伤；尿道口发红、出现脓性分泌物；咽痛、胸闷、咳嗽、咳痰、呼吸困难等。

（2）预防感染发生：注意导尿等无菌操作；保暖，保持病房空气清新、流通，定时消毒；补充营养，增强抵抗力；保持皮肤、衣物清洁、干燥；给予口腔、尿道、肛周护理，热水坐浴，减少前列腺充血，必要时应用抗生素治疗。

6. 心理护理　心理护理包括鼓励老年患者说出对患病的感受，给予心理安慰；鼓励说出影响睡眠的因素，给予关怀与沟通；向患者和家属讲解疾病知识及预后，缓解焦虑和心理压力，配合治疗护理。

六、健 康 教 育

1. 活动与睡眠　适当活动，不可久坐不动；保证睡眠充足，不可劳累；注意保暖，预防感冒和上呼吸道感染等。

2. 禁酒　饮酒可使前列腺及膀胱颈充血水肿而诱发尿潴留。

3. 饮食与排便　少食辛辣，避免器官充血、痔疮、便秘症状加重，压迫前列腺，加重排尿困难；保持大便通畅，预防便秘。

4. 不可憋尿　憋尿会造成膀胱过度充盈，使膀胱逼尿肌张力减弱，排尿困难，容易诱发急性尿潴留，因此，要做到有尿就排。

5. 适量饮水　饮水过少不但会引起脱水，也不利于排尿对尿路的冲洗作用，还容易导致尿液浓缩而形成结石。夜间适当减少饮水，以免睡眠中膀胱过度充盈，白天应多饮水。

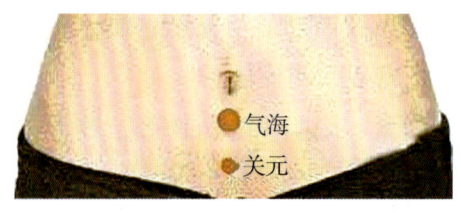

图 5-14　按摩下腹穴位

6. 慎用药物　慎用影响排尿的药物如阿托品、颠茄片及抗心律失常的药物如奎尼丁等。

7. 按摩下腹　点压脐下气海、关元等穴位，有利于膀胱功能恢复；小便后稍加压力按摩下腹，可促进膀胱排空，减少残余尿液（图 5-14）。

8. 治疗指导　应及时、彻底治疗前列腺炎、膀胱炎与尿道结石症等；定期检查前列腺情况，如直肠指诊，B 超检查等。

考点　老年人前列腺增生的健康指导

第 7 节　老年尿路感染患者的护理

案例 5-6

钱奶奶，76 岁，三天前出现尿频、尿急、尿痛、下腹痛，体温 38.3℃；尿沉渣检测：白细胞 > 25 个 /HP；血常规检查：白细胞升高，中性粒细胞升高。

问题：1. 钱奶奶目前存在的护理问题是什么？
　　　2. 针对钱奶奶的护理问题应采取的护理措施有哪些？

一、概　　述

1. 概念　老年尿路感染，简称老年尿感，是指病原体侵犯尿路黏膜或组织引起的老年尿路炎症。

2. 病因　老年尿路感染的主要致病菌是大肠埃希菌和变形杆菌，其次为铜绿假单胞菌和克雷伯杆菌、产碱杆菌等其他革兰氏阴性菌。近年来革兰氏阳性球菌（如葡萄球菌、肠球菌等）导致的老年人尿路感染也较常见。

二、护理评估

1. 健康史　健康史包括了解患者有无泌尿系统相关疾病、生活习惯、主要症状特点。

2. 身心状况

（1）症状

1）膀胱炎表现：膀胱炎占老年人尿路感染的 60%，主要表现为尿频、尿急、尿痛、膀胱区不适感，常伴有白细胞尿，偶可有血尿，甚至肉眼血尿。全身感染症状一般由老年人全身性疾病引起，而非膀胱炎引起。

2）急性肾盂肾炎表现：老年人起病急骤，突发寒战、高热，全身不适，头痛，乏力，食欲减退，有时恶心、呕吐，如果有上呼吸道炎症，则症状颇似感冒。患者常有尿频、尿急、尿痛、膀胱区压痛等膀胱刺激征（图 5-15）。大部分患者有腰痛或肾区不适。

（2）体征

1）临床表现不典型：大部分老年人表现为肾外的非特异症状与体征，如发热、下腹不适、腰骶部酸痛、食欲减退等。体格检查有上输尿管点或肋腰点压痛,肾区叩痛。

2)老年人的白细胞尿或菌尿与尿路感染的临床表现不平行:部分尿路感染患者可无白细胞尿,另一部分患者可因前列腺病变或生殖道黏膜病变出现白细胞尿,而并无尿路感染存在,故尿沉渣镜检仅可作为辅助诊断手段。

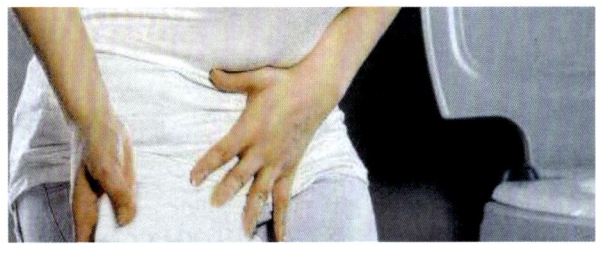

图 5-15　膀胱刺激征

(3)并发症:老年尿路感染的复发率及再感染率较高,可诱发慢性肾衰竭。

(4)心理-社会状况:由于老年人尿路感染起病急,发热,疼痛,常引起烦躁、紧张及焦虑;病史采集涉及外阴及性生活等方面的询问时,患者有害羞感和精神负担;反复发作者,易产生焦虑和消极情绪。

3. 辅助检查

(1)血常规、尿常规、尿细菌学培养,必要时影像学检查判断有无梗阻等。

(2)中段尿培养:细菌培养时应留取清晨新鲜中段尿液,及时送检。标本采集应在使用抗生素之前或停药5天后,留取尿液时严格无菌操作,以确保培养结果的准确性。培养结果阳性时,应做药敏试验以指导抗生素的选用。

三、治 疗 要 点

老年人尿路感染的治疗主要是控制感染、去除诱因、合理使用抗生素。

四、主要护理诊断/问题

1. 舒适度减弱　与尿路炎症刺激有关。
2. 焦虑　与反复发作尿路感染有关。
3. 体温过高　与细菌感染、体温调节中心失调有关。

五、护 理 措 施

1. 一般护理

(1)休息与环境:应卧床休息,保持病房环境安静舒适,空气清新流通,避免劳累,减少刺激和过多打扰。

(2)饮食及饮水:指导进食营养丰富、半流质、易消化、无刺激的食物,能产生足够的热能并富含维生素;鼓励患者多饮水以增加尿量,每天饮水2500ml以上,冲洗膀胱和尿道,促进细菌和炎症渗出物的排出。

(3)日常生活护理:保持皮肤、口腔、会阴部、肛周清洁;勤换内衣,保持床单、被套清洁和平整;女性更应注意外阴部卫生及避免憋尿;避免不必要的器械检查和损伤。

考点　老年人尿路感染患者多饮水的目的

2. 对症护理

(1)减轻疼痛:对肾区明显疼痛的患者,嘱其尽量不要弯腰、站立或坐直,以减少对肾被膜的牵拉力，利于减轻疼痛；指导患者对疼痛部位进行局部按摩与热敷。让患者阅读、听轻音乐等分散注意力，减轻疼痛。

（2）高热患者可给予物理或药物降温措施，注意皮肤出汗后及时擦干，更换衣服、床单。观察体温变化和病情改变。

3. 用药护理　尽早使用抗菌药物，根据培养结果选择敏感药，如头孢菌素、氨苄西林、头孢派酮钠等；让患者了解药物的作用、用法、疗程的长短。治疗期间和停药后注意复查尿常规和尿细菌培养；还可通过碱化尿液来缓解刺激和增强以上抗生素的疗效，如口服碳酸氢钠每日三次每次1.0g。

4. 心理护理　心理护理包括鼓励患者说出内心感受，并给予关心和安慰；解释疾病的病因与诱因，指导患者放松，勿过于紧张，告诉患者急性尿路感染大部分预后较好；耐心解释各种检查的意义和方法，协助患者做好清洁中段尿培养标本的采集和送检。

六、健康教育

1. 告诉患者注意预防尿路感染的反复发作，以免形成复杂性尿路感染，积极去除易感因素。
2. 加强个人清洁卫生教育和指导，尤其应保持会阴部和肛周皮肤的清洁。
3. 鼓励患者多饮水，勤排尿。
4. 避免过劳，坚持体育运动，补充营养，增强机体抗病力。
5. 避免尿道损伤，如局部有炎症，应积极治疗。
6. 严格按医嘱服用抗生素，预防反复感染。

将爱置于心

"病人无医，将陷于无望；病人无护，将陷于无助。"这是我国首位南丁格尔奖获得者王琇瑛的话，曾激励着一个又一个护理人员勤奋工作。她六、七十岁时还代表中华护理学会应邀赴27个省、市、自治区、部队参加学术会议，做了60余次报告宣传护理工作的重要性、科学性和社会性，听讲者有各地区、各医院的领导和广大的护理工作者及护校学生共四万余人次，唤起广大护理人员对工作的热爱，并使一些对护理工作认识不足的人提高了认识。她对护理工作的诠释正是她一生履行的誓言。

第8节　帕金森病患者的护理

案例 5-7

秦先生，65岁，一年前出现右手静止性震颤、写字过小症、轻度右肩疼痛和步态缓慢。查体显示典型的静止性震颤和右侧半身运动迟缓，诊断为帕金森病。

问题：1. 分析该患者目前存在的护理问题以及相应护理措施。
　　　2. 如何对患者进行运动指导？

一、概　　述

1. 概念　帕金森病（Parkinson disease，PD）又称震颤麻痹，是中老年常见的一种进展性的中枢神经系统变性疾病。主要是中脑黑质和纹状体变性引起神经递质间平衡受到破坏，即多巴胺减少，肾上腺素和去甲肾上腺素减少，引发乙酰胆碱作用增强而产生的一系列临床症状；以静止性震颤、运动迟缓、肌肉强直和姿势步态异常为主要表现（图 5-16）。

2. 病因　具体病因不清，可能与遗传因素、环境因素、神经系统老化、氧化应激等有关。约10%的患者有家族史；长期接触某些工业或农业毒物，导致多巴胺神经元变性死亡，可诱发典型的帕金森综合征。平均发病年龄为60岁左右，男性多于女性。

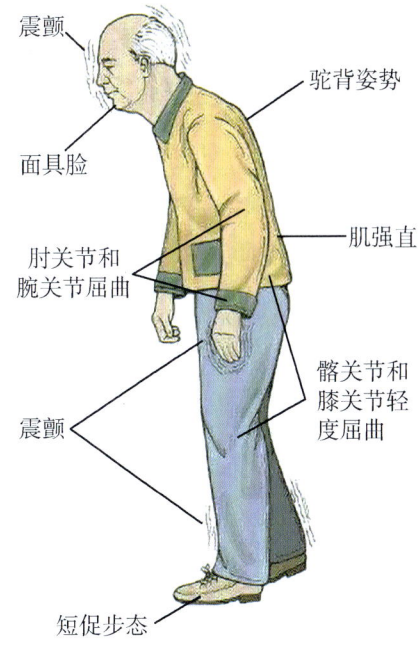

图 5-16　帕金森病主要表现示意图

二、护理评估

1. 健康史　健康史包括询问起病的时间，发病情况、病程；评估生活和职业环境、相关家族史；了解有无动脉粥样硬化、脑炎、外伤史，以及药物使用情况。

2. 身心状况

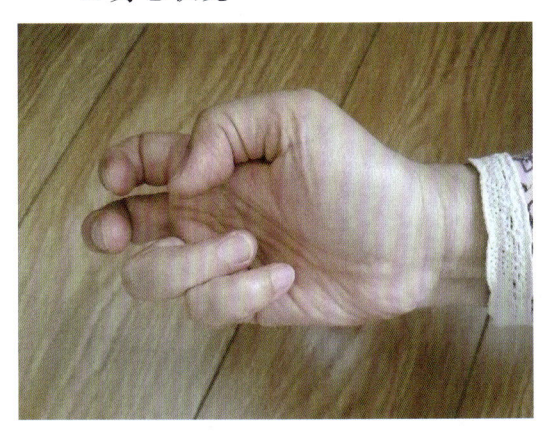

图 5-17　"搓丸样"震颤

（1）症状：本病起病缓慢，呈进行性发展，首发症状多为一侧肢体的震颤和活动不灵活，逐渐累及对侧肢体，影响生活质量。比较典型的症状是静止性震颤，多始于一侧上肢远端，逐渐累及同侧下肢或对侧肢体，静止时出现或明显，随意运动时减轻或停止，精神紧张时加剧，入睡后消失。上肢震颤重于下肢，手部静止性震颤在行走时加重，其典型表现是"搓丸样"震颤（图 5-17）。

考点　帕金森病的典型症状

（2）体征

1）肌强直：多从一侧肢体近端开始，逐渐累及远端和对侧甚至全身。主要特点为主动肌和拮抗肌张力增加，被动运动时呈"铅管样强直"，以及合并震颤时呈"齿轮样强直"。

2）肌肉运动减少：面部肌肉运动减少、双眼凝视、表情呆板，呈面具脸；不能做系鞋带、扣纽扣等精细动作；写字越写越小，称"写字过小症"。

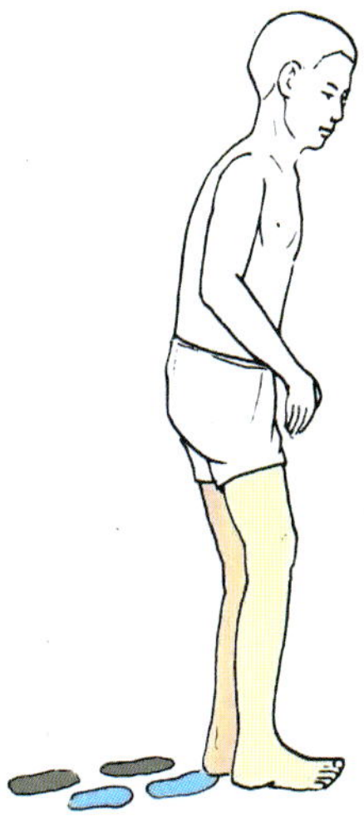

3）步态异常：疾病早期，走路时患侧上肢摆臂幅度减小，下肢拖拽；

图 5-18　慌张步态

随着病情发展，运动变换困难，出现数秒停顿，称"凝固现象"；行走起步困难，起步后身体前倾，步伐小且快，称"慌张步态"（图5-18）；到了晚期，坐下不能站起，卧床翻身困难，日常活动受限，生活不能自理。

（3）并发症：帕金森病患者在中晚期很容易出现并发症，如肺部感染、营养不良、压力性损伤或骨折，这些并发症的出现会加重原有疾病、加速患者疾病的进展，甚至会导致患者死亡，其中最常见的是肺部感染。

（4）心理-社会状况：患者多有焦虑，恐惧，运动改变可影响社交活动。老年帕金森病患者由于躯体症状的影响可出现不同程度的紧张、焦虑、抑郁等心理反应，尤其是治疗不当或效果不佳时，会使患者丧失信心，产生恐惧心理。

3. 辅助检查　血、脑脊液检查，头颅CT、磁共振（MRI）检查无异常，脑脊液及尿液中多巴胺及其代谢产物高香草酸含量减低，但缺乏特异性。

三、治疗要点

帕金森病的治疗主张多进行主动运动，晚期也应做被动运动；临床仍以药物治疗为主，可用复方左旋多巴、多巴胺受体激动剂等，症状轻微者可用抗胆碱剂等；手术治疗、康复治疗、心理治疗为辅。

四、主要护理诊断/问题

1. 躯体移动障碍　与震颤、肌强直、步行障碍有关。
2. 应对无效　与丧失活动能力和自理能力有关。
3. 长期低自尊　与生活依赖他人有关。

五、护理措施

1. 一般护理

（1）日常生活护理：对中晚期生活不能完全自理的患病老年人，主动了解其需求，鼓励和指导老人做力所能及之事，必要时协助其洗漱、穿脱衣物、进食、沐浴、如厕等。卧床者防止压力性损伤发生。

（2）饮食护理：予以高热量、高维生素、低脂、适量优质蛋白质饮食，摄入过多蛋白质可能会降低左旋多巴的疗效，对咀嚼有困难者，要选择适宜食物和进食方式。

（3）运动指导：鼓励患者尽量多做锻炼，保持身体和关节的活动强度与最大活动范围，防止关节强直；对于有功能障碍的老年患者，协助其进行相应的功能锻炼，但要注意锻炼强度适宜。

2. 病情观察　观察震颤、肌强直、运动减少、吞咽困难等情况；观察有无压疮发生；监测体重。

3. 用药护理

（1）抗胆碱药：应慎用，闭角型青光眼及前列腺增生患者则禁用。

（2）单胺氧化酶B（MAO-B）抑制剂：胃溃疡者慎用；禁与5-羟色胺再摄取抑制剂合用，否则易引起失眠，应建议早上或中午服用。

（3）复方左旋多巴：从小剂量开始，缓慢增加剂量，直至获得较满意疗效，但总用量不宜过大，可在餐中或餐后1小时服药，以减轻消化道不良反应；活动性消化性溃疡者慎用；因此药可致幻觉、妄想，故精神病患者禁用；避免与维生素B_6同服，以免降低药效，增加不良反应。

（4）多巴胺受体激动剂：不良反应主要有胃肠道症状、嗜睡、幻觉等；宜从小剂量开始，逐渐增加剂量至可有效维持疗效；避免与维生素B_6、利血平、氯丙嗪、氯氮草同服，以免引起直立性低血压或者降低疗效。

> **考点** 左旋多巴的用药护理

4. **心理护理** 心理护理包括观察患者的心理反应，鼓励患者并注意倾听他们的心理感受，护理人员和家属要共同配合，做好支持宣传，让患者了解病情，主动配合治疗和护理；生活上避免不良刺激，尽量满足患者需求；鼓励患者自我护理，增加其独立性及自信心；帮助患者保持良好的情绪，以利于疾病康复。

六、健康教育

1. **康复训练** 贯穿在疾病的整个治疗过程中。护理人员指导患者坚持主动运动和功能锻炼；多做皱眉、鼓腮、露齿和吹哨等动作；照护人员加强对患者日常生活动作训练，进食、洗漱、穿脱衣服尽量自理；病情较重者指导其进行姿势及步态训练；卧床者指导其做被动肢体活动和肌肉、关节按摩。

2. **安全指导** 若患者动作缓慢、笨拙，用餐时要防止呛咳或烫伤；要注意移开环境中的障碍物，路面及厕所要防滑；患者走路时持拐杖助行，外出活动或沐浴时应有人陪护防止跌倒及受伤；嘱患者避免登高、避免使用危险器具，防止意外受伤。

3. **定期复查** 定期门诊复查，了解病情变化及用药情况，及时调整用药剂量及用药方案。

第9节 老年脑梗死患者的护理

案例 5-8

唐爷爷，74岁，吸烟20年，肥胖，既往有原发性高血压史，在睡眠中出现剧烈头痛、呕吐，测血压200/155mmHg，意识清楚，出现典型的"三偏"症状：对侧偏瘫、偏身感觉障碍、同向偏盲。

问题： 1. 分析该患者目前存在的护理问题及相应护理措施。

2. 对患者及家属应进行哪些健康指导？

一、概 述

1. **概念** 脑梗死（cerebral infarction）又称缺血性脑卒中，是指各种原因所致局部脑组织血液灌注障碍而发生的脑组织变性坏死，从而发生相应神经功能障碍的一类综合

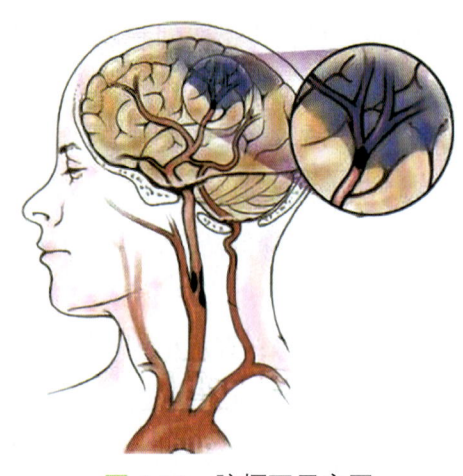

图 5-19 脑梗死示意图

征（图 5-19）。

脑梗死的发生率随着年龄的增大而增加，是老年人致死致残的主要疾病之一。主要包括脑血栓形成和脑栓塞两大类。

2. 病因　动脉粥样硬化是脑血栓形成与脑栓塞的共同病因。高血压、糖尿病、高脂血症、吸烟、冠心病及精神状态异常等导致或加重动脉粥样硬化的因素，都与老年脑梗死的发生有关，由于脑血栓形成与脑栓塞的机制不同，其病因也有所区别。

（1）脑血栓形成：动脉炎、血管痉挛、血液成分和血流动力学改变可促进血栓形成。

（2）脑栓塞：造成老年脑栓塞的栓子最多见于心源性，即心脏附壁血栓脱落，有心房颤动的患者需要警惕该问题；其次为非心源性，老年人最常见的是主动脉弓及其发出的大血管的动脉粥样硬化斑块脱落或肺静脉血栓栓塞；另有脂肪栓子、气体栓子等。

> **考点**　脑梗死的病因

二、护理评估

1. 健康史　健康史包括评估老年人高血压、糖尿病、高脂血症、吸烟、冠心病及精神状态异常等疾病史；了解其生活方式、饮食习惯、烟酒嗜好等；评估老年人起病情况，以及有无前驱症状或伴发症状等。

2. 身心状况　老年人脑梗死的临床特点表现为以下几方面：

（1）症状：脑血栓形成的表现，分急性期和恢复期。约 25% 的老年人发病前有短暂性脑缺血（TIA）发作史，多在睡眠或安静状态下起病，发病时一般神志清楚，局灶性神经系统损伤的表现多在数小时或 2～3 天内达高峰，且因不同动脉阻塞表现各异，其中大脑中动脉闭塞最为常见，可出现典型的"三偏"症状：对侧偏瘫、偏身感觉障碍、同向偏盲；若主动脉干急性闭塞，可发生脑水肿和意识障碍；若病变在优势半球常伴失语。

（2）体征：脑栓塞表现。老年脑栓塞发作急骤，多在活动中发病，无前驱症状，意识障碍和癫痫的发生率高，且神经系统的体征不典型。部分患者有多处脑外栓塞证据，如肺栓塞、肾栓塞或下肢动脉栓塞等。部分患者发生无症状性脑梗死，多在 65 岁以上的人群中，无症状性脑梗死的发生率可达 28%。

（3）并发症：老年脑梗死患者由于多病并存，心、肺、肾功能较差，常易出现各种并发症，如肺部感染、心力衰竭、肾衰竭、应激性溃疡等，使病情进一步加重。

> **考点**　老年人脑梗死的临床特点

（4）心理 - 社会状况：老年脑梗死因病情危重，不但会造成患者及家属的恐惧和忧虑，而且因功能障碍会加重患者的悲观、无助感。另外，脑梗死较高的致残率对家庭成员的照顾能力也提出了更高的要求。

3.辅助检查

（1）头颅CT：可显示梗死的部位、大小及数量等，梗死区为低密度影。

（2）磁共振（MRI）：可比CT可更早发现梗死灶，尤其对脑干及小脑梗死的诊断率高。

（3）数字减影血管造影（DSA）：可显示动脉闭塞或狭窄的部位和程度，还可显示颅内动脉瘤和血管畸形。因其具有无创性，尤其适合老年人脑梗死的辅助检查。

（4）经颅血管多普勒（TCD）：可测定颅底动脉闭塞或狭窄的部位和程度，对血管狭窄引起的TIA诊断有帮助。

（5）单光子发射CT（SPECT）：是放射性核素与CT相结合的一种新技术，可更早发现脑梗死、定量检测脑血流量和反映脑组织的病理生理变化。

三、治疗要点

1.脑血栓的治疗以挽救生命、降低病残率、预防复发为目的，重点是溶栓和保护脑细胞。其次是进行运动康复。

（1）早期溶栓：是指发病后4、5或6小时内采用溶栓治疗使血管再通，恢复梗死区的血流灌注。常用药物有重组组织型纤溶酶原激活剂（rt-PA）、尿激酶和链激酶等。其主要并发症有脑出血和蛛网膜下腔出血。

（2）防治脑水肿：脑梗死时，多数患者有不同程度的脑水肿，可发生于脑梗死后的几个小时内，一般3~7天达高峰，可持续1~2周或更长时间。脑梗死面积越大，脑水肿越严重。

（3）调整血压：发病48小时内不要盲目降低血压，只有血压超过220/120mmHg时才能使用降压药。

（4）抗凝治疗：常用肝素、低分子肝素、华法林等药物。

（5）抗血小板聚集：常用阿司匹林、噻氯匹定等药物。

2.脑栓塞治疗包括脑部病变和原发病的治疗两方面。

（1）脑部病变的治疗：与脑血栓形成基本相同，但禁忌溶栓治疗，因溶栓容易导致出血，应根据栓子性质分别进行处理。

（2）治疗原发病：是预防栓子形成，防止脑栓塞的重要环节。

四、主要护理诊断/问题

1.躯体移动障碍　与偏瘫或肌张力增高有关。

2.言语沟通障碍　与意识障碍或病变累及语言中枢有关。

3.有受伤的危险　与癫痫发作、偏瘫、平衡能力降低有关。

4.恐惧　与担忧今后的生活能否自理有关。

5.潜在并发症：肺炎、泌尿系统感染、消化道出血、压力性损伤、失用综合征。

五、护理措施

1.一般护理

（1）卧位与环境：患者取平卧位，鼻饲者半卧位，昏迷者尽量减少搬动；同时，为其提供安静舒适的环境，这样既有利于老人的身心健康，又便于护理人员与老人之间的有效沟通。

（2）氧疗：间歇给氧，呼吸不畅者及早采用气管插管或气管切开术。

（3）监护：急性脑梗死者应进入脑卒中单元重点监护，密切观察意识、瞳孔、生命体征、肌力、肌张力的变化，加强血气、心电图、血压的监测，防止低氧血症、心律失常及高血压的发生。

> **链接**
>
> **脑卒中单元**
>
> 脑卒中单元（stroke unit）是由多学科医务人员参与，将脑卒中的急救、治疗和康复等结合为一体的管理模式。脑卒中单元的建立，使患者发病后能够得到及时、规范的诊断、治疗、护理和康复，可有效降低死亡率和致残率，提高生活质量，缩短住院时间，减少经济和社会负担。具体包括：①急性脑卒中单元：紧急收入治疗数天，一般不超过1周；②急性与康复混合性脑卒中单元：紧急收入，根据病情需要康复数周或数月；③康复脑卒中单元：延迟1～2周收入，根据病情需要康复数周或数月；④脑卒中小组：在各类病房为脑卒中患者提供医疗服务。其中混合性和康复性脑卒中单元已被证实能有效降低脑卒中死亡率和致残率。

2. 预防并发症　为预防坠积性肺炎、泌尿系统感染、失用综合征等并发症的发生，护理人员应指导老年患者在急性期生命体征平稳时就进行被动运动，鼓励早期下床活动，日常生活活动尽量自己动手，必要时予以协助；尤其要做好个人卫生；尽量避免导尿以免发生尿路感染。

3. 用药护理　老年脑梗死的治疗主要包括溶栓、抗凝、抗血小板聚集、降颅内压。

（1）溶栓剂：在起病3～6小时使用可使脑组织获得再灌注，常用药物为尿激酶、重组型组织纤溶酶原激活剂，该类药物最严重的副作用是颅内出血，在使用期间应严密观察生命体征、瞳孔、意识状态的变化；同时，注意有无其他部位出血倾向。

（2）抗凝剂：可减少TIA发作和防止血栓形成，常用药物为肝素和华法林。用药期间严密监测凝血时间和凝血酶原时间；肝素皮下注射拔针时应延长按压时间，以免出血。

（3）抗血小板聚集药：在急性期使用可降低死亡率和复发率，注意不能在溶栓或抗凝治疗期间使用，常用药物为阿司匹林、氯吡格雷；除观察有无出血倾向外，长期使用阿司匹林可引起胃肠道溃疡，因此消化性溃疡患者应慎用。

（4）降颅内压药：大面积梗死可出现脑水肿和颅内压增高，需要应用脱水剂降颅压，常用药物有甘露醇、呋塞米、血清白蛋白；使用过程中应记录24小时出入量；严密监测心、肾功能；使用甘露醇降颅压时，应选择较粗血管，以保证药物的快速输入。

4. 心理护理　心理护理包括同情并理解老人的感受，鼓励老人表达内心的情感，指导并帮助老人正确处理面临的困难，对任何一点进步都要予以肯定，通过自己对问题的解决提高老人的自我价值感，增强老人战胜疾病的信心。教会家属照顾老人的方法和技巧，引导家属为老人提供宽松和适于交流的氛围。

六、健康教育

1. 疾病知识指导　向患者及其家属讲解脑梗死的病因、表现、就诊时机及治疗和预后的关系；解释药物的使用方法及副作用。心房颤动是老年脑栓塞的常见病因，故对该类老人可长期预防性使用抗凝剂或抗血小板聚集药。

2. 生活指导　包括饮食、穿衣、如厕。

（1）饮食：应适当限制脂肪、糖及盐的摄入，少喝咖啡，每餐进食七八分饱；为保证营养摄入充分，对吞咽困难者可进半流食，且速度应缓慢，进食后保持坐位30～60分钟，防止食物反流；因意识不清不能进食时，可通过静脉或鼻导管供给营养；为防止食物误入气管引起窒息，进食前要注意休息，避免因疲劳而增加误吸的危险；进餐时告知老人不要讲话；用杯子饮水时杯中水不能过少，防止杯底抬高，增加误吸危险。

（2）穿衣：指导患者穿宽松、柔软、棉质、穿脱方便的衣服，穿衣时先穿患侧后穿健侧，脱衣时顺序相反；不宜穿系带的鞋子。

（3）如厕：训练患者养成定时排便的习惯，如活动障碍，可利用便器在床上排便；可自行如厕者，要有人陪护，以便帮助患者穿脱裤子和观察病情。

3. 康复训练　包括语言、运动及协调能力的训练。

（1）语言：可根据患者喜好选择合适的图片或读物，从发音开始，按照字、词、句、段的顺序训练患者说话，训练时护理人员应仔细倾听，善于猜测询问，为患者提供述说熟悉的人或事的机会；同时要对家属做必要指导，为患者创造良好的语言环境。

（2）运动：运动功能的训练一定要循序渐进，对肢体瘫痪患者，在康复早期即开始做关节的被动运动，运动幅度由小到大，运动部位由大关节到小关节，以后应尽早协助患者下床活动，先借助平行木练习站立、转身，后逐渐借助拐杖或助行器练习行走（图5-20）。

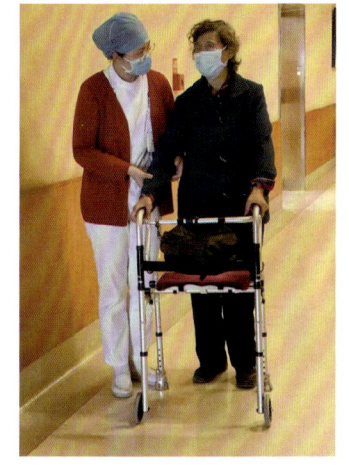

图5-20　助行器练习行走

（3）协调：协调能力训练主要是训练肢体活动的协调性，先集中训练近端肌肉的控制力，后训练远端肌肉的控制力，训练时要注意保证患者的安全。

第10节　老年骨质疏松症患者的护理

案例 5-9

黄奶奶，73岁，10年前无明显诱因出现全身关节疼痛，以腰背和膝关节疼痛为主，休息后缓解，长期补钙治疗。4年前开始有驼背，腰酸背痛的症状逐渐加重，因长期站立后腰背疼痛难忍入院就诊，腰椎X线检查提示腰椎退行性变、骨质疏松、腰1～3压缩性骨折，骨密度检查提示左侧股骨颈部T值为-3.8。

问题：1. 黄奶奶可能出现了什么问题？

2. 针对黄奶奶的情况应采取什么样的护理措施？

一、概 述

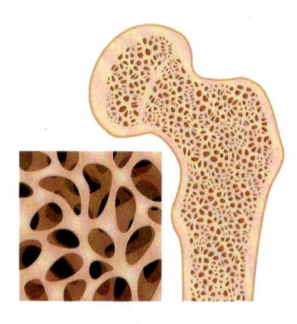
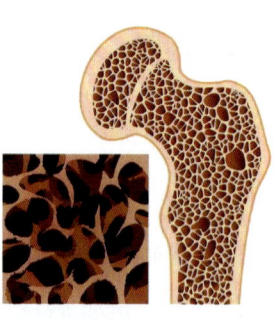

图 5-21 正常骨质与骨质疏松示意图

1. 概念 骨质疏松症（osteoporosis，OP）是一种以骨量减少，骨组织微细结构破坏，导致骨骼的强度降低和骨折危险性增加为特征的全身代谢性疾病（图 5-21）。骨质疏松症可发生于不同性别和任何年龄，但多见于绝经后妇女和老年男性。

骨质疏松症的分类：可分为原发性和继发性两类，前者又包含绝经后骨质疏松症（Ⅰ型）和老年骨质疏松症（Ⅱ型）、特发性骨质疏松症（青少年型）三种。绝经后骨质疏松症一般指发生在妇女绝经后 5～10 年内的骨质疏松。老年骨质疏松症一般指老年人 70 岁后发生的骨质疏松。特发性骨质疏松症主要发生在 8～12 岁的青少年，病因未明。继发性骨质疏松症指由任何影响骨代谢的疾病和药物导致的骨质疏松。

骨质疏松的后果：骨质疏松的严重后果为发生骨质疏松性骨折（脆性骨折），即在受到轻微创伤时或日常活动中即可发生骨折，常见部位为脊柱、髋部、前臂远端。老年骨质疏松症的患者极易发生骨折，骨质疏松是引起老年人卧床率和伤残率增高的主要因素。

2. 病因 老年骨质疏松症的病因还未完全清楚，但认为与下列因素有关：

（1）遗传因素：不同种族和不同母系家族史人群，峰值骨量不同。黄种人、白种人比黑种人峰值骨量低；母系家族史峰值骨量较低者发生骨折危险性比正常者会高 3～4 倍。

（2）生化因素：性激素在骨质生成和维持骨量方面起着重要的作用。睾酮在骨内转化为二氢睾酮，对成骨细胞有增殖作用；雌激素能抑制甲状旁腺素活性，减缓骨质的丢失；老年人性功能减退，性激素水平下降，导致骨形成减少，吸收增加，骨量下降。

（3）生活因素：钙是骨矿物质中最主要的成分，维生素 D 可促进骨细胞的活性作用，磷、蛋白质及微量元素可维持钙、磷比例，有利于钙的吸收。老年人由于牙齿脱落及消化功能降低，易致各种维生素及微量元素摄入不足，使骨的形成减少。此外，随着年龄增长，老年人户外活动减少，有效骨循环缺乏刺激，成骨细胞活性降低，破骨细胞活性升高，骨质脱钙加速，导致失用性骨质疏松的发生。

（4）疾病因素：如果老年人有影响骨代谢的疾病或存在长期服用影响骨代谢的药物（如糖皮质激素、巴比妥、肝素、免疫抑制剂等）的情况，也会增加骨质疏松的发病率。

二、护理评估

1. 健康史 健康史包括了解女性患者的绝经时间，了解患者母系家族中有无骨质疏松症家族史、患者的生活方式、饮食习惯、其他疾病史及用药史。

2. 身心状况 疼痛、脊柱变形、发生脆性骨折是骨质疏松症最典型的临床表现，但该病起病和病程进展缓慢，早期多无明显表现，一般骨折后经 X 线或骨密度检查时才发现。

（1）症状：疼痛是骨质疏松症最常见、最主要的症状。其中，腰背痛最常见，其次为髋部、肩部、大腿等的疼痛。轻者乏力、四肢麻木、腰背酸痛不适，重者骨痛，负荷增加或活动时疼痛加重。

（2）体征：主要为脊柱变形，可见身长缩短、畸形，多在剧烈的腰背部疼痛后出现。胸椎压缩性骨折引起身高变矮、脊柱后凸（驼背）并出现胸廓畸形，严重时可影响心肺功能，出现胸闷、气短、呼吸困难等症状。腰椎压缩性骨折可改变腹部解剖结构，出现便秘、腹痛、腹胀、食欲减低和过早饱胀感等症状。

（3）并发症：易发生脆性骨折等并发症，即低能量或非暴力引起的骨折，多发生在承受压力最大的部位，如脊柱胸腰段、髋部、股骨颈和桡尺骨远端等，一般见于扭转身体、持物、开窗等室内日常活动中，一旦发生，再发风险很高。

考点 老年骨质疏松症的典型临床表现

（4）心理-社会状况：骨质疏松症造成的形体改变会进一步加重老年人的心理负担，挫伤老年人的自尊心，阻碍老年人走进公共场合参加户外活动和社交活动。

3. 辅助检查

（1）X线检查：是最简单易行的检查方法，但只能定性，不能定量，且不够灵敏。单纯X线检查对诊断早期骨质疏松症意义不大，一般在骨量丢失30%以上时才能在X线片上显示出骨质疏松。

（2）骨密度检查：是确定诊断的重要客观依据。我国骨质疏松症诊断标准为骨密度值低于正常值2.5 SD（标准差），同时，结合病史、性别、年龄及生化检查综合判断。常用方法有单光子骨密度吸收（SPA）测定法、双能X线吸收（DXA）测定法、定量CT（QCT）检查、定量超声测量（QUS）。

考点 老年骨质疏松症的确诊方法

（3）实验室检查：骨代谢生化指标包括骨形成指标、骨吸收指标，以及血、尿骨矿成分，这些指标能反映骨代谢及骨更新状态，可帮助鉴别诊断。主要检查有骨钙素、尿羟赖氨酸糖苷（HOLC）、血清镁及尿镁。

三、治疗要点

原发性骨质疏松症要早发现、早诊断、早治疗，特别要重视骨质疏松性骨折的预防和治疗，有效降低再次骨折的风险，再以补充钙剂及使用钙调节剂进行药物治疗为主。

1. 一般治疗　高蛋白、高能量、高纤维素、高维生素饮食，注意补充维生素D，戒烟忌酒，少喝咖啡；坚持户外活动和适当运动，积极预防跌倒。

2. 药物治疗　遵循的原则：①有低骨量或有轻微损伤致骨折史者给予补钙治疗；②低骨量的绝经后骨质疏松女性，及在无禁忌情况下，首选激素替代治疗；③有骨折史的绝经骨质疏松女性，首选阿仑磷酸钠，其次为其他二磷酸盐制剂、维生素D；④性腺功能低下的男性骨质疏松症患者，应给予雄激素替代治疗；⑤长期室内活动的老年人，应补充维生素D。

继发性骨质疏松症先进行病因治疗。

考点 老年骨质疏松症的药物治疗原则

> **链接**
>
> **老年骨质疏松症常用药物**
>
> 1. 作用于骨矿化的药物　钙和维生素D（基本药物）。
> 2. 抑制骨吸收的药物　雌激素、降钙素、二膦酸盐、选择性雌激素受体调节剂、异丙氧黄酮。
> 3. 促进骨形成的药物　PTH、氟化物、雄激素、生长激素。
> 4. 其他　锶盐和中药制剂等。

四、主要护理诊断/问题

1. 疼痛　与骨质疏松症、骨折及肌肉疲劳、痉挛有关。
2. 躯体移动障碍　与骨痛、骨折引起的活动受限有关。
3. 情境性低自尊　与椎体骨折引起的身长缩短或畸形有关。
4. 潜在并发症：骨折。

五、护理措施

1. 一般护理

（1）生活护理：建议老年患者睡硬板床，取仰卧位或侧卧位；鼓励患者多进行户外活动，多晒太阳；指导患者开展适宜的训练，对因疼痛而活动受限者，每天进行关节的活动训练，同时进行肌肉的等长等张收缩训练，以保持肌肉张力；对因骨折而固定或牵引者，每小时做几分钟上下甩动臂膀、扭动足趾、足背屈和趾屈等动作。

考点　老年骨质疏松症的休息方式

（2）饮食护理：进食含钙、蛋白质丰富的食物，如牛奶、虾皮、芝麻、豆制品等；进食富含维生素D的食物，如禽、蛋、肝、鱼肝油等；进食富含镁、钾的食物，尽量多摄入蔬菜和水果；若已发生了骨质疏松症，则每日应从食物中摄取的钙不少于1000～2000mg。

考点　老年骨质疏松症的饮食护理

2. 病情观察

（1）骨、关节疼痛情况：注意观察骨、关节疼痛的部位、性质、持续时间及是否有放射痛，了解疼痛与活动的关系，疼痛加重的诱因及缓解的方法等。

（2）关节活动情况：观察关节活动受限的程度、与运动和体位的关系、对日常生活的影响、是否使用助步器等。

3. 对症护理　疼痛不严重的老年人，可通过卧床休息、洗热水浴、按摩、擦背等方式放松肌肉，或通过音乐疗法、暗示疏导等方法转移注意力，从而缓解疼痛；疼痛严重的老年人，遵医嘱使用止痛剂、肌肉松弛剂等药物来缓解疼痛；骨折的老年人应通过制动、牵引或手术来缓解疼痛。

4. 用药护理　注意事项：①用钙剂时注意增加饮水量，减少泌尿系统结石形成的机会，应空腹服用；同时服用维生素D时，不可和绿叶蔬菜一起服用，以免减少钙的吸收。②二膦酸盐能抑制破骨细胞生成和骨吸收，应空腹服用，同时饮清水200～300ml，至少半小时内不能进食或喝饮料，也不能平卧，应采取立位或坐位，以减轻对食管的刺激。用药期间补充钙剂。③服用性激素应与钙剂、维生素D同时使用，反复阴道出血者应减少用量，甚至停药。

> **考点** 老年骨质疏松症的用药护理

5. **并发症预防** 尽量避免弯腰、负重等行为，为老年人提供安全的生活环境或装束，防止跌倒和损伤。对已发生骨折者，每2小时翻身一次，保护和按摩受压部位；指导其进行呼吸和咳嗽训练，做被动和主动的关节活动训练；定期检查，防止并发症的发生。

6. **心理护理** 心理护理包括鼓励老年人表达内心感受，找到焦虑原因；指导老年人穿宽松的上衣掩盖形体的改变，穿具有修饰作用的衣服，改变视觉效果；强调老年人在资历、学识或人格方面的优势，帮助其增强自信心，并逐渐适应形象的改变。

六、健康教育

1. **疾病知识指导** 为老年人提供保健有关的书籍、图片和影像资料，宣讲骨质疏松发生的原因、表现、辅助检查结果及治疗方法。

2. **活动指导** 鼓励老年人坚持体力活动和锻炼，重点在于提高耐受力和平衡能力；体力活动以中度为宜，不需要太多有氧运动，最好是在社区内参加集体锻炼；避免任何形式的肢体制动，特别注意跌倒的预防。

3. **饮食指导** 指导老年人多摄入含钙及维生素D丰富的食物。

4. **用药指导** 指导老年人服用可咀嚼的片状钙剂，应选择在饭前1小时及睡前服用，钙剂应与维生素D制剂同时服用；教会老年人观察各种药物的不良反应，明确各种药物的使用方法及疗程。

5. **心理疏导** 鼓励老年人自我调节，适应自我形象的改变。

第11节 老年退行性骨关节病患者的护理

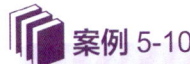

案例 5-10

李奶奶，69岁，体型肥胖，退休10余年，近年来，双膝关节疼痛，常出现在早晨起床时或白天关节长时间保持一定体位后，日常活动困难。入院检查后诊断为：老年退行性骨关节病。

问题：1. 请问李奶奶现在主要存在什么护理问题？
2. 请问对李奶奶应进行怎样的健康指导？

一、概述

1. **概念** 老年退行性骨关节病（degenerative osteoarthritis）又称骨性关节炎、增生性关节炎等，是一种因关节软骨退行性病变和继发性骨质增生，引起关节软骨完整性破坏，以及关节边缘软骨下骨板病变，继而导致出现关节症状和体征的一组慢性退行性关节疾病。

发病情况：好发于髋、膝、脊椎等部位的负重关节，以及肩、指间等关节（图5-22）；发病率与年龄增长呈正相关，女性多于男性；可产生关节疼痛、活动受限和关节畸形等症状，是老

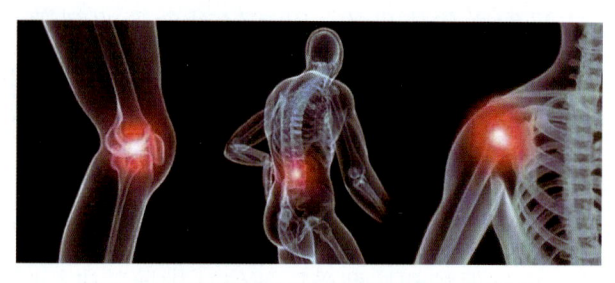

图 5-22　老年退行性骨关节病好发部位

年人致残的主要原因之一。

2.病因　根据病因不同,老年退行性骨关节病分为原发性和继发性两种。原发性发病与一般易感因素、机械与外伤因素有关。前者包括年龄、肥胖、遗传因素、免疫因素等,后者包括长期不良姿势导致的关节形态异常、长期从事反复使用关节的相关职业引起关节劳损等。继发性常见于关节先天性畸形、关节创伤、关节面后天性不平衡等疾病。老年退行性骨关节病绝大部分为原发性。

二、护理评估

1.健康史

(1)健康状况:了解老年患者有无超重及肥胖史、家族遗传史,是否存在长期不良姿势,是否从事反复使用关节的职业或进行剧烈的文体活动,是否存在关节先天性畸形、关节创伤、关节面后天性不平衡等疾病。

(2)关节问题:了解患者有无关节不适、疼痛及关节活动障碍;了解关节疼痛的原因、诱因、性质、持续时间、与环境的关系,以及本次发病后的治疗情况。

2.身心状况

(1)症状:关节疼痛是本病最典型的症状。早期为轻到中度的关节间断性隐痛、酸痛、局部压痛,过度劳动、天气变化可加重,中晚期可发展为持续性钝痛、刺痛乃至夜间痛。其中,膝关节病变在上下楼梯时疼痛明显,久坐或下蹲后突然起身可导致关节剧痛;髋关节病变疼痛常自腹股沟传导至膝关节前内侧臀部及股骨大转子处,也可向大腿后外侧放射。

(2)体征

1)关节僵硬:早期表现轻微,仅在久坐或早晨起床后关节有僵硬感,活动后可恢复,持续时间不超过 30 分钟,但晚期关节永久不能活动。

2)关节内卡压现象:关节内有小的游离骨片时,可引起关节内卡压现象,表现为关节疼痛、活动时有响声和不能屈伸。膝关节内卡压易使老年人摔倒。

3)关节肿胀、畸形:膝关节多见,可有局部肿胀,严重时出现肌肉萎缩、关节畸形。手关节可因指间关节背面内、外侧骨样肿大结节引起畸形;部分患者可有手指屈曲或侧偏畸形,第一腕掌关节可因骨质增生出现"方形手"。

4)功能受限:各关节活动受限,活动关节时有不同的响声或摩擦音。颈椎骨性关节炎脊髓受压时,可引起肢体无力和麻痹;椎动脉受压时,可出现眩晕、耳鸣,甚至复视、构音障碍或吞咽障碍,严重者定位能力丧失或突然跌倒;腰椎骨性关节炎至腰椎管狭窄时,可出现下肢间歇性跛行,严重者大小便失禁。

(3)并发症:骨膜炎、关节损伤、关节畸形、肌肉萎缩。

考点　老年退行性骨关节病的典型临床表现

(4)心理-社会状况:疼痛使老年人不愿意过多走动,社会交往减少;功能障碍使老年人的无用感加重,产生自卑心理;疾病的迁延不愈使老年人对治疗失去信心,产生消极、悲观的情绪。

3. 辅助检查

(1)影像学检查

1) X线检查:早期无明显变化,晚期可见非对称性关节间隙变窄,软骨下骨硬化和(或)囊性变,关节边缘增生和骨赘形成,或伴有不同程度的关节积液,部分关节内可见游离体或关节变形。

2) 高频超声检查:超声对软组织的检查比X线检查更有优势,可以显示骨关节炎病变的软骨表面粗糙、磨损,软骨变薄,软骨厚度改变,以及软骨透声变化等,可以辅助诊断关节软骨病变。

3) CT检查:可发现关节细微结构改变,主要用于脊柱骨关节炎的诊断,效果明显优于X线检查。

4) MRI检查:能发现早期的软骨病变,也能观察到半月板、韧带等关节结构的异常。

(2)实验室检查:包括血常规、血生化、C反应蛋白、血细胞沉降率检查。关节液检查可见白细胞计数升高,以淋巴细胞升高为主。

三、治疗要点

老年退行性骨关节病治疗原则为缓解疼痛、矫正畸形、改善或恢复关节功能、改善生活质量。治疗方法为非药物与药物治疗相结合,必要时手术治疗。治疗应个体化,结合老年人自身情况,如年龄、性别、体重、自身危险因素、病变部位及程度等选择合适的治疗方案。

1. 非药物治疗　急性发作时让病变关节充分休息。物理疗法包括冷热敷、按摩、超声波疗法,非急性期局部可行运动治疗等。

2. 药物治疗

(1)非甾体抗炎药:可镇痛,建议使用副作用小,并且对软骨代谢和蛋白聚合糖合成具有促进作用的药物,如双氯芬酸、舒林酸;尽量避免使用阿司匹林、吲哚美辛等副作用大且对关节软骨有损害作用的药物。

(2)氨基葡萄糖:可减轻疼痛并修复损伤的软骨,常用药物有硫酸氨基葡萄糖(维骨力)、氨糖美辛片、氨基葡萄糖硫酸盐单体(傲骨力)等。

(3)抗风湿药:对保护残存软骨有一定作用,于关节内注射。

3. 手术治疗　对症状严重、关节畸形明显的晚期老年退行性骨关节病患者,可行人工关节置换术;此外,还有关节融合术、截骨术、关节清理术、游离体摘除术等。

四、主要护理诊断/问题

1. 疼痛　与关节退行性变引起的关节软骨破坏及骨板病变有关。
2. 躯体移动障碍　与关节疼痛、畸形或脊髓压迫所引起的关节或肢体活动困难有关。

3. 无能为力感　与躯体活动受限及自我贬低的心理压力有关。

4. 有跌倒的危险　与关节破坏所致的功能受限有关。

五、护理措施

1. 一般护理　护理人员应根据老年人情况制订休息与活动计划，急性发作期宜限制关节活动，以不负重活动为主；症状缓解期可适当运动，如游泳、做操、打太极拳等，可有效预防和减轻病变关节的功能障碍，肥胖老年人更应坚持运动锻炼；注意调节饮食，尽量减少高脂、高糖食品的摄入，从而达到控制体重的目的，减轻关节的负重。

2. 病情观察　护理人员应多询问老年人主观感受，密切观察并记录相应体征；卧床或营养不良患者注意观察皮肤状况并加强护理；观察药物及物理治疗是否到位，以促进老年患者康复自理。

3. 疼痛护理　对患髋关节骨关节炎的老年人，减轻关节的负重和适当的休息是缓解疼痛的重要措施，可利用手杖、拐、助行器站立或行走。疼痛严重者，可采用卧床牵引术限制关节活动。膝关节炎的老年人除适当休息外，可通过上下楼梯扶扶手、坐位站起时手支撑扶手的方法减轻关节软骨承受的压力；膝关节积液严重时，应卧床休息。另外，局部理疗与按摩综合使用，对任何部位的骨关节炎都有一定的镇痛作用。

4. 用药护理

（1）非甾体抗炎药：应在炎症发作期使用，症状缓解后停用，能用按摩、理疗等方法缓解疼痛者，最好不要服用。用药时应与食物同服，忌食用刺激性食物或饮料，并应联合使用抗酸药和保护胃黏膜的药物。

（2）氨基葡萄糖：硫酸氨基葡萄糖最好于进餐时服用，氨糖美辛片最好于饭后立即服或临睡前服用。

（3）抗风湿药：用药期间应加强临床观察，监测X线片和关节积液。

考点　老年退行性骨关节病的用药护理

5. 手术护理　髋关节置换术后患肢需皮牵引，应保持有效牵引，同时，要保证老年人在牵引状态下的舒适和功能；膝关节置换术后患肢用石膏托固定，应做好相应的护理。

6. 心理护理　心理护理包括了解老年人患退行性骨关节病的心理状况，通过耐心讲解和真诚沟通，使老年人坦然接受新的身体状况，积极面对老年生活；为老年人安排有利于社交的环境，增加其与外界环境互动的机会；协助老年人使用健全的应对技巧，鼓励其学会自我控制不良情绪的方法。

六、健康教育

1. 知识指导　用通俗易懂的语言向患者介绍本病的病因、骨关节炎表现、药物及手术治疗的注意事项。

2. 保护关节指导　指导老年人正确的关节活动姿势，动作幅度不宜过大，不加重关节的负担和劳损，尽量应用大关节而少用小关节；可以使用手把、手杖、助行器，以减轻受累关节的负重,如用屈膝、屈髋、下蹲代替弯腰和弓背;用双脚移动带动身体转动、代替突然扭转腰部;选用有靠背和扶手的高脚椅就座,且膝髋关节呈直角;注意变换关节的活动,防止关节粘连和功能活动障碍。

(1)髋关节锻炼:早期进行踝部和足部的活动(图5-23);老年人尽可能做股四头肌的收缩;除去牵引或外固定后,先在床上进行髋关节的活动,进而扶拐下地活动。

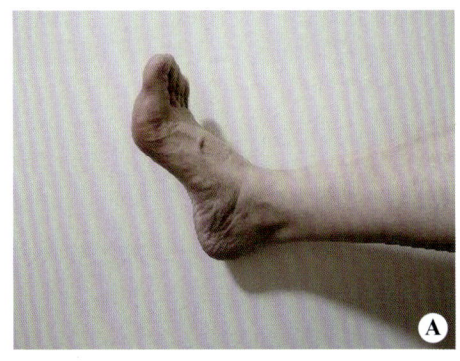 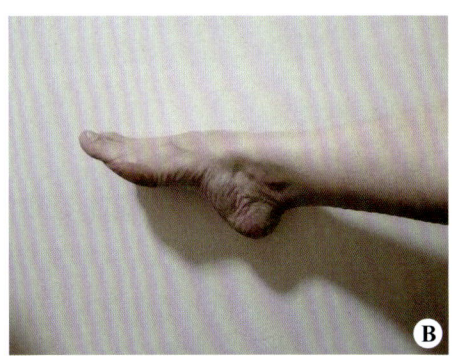

图 5-23　髋关节康复训练早期练脚踝

(2)膝关节锻炼:早期进行股四头肌的伸缩活动(图5-24);解除外固定后,再进行伸屈及旋转活动。

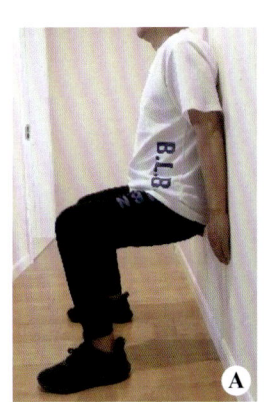 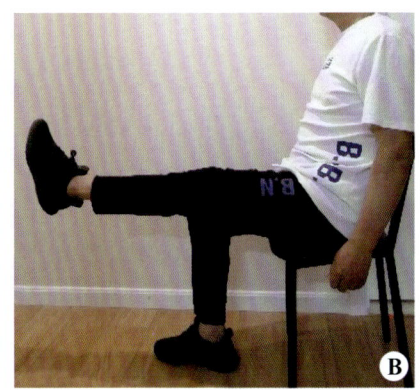

图 5-24　膝关节锻炼早期进行股四头肌伸缩活动

(3)肩关节锻炼:练习外展、前屈、内旋活动(图5-25)。

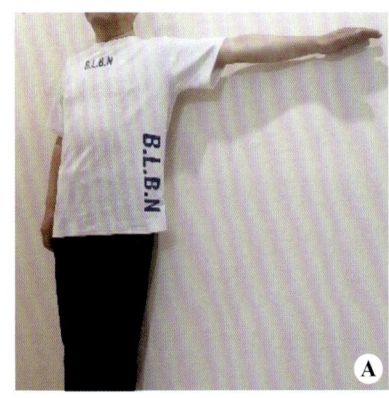 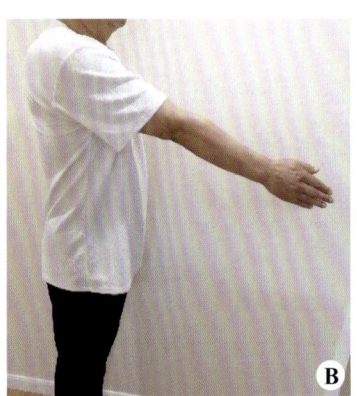 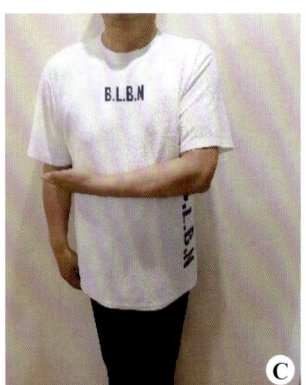

图 5-25　肩关节外展、前屈、内旋练习

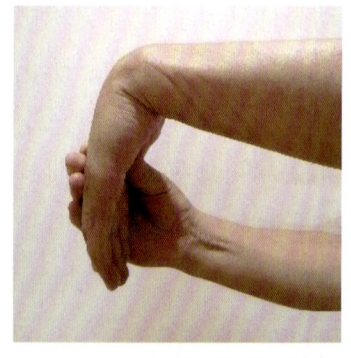

图 5-26　手关节背伸掌屈练习

（4）手关节锻炼：主要锻炼腕关节的背伸掌屈、桡偏屈、尺偏屈（图5-26）。

3. 用药指导　指导老年患者遵医嘱正确用药，用明显的标记提醒老年人定时、定量、准确服药，并告知药物可能的副作用，教会老年人监测副作用的方法。

赵强——以行动续写新时代"医者仁心"

赵强，52岁，天津市中医药研究院附属医院推拿科主任，国家"十二五"重点中医专科学科带头人。赵主任在出诊日，早上7点半准时开诊，中午只休息半个小时，下午5点以后到病房巡视住院患者；在非出诊日，工作重心全部在病房。由于推拿科的特殊性，赵主任每天工作的十几个小时里，大部分时间都是在站立和行走中度过的，每天行走的步数超过1万步，平均每天推拿治疗患者50余人次，无论寒暑。从业以来，赵主任27年如一日，兢兢业业，在平凡的岗位上做出了不平凡的贡献，以实际行动阐释了新时代共产党员和医者的初心。

第12节　认知症患者的护理

案例5-11

徐奶奶，73岁，2年前丈夫病故后，经常独自流泪，近1年来常出现当天发生的事、刚说的话和做的事想不起来了，忘记是否进食或东西放在何处，外出找不到家门，失眠，焦躁不安。根据临床表现，徐奶奶被诊断为阿尔茨海默病。

问题：1. 目前徐奶奶最主要的护理问题是什么？
　　　2. 针对徐奶奶的问题，应采取怎样的护理措施？

一、概　　述

1. 概念

（1）认知症：称认知障碍症，是一种以认知功能缺损为核心症状的获得性智能损害综合征。认知功能缺损可涉及记忆、学习、定向、理解、判断、计算、语言、视空间等功能，其损害的程度足以干扰日常生活能力或社会职业功能。病程具有慢性或进行性的特点，在某一阶段还常伴有精神行为和人格异常。认知症常见于60周岁以上的老年人。

（2）阿尔茨海默病（Alzheimer's disease，AD）：又称老年痴呆症，是一种以进行性认知功能障碍和行为损害为特征的中枢神经系统退行性病变。主要临床表现为痴呆综合征，表现为记忆障碍、失语、失用、失认、视空间能力损害、抽象思维和计算力损害、人格和行为改变等症状。

阿尔茨海默病是认知症的一种，发生于老年和老年前期，是老年期最常见的痴呆类型，并且致残率高,患者晚期丧失独立生活能力,完全需要他人照料,给社会和家庭带来了沉重的经济负担和护理负担。

2. 病因　目前,阿尔茨海默病的病因及发病机制尚未完全清楚,但研究发现与年龄、遗传、生化、疾病、社会和心理因素等相关。

（1）年龄因素：年龄是首要的、唯一明确的危险因素。阿尔茨海默病患病率随年龄增加而成倍上升。同时,年龄增长也引起免疫系统衰退,导致免疫球蛋白在老年斑中呈淀粉样改变。

（2）遗传因素：阿尔茨海默病具有家族聚集性,40%的患者有阳性家族史,与一级和二级亲属的痴呆史有关。

（3）生化因素：阿尔茨海默病患者的大脑皮质和海马部位乙酰胆碱转移酶活性降低,导致乙酰胆碱合成障碍及胆碱能系统功能障碍,5-羟色胺、P物质减少,从而影响记忆和认知功能。65岁以上的女性患阿尔茨海默病的风险约是同龄男性的2倍,可能与女性绝经后雌激素减少有关；长期服用雌激素的妇女患阿尔茨海默病危险性较不服用雌激素的妇女低,因为雌激素可保护胆碱能神经元。

（4）疾病因素：抑郁症、高血压、高脂血症、高胆固醇血症、糖尿病、动脉粥样硬化、脑卒中等疾病都是阿尔茨海默病的危险因素；金属铝中毒、颅脑外伤等也与阿尔茨海默病发病有关。

（5）社会心理因素：患病前性格孤僻、兴趣狭窄、不爱动脑、受教育程度低、发生重大不良生活事件等,与阿尔茨海默病发病有关。吸烟、饮酒与阿尔茨海默病发生的关系仍有待进一步研究。

二、护理评估

1. 健康史　包括评估患者既往有无抑郁症、高血压、高脂血症、高胆固醇血症、金属铝中毒、颅脑外伤等病史,家族中有无老年痴呆患者；评估患者有无记忆、思维、理解能力等认知能力改变,有无焦虑、抑郁、气愤发怒等情绪改变,有无爱静、孤僻、离群、懒散等行为改变。评估患者家庭照顾的能力和意愿,有无可利用的社会资源等。

2. 身心状况

（1）症状：本病起病隐匿,患者及其家属均不能追溯到准确的起病日期和特殊症状,病程呈进行性发展,难以缓解或终止进展,可从以下几方面评估：

1）认知功能障碍。①记忆障碍：是阿尔茨海默病的早期突出的症状；最先出现近期事情遗忘,记不住新近发生的事；当累及短时记忆、记忆保存时,表现为忘性大、丢三落四,严重时记不住熟人的姓名、反复说同样的话或问同样的问题；随着病情进展,出现远期记忆障碍时,表现为记不清自己的经历,记不清亲人的姓名及成员间关系和称呼（图5-27）。②视空间和定向障碍：表现为常在熟悉的环境或家中迷失方向,如找不到厕所在哪里、走错卧室,外出找不到回家的路；画图测试不能精确临摹简单的立体图；时间定向差,不知道今天是何年、何月、何日,

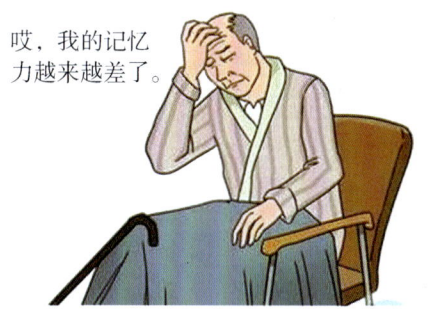

图 5-27　老人记忆力减退

甚至深更半夜起床要上街购物。③言语障碍：患者的言语障碍呈现特定模式。首先出现语义学障碍，表现为找词困难、用词不当或张冠李戴，讲话絮叨，病理性赘述；出现阅读和书写困难，进而出现命名困难，最初仅限于少数物品，继而扩展到普通常见物品；当言语障碍进一步发展时表现为语法错误、错用词类、语句颠倒，最终音素也受到破坏而胡乱发音、不知所云，或缄默不语。④智力障碍：全面的智力减退，包括理解、推理、判断、抽象、概括和计算等认知功能，如十位数的加减法无法正确完成。

2）人格改变：阿尔茨海默病患者多有人格改变，尤其是额叶、颞叶受累的患者常有明显的人格改变，或是既往人格特点的发展向另一极端偏离。患者变得孤僻，不主动交往，自私，行为身份与原来的素质和修养不相符合，情绪变得容易波动，易激惹，有时欣快，有时无故骂人，与患病前判若两人。

3）精神症状：早期以高级皮质功能障碍为主，中期可出现各种精神障碍，其中部分继发于人格改变，部分源自认知缺陷。

1）错认和幻觉：把照片或镜子中的人错认为真人而与之对话；少数患者出现幻听，自言自语；有的患者出现幻视，多出现在傍晚，应警惕幻视可能是与痴呆重叠的谵妄症状的表现。

2）妄想：多为非系统的偷窃、被害、贫穷和嫉妒内容，也可以出现持续的系统的妄想，认为居室不是自己的家，家人策划抛弃他，往往会造成家庭困扰和护理困难。

（2）体征：神经系统体征多见于晚期患者，如出现下颌反射、强握反射、口面部不自主动作，如吸吮、噘嘴等；也有表现为咀嚼和食欲过度，随便乱吃；晚期患者可见吞咽困难、厌食及明显体重下降；偶见癫痫表现。

（3）并发症：阿尔茨海默病到了晚期，可出现生活能力下降，以及卧床不起。有的患者生活完全不能自理，进食减少；长期卧床可以出现压力性损伤、吸入性肺炎、泌尿系统感染；进食减少，出现营养失调、营养不良等并发症。

（4）心理-社会状况：主要是疾病引起的情绪障碍，情感淡漠是早期常见的症状，部分患者可出现短暂的抑郁心境，还可出现欣快、焦虑和易激惹。

考点 阿尔茨海默病临床表现

链接

阿尔茨海默病的病程分期

阿尔茨海默病可分为三期。

早期（1～3年），称第一期或遗忘期，首发症状是以近期记忆受损为主的记忆障碍，继而出现复杂结构视空间障碍、词汇减少、活动范围缩小等改变。本期患者尚能生活自理。

中期（2～10年），称第二期或混乱期，出现远期记忆受损、简单结构视空间障碍、流畅性失语、不能计算、淡漠或激惹、观念运动性失用等改变。本期患者部分生活能自理，但不能独立生活，需要特别照顾，是护理最困难的时期。

晚期（8～12年），称第三期或极度痴呆期，出现智力严重衰退，表现为缄默不语，肢体强直，屈曲体位，大小便失禁，常因压力性损伤、吸入性肺炎、泌尿系统感染等并发症而死亡。本期患者生活完全不能自理。

3. 辅助检查

（1）心理学检查：心理学检查是诊断有无痴呆、痴呆严重程度、痴呆类型的重要方法。其中简易精神状态检查量表（MMSE）、长谷川痴呆量表（HDS）可用于筛查痴呆；日常生活活动能力量表可测量日常生活自理状况；韦氏记忆量表可测量记忆状况；韦氏成人智能量表可测量智力状况。

考点 认知症患者的主要诊断方法

（2）影像学检查：CT 或 MRI 常显示不同程度的脑室扩大和皮质萎缩、脑沟变宽，还有助于发现有无脑血管病变、腔隙性脑梗死、脑肿瘤等疾病。

三、治疗要点

目前缺乏能够改变疾病进程的药物，仍以对症治疗为主。临床上常用促智药或改善认知功能的药物，延缓疾病进展。

1. 乙酰胆碱酯酶抑制剂

（1）多奈哌齐：可改善认知功能，服用 6 个月，治疗期间可见到症状无进一步恶化。主要不良反应为腹泻、肌肉痉挛、乏力、恶心及失眠。

（2）重酒石酸卡巴拉汀：是选择性地作用于脑皮质和海马的乙酰胆碱酯酶抑制剂，可延缓阿尔茨海默病患者症状的进展速度，可在 6 个月内没有恶化。

（3）石杉碱甲：是我国研制的胆碱酯酶抑制剂，对认知功能、日常生活活动能力有改善。主要不良反应为消化道症状。

2. 促脑代谢及推迟痴呆进程药物　二氢麦角碱，有扩张血管、促进大脑对葡萄糖和氧的利用的作用，提高大脑神经细胞代谢功能，对痴呆患者的焦虑、抑郁等有一定改善作用。

四、主要护理诊断/问题

1. 有受伤的危险　与神智错乱、走路不稳、遗忘有关。
2. 思维过程紊乱　与认知能力改变有关。
3. 社会交往障碍　与理解力下降、记忆力减退有关。
4. 自理能力缺陷　与智力减退有关。

五、护理措施

1. 一般护理

（1）饮食护理：以软食或流质饮食为主，定时定量，固液分开。控制暴饮暴食患者食量，鼓励拒绝进食患者与他人一起进餐；需要喂食者，一次不要喂太多，速度不要太快，防止呛噎；饮食要冷热适宜，晚餐不宜过饱，晚餐后不宜多饮水。

（2）起居护理：合理安排患者作息时间，白天适度活动，避免白天睡得过多；夜间睡前排空大小便，保证夜间睡眠。定期更换患者衣服，选择扣子简单、前面开口的宽松衣服，选择舒适、易穿脱的平底鞋。定期修剪指甲、头发和刮胡须，保持皮肤清洁，防止皮肤感染。协助患者洗澡。

2. 安全护理

（1）环境管理：居住环境地面应平整、防滑、无台阶，厕所应用坐式马桶且墙壁有把手，床不宜过高并最好有扶手架，家具高度适宜并靠墙，多摆放患者熟悉的老物件、老照片等物品，少摆放镜子、玻璃制品等物品，房内布设应简洁并尽量少改变。

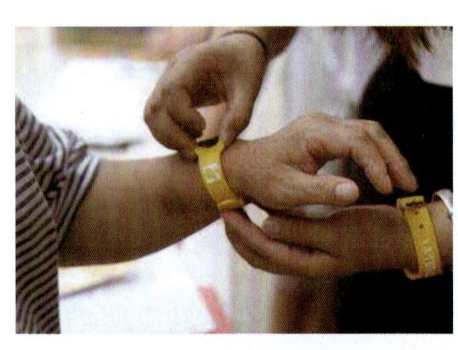

图 5-28　防走失黄手环

（2）外出管理：患者的住所门口应有明显标志，患者外出时最好有人陪护，并佩戴身份识别卡（注明姓名、地址、联系人、联系方式等）或手环（图 5-28）。

（3）预防意外：预防发生跌倒、走失、烧伤、煤气中毒、烫伤、误服等意外，如行走步态不稳者要搀扶，穿防滑鞋，避免患者独处，洗澡时水温不可过高，热水瓶放在不宜碰到的地方，避免使用电热毯，远离明火，有毒物品加锁保管，锐器物品放在隐蔽处等。

3. 对症护理

（1）行为退缩、生活懒散的患者：进行行为训练，同时，鼓励患者参加工娱治疗活动，以促进患者记忆和行为的改善。

（2）记忆障碍的患者：进行回忆治疗，当患者由衷地谈论记忆起的愉快事件时，语言会变得较流畅；对健忘患者应多尊重、爱护和鼓励，避免大声训斥；经常用患者敏感且愉快的语言刺激，促进其记忆力的恢复。

（3）定向力障碍的患者：原则上不允许单独外出，单独外出时，为了防止意外走失，要让其随身携带身份识别卡。

4. 用药护理

（1）服药护理：患者常有忘服药、拒服药或服错药等情况，因此，服药时应有专人陪护，确保药服到口。此外，重症老人不宜吞服药物时，可将药物溶解到水中再服下；昏迷患者可用胃管注入药物；有抑郁症状的患者要管理好药物以防藏药自杀。

（2）用药观察：石杉碱甲可改善患者认知功能、日常生活能力，但患者会出现消化道症状；多奈哌齐可改善患者认知功能，但患者会出现腹泻、肌肉痉挛、乏力、恶心、失眠等不良反应。患者服药后常不能诉说不适，需要照顾者细心观察药物的不良反应，以便及时发现和处理。

5. 心理护理

（1）维护老年人自尊：尊重与爱护老年人，护理照顾时遇到困难，不要反复采取规劝的态度，应换位思考进行疏导；多鼓励、赞赏老年人在自理和适应方面的成绩。避免和患者争执，遇事可采取分散、转移患者注意力的方法。

（2）鼓励老年人社交：鼓励老年人参加有益的文娱活动和力所能及的社会、家庭活动，但不宜参加过于兴奋的活动。

（3）提供照顾者支持：指导教会照顾者自我放松的方法，合理休息；帮助寻求社会支持；组织有阿尔茨海默病患者的家庭进行交流，相互学习和支持。

六、健康教育

1. 疾病预防指导　阿尔茨海默病预防应从中年开始，积极用脑，劳逸结合，保持良好的兴趣和开朗的性格；多吃富含锌、锰、硒等的健脑食品，如海产品、乳类、豆类、坚果类等，戒烟戒酒，避免使用铝制厨具；预防脑血管病、糖尿病，避免使用镇静药等。

2. 疾病知识指导　为患者及家属介绍该病的特征、临床表现，指导家属做好日常生活照料，正确认识患者的生理和心理变化特征，以及如何帮助患者进一步恢复生活功能和社会功能，延缓痴呆进展速度。

3. 社区及家庭护理指导　患者要住在熟悉的环境，由熟悉的人来照顾，合理安排患者的日常生活，督促患者尽量外出参加简单的劳动和文体活动。指导家属掌握与老年认知症患者的沟通方法及社交能力训练的方法，如训练进食、如厕、正确使用物品等；对于记忆力减退者训练其使用备忘录等。

第 13 节　老年肌少症患者的护理

案例 5-12

陈大爷，78 岁，因为类风湿引发关节疼痛不敢运动，导致全身多处肌肉严重萎缩，半年内体重下降了 5kg，这种状况在重度类风湿关节炎患者中并不少见。经过治疗，他仍不能有效恢复自理能力，还多次出现机体感染。综合评估后，陈大爷被诊断为类风湿关节炎合并肌少症。

问题：1. 目前陈大爷最主要的护理问题是什么？
　　　2. 针对陈大爷的护理问题应采取怎样的护理措施？

一、概　　述

1. 概念

（1）肌少症：又称肌肉衰减症、肌肉减少症、骨骼肌减少症，是一种随年龄增加而发生的全身广泛性骨骼肌纤维体积、质量减少，骨骼肌力量、功能下降和减退，继而导致机体功能和生活质量下降，增加临床不良事件发生率的综合征（图 5-29）。

（2）肌少症与衰弱：肌少症是老年人躯体衰弱的原因，也是衰弱的临床表现。患肌少症的老年人增加了跌倒、骨折、残疾等的风险，也会影响器官功能引发心脏、肺衰竭甚至死亡，严重影响老年人的生活质量，甚至缩短寿命。因此，日常护理在肌少症的防治过程中至关重要。

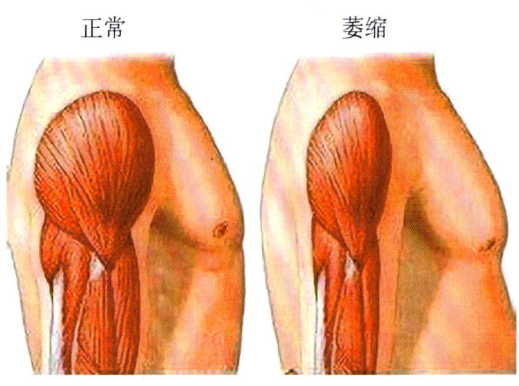

图 5-29　肌肉正常与肌肉萎缩示意图

2. 病因

（1）年龄因素：年龄与肌少症的发病呈正相关，随着年龄增大，睾酮、雌激素、生长激素、胰岛素样生长因子 -1 等激素的合成会逐渐减少，导致肌细胞蛋白合成减少，同时，肌细胞凋亡增加、促炎因子分泌增加等改变，导致肌细胞蛋白分解增加，最终导致分解代谢大于合成代谢，肌肉质量减少。

（2）生活因素：蛋白质摄入不足或肌细胞蛋白丢失过多是肌少症发病的重要因素。老年人因为味觉和嗅觉减退、牙齿功能下降、消化吸收障碍、抑郁或服用药物等，会引起营养素摄入不足和吸收障碍，导致蛋白质摄入不足；长期卧床、久坐、缺乏运动等生活方式，会引起肌肉退行性萎缩，加重肌细胞蛋白质丢失。

（3）疾病因素：神经退行性疾病、慢性炎性疾病、内分泌疾病、恶性肿瘤、进展性脏器衰竭等疾病，以及长期用药产生的不良反应，都会加剧肌肉体积的下降。

二、护理评估

1. 健康史　健康史包括评估患者的年龄，既往有无神经退行性疾病、慢性炎性疾病、内分泌疾病等病史及用药状况；评估患者有无低蛋白质和维生素摄入的情况，有无语言表达能力障碍，有无长期卧床、久坐、缺乏运动等生活方式；评估患者是否有反复跌倒史、活动困难或近来体重减轻。

2. 身心状况

（1）症状：本病缺乏特异性的临床表现，主要表现为虚弱、容易跌倒、行走困难、步态缓慢、四肢纤细和无力等，其诊断有赖于肌力、肌强度和肌量的评估等方面。

（2）体征

1）肌力下降，容易反复跌倒：下肢抗重力肌特别是踝背屈肌、股四头肌体积的减少，既会引起肌肉力量下降，又会引起下肢本体感觉减退，神经反应速度下降，导致老年人无法很好地应对周围环境的变化，增加了跌倒的风险；大多数患者会出现过去1年连续跌倒2次以上。

2）体重减轻：身体重量、去脂体重明显降低，出现非刻意体重减轻，6个月内体重减轻超过5%。研究显示体重过低（$BMI < 15kg/m^2$）者死亡率增加2.8倍。

（3）并发症：骨骼肌体积的减少导致骨所受应力下降，骨骼缺乏刺激，引起骨质疏松，使骨折风险增高；同时，在跌倒时萎缩的肌肉对骨骼的保护不足，也增加了骨折的风险。大量研究表明，老年人骨折的发生与肌量减少、肌力下降、跌倒增加、骨量减低密切关联。

（4）心理-社会状况：老年人由于骨骼肌功能退化影响体力状况，会出现不同程度的焦虑、抑郁等情绪；同时，由于肌力明显下降，导致提重物、久行久站等活动受限，继而影响日常生活和社交活动，导致生活质量下降。

> **考点** 老年肌少症的临床表现

3. 辅助检查

（1）筛查与评估：先进行步速测试，若步速 ≤ 0.8m/s，则进一步测评肌量；步速 > 0.8m/s 时，则进一步测评手部握力（图 5-30，图 5-31）。若静息情况下，优势手握力正常（男性握力 > 25kg，女性握力 > 18kg），则排除肌少症；若肌力低于正常，则要进一步测评肌量。若肌量正常，则排除肌少症；若肌量减少，则诊断为肌少症。

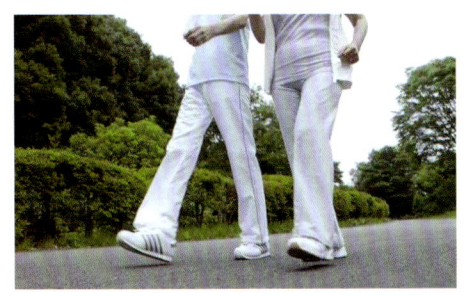 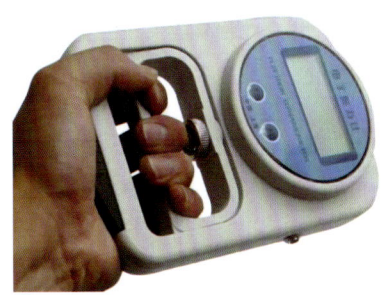

图 5-30　步速测试　　　　图 5-31　握力测试

（2）肌肉量测定：测评骨骼肌量的方法主要有 CT、MRI、双能 X 线吸收（DXA）测定法，以及生物电阻抗法（BIA）等。其中，CT 和 MRI 可以准确区分脂肪与其他组织，被认为是估计骨骼肌量的金标准。DXA 是临床常用测量骨密度的方法，能够区分不同密度的组织，可以较为准确地测量骨骼肌量。BIA 用于肌少症的相关研究，其信度和效度也得到初步验证，可作为无法使用 DXA 时的替代方法。

（3）肌肉质量测定

1）肌力测定：包括上下肢肌力的测量，可根据握力判断上肢肌力（握力也是最简单有效的评价肌力的方法），采用伸屈膝等长力矩等方法评估下肢肌力。

2）肌肉功能测定：评估肌肉功能的方法有常规步速、6 分钟步行测试、爬梯测试（SCPT）、简易机体功能测试（SPPB）、站立行走测试（TGGT）等。其中，SPPB 通过站立测试、平衡测试和步行测试评价受试者的平衡、步速、肌力及耐力，是临床中标准的测试运动功能的方法。常规步速测试是 SPPB 的一部分，即记录日常步速下行走一段距离（一般为 4～6m）所需要的时间，从而计算出步速，用于评价步行能力；因此方法简单方便，也是应用较广的评估方法。此外，6 分钟步行测试可用于评价耐力，SCPT 可用于评价下肢爆发力，TGGT 可用于测试静态和动态平衡能力。

三、治疗要点

肌少症可防可治，需要早期诊断，进行有针对性干预。肌少症主要治疗方法是康复运动、营养干预和药物治疗等。需要对这些干预情况进行评估：

1. 康复运动　避免少动与制动。建议每周至少要进行持续 3 次每次 20～30 分钟的抗阻力和有氧运动。一般运动时心率≤（170- 年龄）即可，或者不超过 110 次 / 分。

2. 营养干预　三餐均匀增加蛋白质摄入，尤其是富含亮氨酸的蛋白质，建议老年人蛋白质摄入量在 1.2g/（kg·d）。同时，通过膳食和适量营养制剂补充维生素 C、维生素 D、维生素 E 和钙铁锌等各种微量元素。

3. 药物治疗　目前临床试验已报道可通过临床用药来预防和治疗肌少症，得到证实的药物主要有 α- 酮戊二酸、Urocortin 制剂及生长激素等。

四、主要护理诊断 / 问题

1. 有受伤的危险　与跌倒有关。
2. 躯体移动障碍　与肌少症致骨骼肌力量和功能下降有关。

3. 营养失调：低于机体需要量 与衰老和不良生活方式导致蛋白质摄入不足或肌细胞蛋白丢失过多有关。

4. 潜在并发症：骨折。

5. 焦虑 与肌肉功能退化，影响体力有关。

五、护理措施

1. 一般护理

（1）跌倒预防：应放在肌少症患者护理的首位，告知老年人实事求是，不要逞强，需要他人帮助时一定要主动向他人求助，减少跌倒发生；平时穿衣、裤要合身，尽量不穿拖鞋，穿脱衣、裤、鞋、袜要坐稳；走动前先站稳再起步，起步时腿要抬高一些，步子要大一些，如有不适马上就近坐下；变换体位时动作要慢；避免重体力劳动和危险活动；行动不便者活动时应有人看护搀扶或借助轮椅、助行器等工具。

（2）饮食护理：高龄老人如咀嚼功能异常要佩戴义齿。饮食要温热，易于消化，富含热量、高蛋白，精细食物与粗纤维食物适量调配；可根据营养师的指导，制订个性化食谱，保证每日三餐均匀分配蛋白质的摄入量，每餐摄入富含亮氨酸及维生素 D 的优质蛋白，如鱼、虾、贝类、瘦猪肉、牛肉、羊肉、鸡肉、面筋、豌豆、黄豆及其制品、干奶酪、全脂奶粉等。

2. 运动指导

（1）运动方式：选择运动方式是获得和保持肌肉量和肌力最有效的手段之一。运动方式的选择应因人而异，采用主动运动和被动活动、肌肉训练与康复相结合的手段，可选择举杠铃、做哑铃操、站桩、蹬车、蹬橡皮筋等，或快走、慢跑、游泳、网球、跳舞等项目。

（2）抗阻运动：是一种根据个性化训练目标，通过渐进式的训练，不断调整训练强度、训练负荷、持续时间和频率的运动方式。抗阻运动能改善中老年人肌肉衰退、维持肌肉力量和肌肉功能，是一种有效的肌少症患者力量训练方法（图5-32）。每周做抗阻运动2～3次，每次运动20分钟左右，与有氧运动交叉进行。

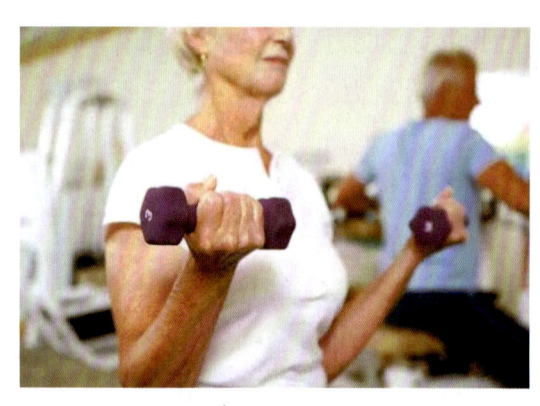

图 5-32 抗阻性运动

> **抗阻运动方式举例**
>
> 可用渐进式黄色弹力带练习，或徒手进行抗阻运动练习。
>
> 1. 弹力带练习 主要包括四个动作：弹力带站姿抬腿、弹力带侧立提拉、弹力带弓步下压和弹力带站姿后踢腿，每个动作重复10次，每次间歇休息1分钟。
>
> 2. 徒手抗阻运动 无器械情况下进行抗阻运动练习，可以做靠墙马步站立，每次持续30秒，休息1分钟，重复3次。
>
> 抗阻性运动训练需持续3个月以上，对增加肌肉含量和增加肌肉力量有明显效果。

六、健康教育

1. **肌少症预防指导** 改变老年人养生"宜静不宜动"的错误观点，鼓励适当运动，动静结合；看电脑、看书、刷手机的时候，避免久坐久躺，不要连续不动超过 1 小时，最好每隔半小时走动休息一下。老年人减肥的时候要注意避免饮食不当，如不吃肉、不吃油脂、不吃蛋白质，只吃精制米、面等。

2. **疾病知识指导** 给老年患者及家属介绍该病的特征、临床表现，指导家属为患者做好跌倒预防和饮食护理，帮助患者制订并执行个性化的运动方案。

3. **社区及家庭护理指导**

（1）对于近期出现功能下降或功能受损，非意愿性身体质量下降（1 个月内超过 5%），抑郁情绪或认知功能损害，反复跌倒，营养不足，慢性疾病（如慢性心力衰竭、慢性阻塞性肺疾病、糖尿病、慢性肾病、结缔组织疾病、结核感染以及其他慢性消耗性疾病）等的老年患者，应及早进行重点筛查。

（2）在临床治疗和护理中，要关注肌少症与骨质疏松症共存的情况，同步考虑这两种密切相关疾病的治疗和护理，给予肌少症患者更积极有效的防治措施。

自 测 题

A_1/A_2 型题

1. 关于老年病的叙述错误的是
   A. 老年期发病率明显增高的疾病
   B. 患病率高
   C. 致残率高
   D. 并发症、后遗症少
   E. 病死率高

2. 各系统老年病共同的临床特点不包括
   A. 易存在并发症及后遗症
   B. 症状体征不典型
   C. 一般不会出现体内环境的紊乱
   D. 起病隐匿，发展缓慢
   E. 病程长，恢复慢

3. 最能提示慢支合并阻塞性肺气肿的临床表现是
   A. 咳嗽咳痰加剧
   B. 胸痛不适明显
   C. 呼吸困难逐渐加重
   D. 焦虑、烦躁不安
   E. 厌食、恶心、呕吐

4. 下列辅助老年患者咳嗽、咳痰护理措施中，错误的是
   A. 保持室内空气清新、清洁
   B. 咳痰老年患者注意口腔护理
   C. 协助痰多的卧床患者翻身
   D. 痰多体弱无力咳嗽者可行体位引流
   E. 必要时做雾化吸入

5. 慢性阻塞性肺气肿缓解期改善肺功能的主要措施是
   A. 有效咳嗽　　B. 氧疗
   C. 雾化吸入　　D. 缩唇、腹式呼吸
   E. 体育锻炼

6. 老年人高血压的标准是
   A. 在休息状态下，收缩压≥140mmHg 和（或）舒张压≥90 mmHg
   B. 在任何状态下，收缩压≥140mmHg 和（或）舒张压≥90 mmHg
   C. 在休息状态下，收缩压≥160mmHg 和（或）舒张压≥90 mmHg

D. 在任何状态下，收缩压≥160mmHg 和（或）舒张压≥90 mmHg

E. 以上都不对

7. 下面哪项不是老年人高血压临床特点

   A. 舒张期高血压多　B. 血压波动性大

   C. 并发症多且严重　D. 易出现直立性低血压

   E. 起病隐匿

8. 下面哪项不是老年高血压患者适合的运动方式

   A. 散步　　　　　　B. 气功

   C. 打太极拳　　　　D. 马拉松

   E. 慢跑

9. 缓解心绞痛发作最有效、作用最快的药物是

   A. 硝苯地平　　　　B. 普萘洛尔

   C. 阿司匹林　　　　D. 硝酸甘油

   E. 卡托普利

10. 老年糖尿病患者的空腹血糖一般应控制在多少以内

    A. 6.1mmol/L　　　B. 7.0mmol/L

    C. 7.8mmol/L　　　D. 10mmol/L

    E. 12mmol/L

11. 下列关于老年糖尿病饮食护理的说法不正确的是

    A. 糖类食物供能应占50%～60%

    B. 少吃多餐、慢吃、先汤菜后主食

    C. 单纯老年糖尿病患者蛋白质的摄入量为1.0～1.2g/（kg·d）

    D. 合并慢性肾病（尚未透析）时，蛋白质的摄入量建议减为0.6 g/（kg·d）

    E. 合并严重疾病或显著营养不良者，蛋白质的摄入量可能需要2.0g/（kg·d）

12. 老年人前列腺增生最早出现的症状

    A. 尿频　　　　　　B. 进行性排尿困难

    C. 尿潴留　　　　　D. 膀胱刺激征

    E. 血尿

13. 对前列腺增生老人健康指导错误的是

    A. 防止受寒　　　　B. 绝对禁酒

    C. 不可憋尿　　　　D. 避免久坐

    E. 少饮水

14. 老年尿路感染患者尿液培养护理正确的是

    A. 尿菌培养时应留取清晨新鲜中段尿液，及时送检

    B. 标本采集应在使用抗生素之前或停药5天后

    C. 留取尿液时严格无菌操作，以确保培养结果的准确性

    D. 培养结果阳性时，应做药敏试验以指导抗生素的选用

    E. 以上全都正确

15. 帕金森病的首发症状为

    A. 记忆障碍　　　　B. 震颤

    C. 肌强直　　　　　D. 写字过小症

    E. 面具脸

16. 脑梗死的主要病因是

    A. 动脉粥样硬化　　B. 高血压

    C. 糖尿病　　　　　D. 血脂异常

    E. 吸烟

17. 脑栓塞的表现不正确的是

    A. 起病急骤，多在活动中发病

    B. 无前驱症状

    C. 意识障碍

    D. 神经系统的症状不明显

    E. 出现三偏症状

18. 老年脑梗死的用药错误的是

    A. 溶栓药

    B. 抗凝药

    C. 抗血小板聚集药

    D. 降颅内压药

    E. 洋地黄

19. 骨质疏松症最典型的临床表现是

    A. 畸形、疼痛、反常活动

    B. 疼痛、脊柱变形和发生脆性骨折

    C. 畸形、疼痛、弹性固定

    D. 高热、寒战、腹痛

    E. 疼痛、寒战高热、骨折

20. 硫酸氨基葡萄糖服用的方法是
    A. 饭前服用　　　B. 饭后服用
    C. 饭中服用　　　D. 睡前服用
    E. 晨起服用
21. 膝关节退行性病早期应锻炼哪个部位
    A. 股四头肌　　　B. 股二头肌
    C. 半膜肌　　　　D. 半腱肌
    E. 腓肠肌
22. 阿尔茨海默病的早期突出症状是
    A. 记忆障碍　　　B. 言语障碍
    C. 定向障碍　　　D. 智力障碍
    E. 行为障碍
23. 下列哪个不是肌少症的主要临床表现
    A. 体重减轻　　　B. 反复跌倒
    C. 骨折风险增高　D. 疼痛
    E. 生活质量下降
24. 陈女士，65岁，慢性阻塞性肺疾病，出院后拟进行长期家庭氧疗，护士应告知患者每日吸氧的时间是不少于
    A. 5小时　　　　B. 8小时
    C. 10小时　　　D. 12小时
    E. 15小时
25. 钱女士，61岁，近期出现头晕，乏力，连续3天血压在150/95mmHg左右。钱女士的血压属于
    A. 正常值　　　　B. 正常高值血压
    C. 高血压　　　　D. 低血压
    E. 高血压危象
26. 张女士，70岁，冠心病心绞痛发作，以下护理措施错误的是
    A. 发作时就地休息
    B. 注意保暖，室温不宜过低
    C. 戒烟
    D. 少食多餐，不宜过饱
    E. 高热量饮食
27. 宋爷爷，81岁，急性心肌梗死发病48小时，要求到厕所大便，以下措施正确的是
    A. 嘱家属陪同患者如厕
    B. 先给患者用开塞露后再去
    C. 先给予患者缓泻药再去
    D. 指导患者床上使用便盆
    E. 患者如无便秘可以直接去
28. 蔡先生，60岁，糖尿病10年，胰岛素治疗5年，近期自行停用胰岛素半月，出现恶心、呕吐、食欲减退、腹痛，伴头痛、烦躁、嗜睡，该患者最有可能发生了什么
    A. 低血糖
    B. 糖尿病酮症酸中毒
    C. 高血糖高渗状态
    D. 乳酸酸中毒
    E. 糖尿病自主神经病变
29. 罗爷爷，78岁，近日排尿犹豫，夜尿增多，与家人饮烈性酒后，小便不能自解，体检发现膀胱区明显膨隆，最可能的诊断是
    A. 尿道结石　　　B. 膀胱结石
    C. 尿道狭窄　　　D. 肾衰竭
    E. 前列腺增生
30. 陈先生，72岁，患帕金森病两年。在进行康复训练时，护士要求其关节活动达到最大范围，其主要目的是
    A. 防止关节强直　B. 防止肌肉萎缩
    C. 减轻震颤　　　D. 提高锻炼强度
    E. 促进血液循环
31. 齐伯伯，73岁，近两个月感到全身关节疼痛，到医院检查，诊断为骨质疏松症，根据患者情况需要给予的饮食是
    A. 高蛋白饮食
    B. 高脂肪饮食
    C. 低盐饮食
    D. 富含钙质和维生素的饮食
    E. 以上都是
32. 姜女士，66岁，近两个月走路时双膝疼痛，到医院就诊，经检查诊断为双膝退行性骨关节病。现在患者首要的护理诊断为

A. 无能为力感　　B. 焦虑
C. 疼痛　　　　　D. 躯体活动障碍
E. 知识缺乏

33. 郭大妈，76 岁，患阿尔茨海默病两年，谁都不认识，脾气变得很暴躁，对其进行护理时，做法错误的是
A. 鼓励患者多料理自己的生活
B. 反复强化训练患者大脑
C. 保证夜间休息
D. 患者外出时无须陪伴
E. 多鼓励患者回忆往事

34. 杨奶奶，70 岁，近一年来行走缓慢，四肢出现无力感，其间跌倒 4 次，到医院进行检查，医生诊断为肌少症。下列哪项为其目前首要护理措施
A. 饮食护理　　B. 运动护理
C. 预防跌倒　　D. 用药护理
E. 心理护理

（张　钦　沈　犁　高　阳　龙晓慧）

第6章 老年人精神心理护理

第1节 老年人心理特点及影响因素

案例6-1

王老师,75岁,某大学退休教授,丈夫早逝,独自抚养儿子,儿子研究生毕业后到国外工作定居,王老师因不习惯国外生活,独自在国内生活,家住6楼,没有电梯,很少出门;最近常回忆过往,觉得儿子没有陪伴在身边,感到孤独、伤感。

问题:1. 王老师出现了什么问题?
      2. 如何帮助老年人调整心情?

一、老年人心理特点

随着年龄的增长,人体组织器官发生老化,机体的调节功能减退,适应能力、社交能力和生活能力等受到严重的影响,老年人的心理变化伴随着生理功能的减退也出现相应的变化,老年人心理变化的特点主要表现为:

(一)感知觉功能的减退

老年人的各项心理特征中,衰退最早的是感知觉功能。老年人感觉器官功能下降,视觉上主要表现为视力、调节功能、视野暗适应能力、色觉都有不同程度的减退,易出现视物模糊不清;听觉上表现为,容易出现误听、误解他人谈话内容,影响社交,进而导致他们容易出现敏感、焦虑、猜疑、偏执等问题。

(二)记忆和思维功能减退

记忆障碍是大脑功能衰退的一个表现,老年人的记忆变化特点为:记忆的广度、机械记忆、再认和回忆等减退;常表现为近事记忆衰退,远期记忆保持较好。思维能力的下降也是大脑功能衰退的一个表现,处理问题的灵活性不足,理解问题的能力下降,思维方式固定,对新事物的接受能力降低。

(三)情绪与情感变化

老年人一般情绪比较稳定,但是一旦有重大事件刺激,情绪很容易出现波动,情绪体验比较持久和强烈,在社会角色、社会关系、经济状况等方面发生变化时,会导致他们出现不良的情绪,如脾气暴躁、悲凉、焦虑、抑郁等。

(四)人格的改变

老年人对自身功能过度关注,自尊心强、固执、易激动;随着年老与退休,老年人社交活动减少,他们不愿意主动与人接触,缺乏兴趣,表现淡漠,变得内向和孤独。老年人常见

4种人格类型。

1. **整体良好型** 大多数老年人属于这一类型。其特点是有高度的生活满意感，成熟，正视新生活；有良好的认知能力及自我评价能力。可表现为以下三种情况：

（1）重组型：退而不休，继续广泛参加各种社会活动，是最成熟的人格形态。

（2）集中型：属于不希望完全退休的人格形态，老年人在一定范围内选择参加比较适合的社会活动。

（3）离退型：人格整体良好，会自愿从工作岗位离退下来，生活满意，但表现出活动水平低，满足于逍遥自在。

2. **防御型** 雄心不减当年，继续追求自己的人生目标，对衰老完全否认，又分为两个亚型：

（1）坚持型：继续努力工作和保持高水平的活动，活到老，干到老，乐在其中。

（2）收缩型：热衷于饮食保养和身体锻炼，以保持自己的躯体外观。

3. **被动依赖型**

（1）寻求援助型：需要从外界寻求援助以帮助其适应老化过程，成功地从他人处得到心理支持，维持生活满足感。

（2）冷漠型：与他人没有相互作用，对任何事物都不关心，通常生活无目标，几乎不从事任何社会活动。

4. **整合不良型** 有明显的心理障碍，需要家庭照料和社会组织帮助才能生活，是适应老年期生活差的一种人格模式。

二、老年人心理变化的影响因素

（一）生理功能衰退

老年人各系统生理功能衰退，如视、听功能衰退，视力、听力下降，脑细胞萎缩，导致记忆力减退，对新事物反应冷淡，产生无能感。

（二）社会地位改变

离退休后，老年人的工作、经济状况、家庭角色、社会角色等都发生了一系列的变化，老年人的心理也相应出现变化，如孤独、自卑、依赖、烦躁等。

（三）疾病的影响

由于身体机能的衰退，老年人患病率增加，长期的慢性病使老年人身心痛苦，甚至生活不能自理，以致产生悲观、孤独等心理问题。

（四）经济状况变化

老年人退休后，工资有所减少，特别是农村老年人，社会保障不足，加上衰老，劳动力下降，没有了收入来源，家庭地位也有所变化，出现自卑、寡言等问题，容易产生无用感。

（五）死亡临近的影响

随着年龄的增长、身体的衰老以及同龄人的相继去世，老年人逐渐产生了对死亡的恐惧，回忆过往的经历，各种复杂的情绪油然而生。

第2节　老年人常见精神及心理问题的护理

进入老年期后，生理功能衰退、适应能力降低、应对复杂情况的应激能力及心理负担承受能力下降，重大生活事件（如退休、丧偶等）的发生，都会对老年人的心理和精神产生很大的影响。

一、老年焦虑症患者的护理

案例 6-2

　　王奶奶，70岁，子女不在身边，独自生活，近半年来经常出现失眠、心烦意乱、坐卧不安，常因为一些小事而提心吊胆。
问题：1. 王奶奶出现了什么心理问题？
　　　2. 如何帮助王奶奶调整心理？

老年焦虑症是指发生在老年期广泛、持续性焦虑或者反复发作的惊恐不安的情绪障碍，常伴有自主神经系统症状和运动不安等神经症性障碍。患者感受到威胁，但是并非是实际的威胁所致。其紧张惊恐的程度与现实情况不相称。

（一）老年焦虑症原因

焦虑症一般与遗传因素、生物学因素、应激事件引起的精神刺激以及老年人的个性等多种因素密切相关。

1. 遗传因素　有人认为焦虑症可能是环境因素与易感体质共同作用所致，而易感体质是由遗传决定的。

2. 生物学因素　交感神经和副交感神经系统活动的普遍亢进，伴有肾上腺素和去甲肾上腺素的过度释放。躯体的变化取决于身体的交感神经和副交感神经功能的变化，会表现出胆小怕事、自卑等，且伴有紧张、焦虑、情绪波动大等。

3. 精神刺激　焦虑症是过度的内心冲突对自我威胁的结果。一些轻微的挫折和不满等因素都可诱发焦虑症。

4. 个性因素　胆小、自卑的个性，容易紧张、焦虑或情绪波动。

（二）护理评估

1. 症状

（1）惊恐发作：又称急性焦虑，表现为反应程度强烈，焦虑、紧张明显。

（2）广泛性焦虑：又称慢性焦虑或自由浮动性焦虑，是焦虑症最常见的表现形式。表现为对日常琐事过度持久不安、担心或焦虑，对未来或不确定的事过分担心，害怕不吉利、灾难、意外或不可控的事件发生。

2. 体征

（1）运动不安：表现为舌、唇、指震颤，紧张性头痛、肌肉紧张强直和疼痛，常坐立不安、搓手顿足、肢体发抖，可有失眠、噩梦或夜惊等。

（2）自主神经功能失调：表现为心悸、出汗、胸闷、呼吸急促、口干、便秘、恶心、尿频、尿急、皮肤潮红或苍白、食管有异物感等。

3.辅助检查

（1）焦虑量表：可通过一些心理量表如汉密尔顿焦虑量表测评焦虑程度（见第2章）。

（2）超声、X线、心电图等：诊断心脑血管疾病等基础病变可能引起的焦虑。

（三）主要护理诊断/问题

1.焦虑　与担心、恐惧、不愉快的观念反复出现等有关。

2.知识缺乏　缺乏减轻焦虑措施的知识。

3.睡眠型态改变　与焦虑引起的生理、心理症状有关。

4.应对无效　与严重的焦虑、无力应对压力情境有关。

（四）护理措施

1.生活护理

（1）照护者协助老年患者做好更衣、沐浴、皮肤等的护理；使其保持愉悦的心情，提高免疫力。

（2）加强饮食和排泄护理，鼓励老年患者进食易消化、营养丰富的食物，多吃蔬菜和水果，保持大便通畅。

（3）改善活动与睡眠：鼓励老年患者白天积极参加社区活动，使其感到生活充实，情绪上得到满足；协助老年患者合理制订科学作息时间，适当的运动可以更好地促进睡眠。

2.治疗相关护理

（1）心理护理：目前心理治疗是最常用的治疗方法，针对老年患者的情感体验和躯体感受给予合理的解释，消除或减少其对疾病的过度担心和紧张情绪。

（2）用药护理：常用的抗焦虑的药物有地西泮、阿普唑仑、三唑仑、氯硝西泮等，长期服用易产生耐药性和依赖性，突然停药可产生戒断症状，故应严格按医嘱用药，注意观察药物的效果和不良反应，提高老年患者用药的依从性。

二、老年抑郁症患者的护理

案例 6-3

钱奶奶，65岁，子女忙于工作，陪伴老人的时间较少，老人总是觉得家人不够关心自己，在家庭的地位有所下降，有强烈的失落感；近一年来，钱奶奶精神不振，对周围的事情逐渐缺乏兴趣，不爱社交，不想运动，吃量少，睡眠差，有时睡到深夜醒来暗自流泪，感觉自己孤独无助，认为自己是无用之人，拖累家人，偶尔出现轻生念头。

问题：1.你认为钱奶奶可能有什么心理问题？

2.如何指导其保持充实的生活？

老年人抑郁症是以情感或心境异常改变（低落）为主要临床特征的一组精神障碍，伴有相应的认知、思维、行为和自主神经系统方面的症状（图6-1）。典型重度抑郁的患者表现为情绪低落、思维迟缓和意志减退等"三低症状"。年龄越大，越容易患抑郁症，75

岁以下男性患抑郁症的概率为5.5%，60～64岁女性是高危人群，发病率几乎达到8%。

（一）老年抑郁症原因

目前，老年抑郁症的病因不明确，普遍认为与遗传、生理因素、社会因素有关；生活的不幸、家庭的不和睦、经济拮据、家人遗弃等都会产生心理压力，易诱发抑郁症；有研究表明，身患躯体疾病的老年人抑郁症的发生率高达50%～55%，糖尿病及高血压患者患抑郁症的比例，均明显高于健康人，此外，可引起抑郁症的躯体疾病还有心脏病、甲状腺疾病等。

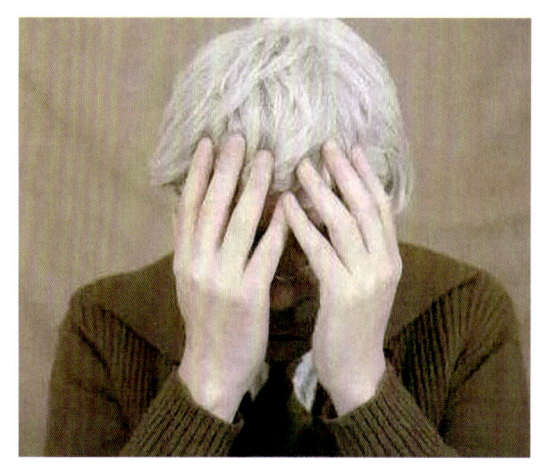

图6-1 老年人抑郁症

（二）护理评估

1. 症状　表现为情绪低落、思维迟缓和意志减退三大典型症状。

（1）情绪低落：老年人整个情绪是低沉的，高兴不起来、苦闷，具有晨重暮轻的特点，常感到无助、无用感，严重时可产生自杀观念。

（2）思维迟缓：反应迟钝，主动性语言减少，语速缓慢，痛苦联想较多。

（3）意志减退：表现为语言和主动性活动减少，兴趣缺乏或兴趣丧失，对过去喜欢的事情失去兴趣，或感受不到乐趣，只是敷衍了事。

（4）心理症状群。①情感方面：焦虑多见，伴有烦躁、易激动等症状。②认知方面：可有幻觉妄想症状，如自罪妄想、疑病妄想等。

2. 体征　经常有睡眠紊乱、食欲下降、体重减轻、精神不足等。

考点　老年抑郁症患者的表现

3. 辅助检查　抑郁测评量表，如汉密尔顿抑郁量表评估患者有无抑郁及其程度（见第2章）。

（三）主要护理诊断/问题

1. 有自杀的危险　与情绪低落、自责自罪有关。
2. 睡眠型态紊乱　与自身调节机制紊乱、睡眠障碍有关。
3. 营养失调：低于机体需要量　与食欲下降导致摄入不足有关。
4. 穿着/沐浴/进食自理缺陷　与意志活动减退，无力照顾自己有关。

（四）护理措施

1. 心理护理

（1）照护者应多与老年患者沟通，耐心倾听其诉说内心感受，尽早发现身体和情绪上的变化，有针对性地进行劝慰、鼓励、解释；鼓励老年患者采用宣泄、自我安慰、转移注意力、遗忘等措施和方法调节情绪；正确评估导致老年人抑郁的不良事件，帮助其正确认识和对待。

（2）加强社会支持，减轻心理压力，为老年人创造一切机会增加社会交往，通过老年患者身边的朋友、社区的工作人员等，给予其情感上的支持，鼓励其积极参加社会活动，树立乐观思想。

2. 生活护理

（1）指导老年患者建立规律的生活习惯，适量运动，安排或陪伴其从事多次短暂活动，尽量减少白天睡眠时间，提供舒适的休息环境，改善睡眠；抑郁导致老年人食欲减退，应制订合理膳食计划，保证营养摄取，多吃高蛋白、高维生素的食物，选择其喜爱的食物，变化食物种类，尽量符合其胃口，必要时给予鼻饲或静脉营养。

（2）帮助老年患者加强自理能力，督促、鼓励其自己完成日常生活琐事，养成好的习惯，对于无自理能力的老年患者，护理人员要悉心照料，以高度的责任心、同情心和仁爱心，认真细致地做好老年患者的清洁卫生工作；对长期卧床者，要注意预防压力性损伤的发生。

医者仁心　　抗疫英雄梁小霞——英雄虽逝、精神永存

梁小霞，27岁，南宁市第六人民医院护士，于2020年2月21日主动请战赴武汉参加支援新冠肺炎救治工作。在抗疫前线，梁小霞认真细致地完成每项工作。2月28日，梁小霞在武汉协和医院西院区隔离病区工作时突然晕倒，5月26日，她病情恶化，永远地离开了她所热爱的岗位、亲人和战友！在国家危难关头，她用实际行动践行了"敬畏生命、救死扶伤、甘于奉献、大爱无疆"的崇高精神，用坚守厚植医者仁心的职业底色，彰显了新时代青年的责任与担当。5月29日，全国妇联追授梁小霞同志全国三八红旗手称号，广西壮族自治区给予梁小霞同志追记大功奖励。2021年2月8日，广西壮族自治区评定梁小霞同志为烈士。

3. 安全护理　　严重抑郁的老年患者易出现自杀观念与行为，护理人员应加强安全检查，杜绝不安全因素，密切观察老年患者举动，特别是凌晨，是抑郁症患者最容易发生自杀的时间。

4. 药物护理

（1）严格遵医嘱用药。常用的抗抑郁药物有：

1）三环类抗抑郁药：以丙咪嗪为代表，是当前抗抑郁的首选药，对于有明显心血管疾病、青光眼、前列腺增大、癫痫者慎用。

2）四环类抗抑郁药：如麦普替林，不良反应和三环类抗抑郁药大致相同。主要不良反应为口干、眩晕、视物模糊、嗜睡、便秘等。

3）选择性5-羟色胺再摄取抑制剂（SSRIs）：是以氟西汀为代表的新一代抗抑郁药，不良反应少，且轻微患者耐受性好，使用方便和安全，适用于老年人及体弱者。

4）单胺氧化酶抑制剂（MAOIs）：如苯乙肼。老年人用药剂量以普通剂量的1/3～1/2为宜，应从小剂量开始，密切观察不良反应，不可随意增减或中途停药。

（2）用药期间避免进行危险性的活动，抗抑郁药物可增加乙醇的作用，故用药期间应忌酒。

考点　老年抑郁症患者的药物护理

三、老年疑病症患者的护理

案例 6-4

李爷爷，76岁，退休前是工人，前段时间曾经的工友患癌症去世。李爷爷也觉得身体不适，和工友症状相似，去医院检查没有发现问题，但是李爷爷总是觉得检查不到位，医生漏诊了。

问题：1. 李爷爷可能发生了什么问题？
2. 如何给李爷爷进行心理指导？

老年疑病症是老年人对自身的健康状况或身体某部分过度关注，以担心或相信自己患严重躯体疾病的持久性优势观念为主的一种神经症，虽反复医学检验阴性或医生解释没有相应疾病的证据，仍消除不了老年人的顾虑，是一种神经性的人格障碍。

（一）原因

性格是发病的重要根源，一般性格内向、孤僻、敏感多疑、固执死板、谨小慎微的老年人容易产生疑病症，尤其看到周边的人患病，总会联想到自己，变得忧心忡忡。

（二）护理评估

老人一般过分关注自己的健康，对于一点轻微的不适，高度敏感，即使身体的各项检查结果正常，但是他们仍坚信自己生病了，大部分人症状以"疼痛"为最常见。

（三）主要护理诊断/问题

1. 焦虑　与疑病即无力解决有关。
2. 睡眠型态紊乱　与疑病、焦虑有关。

（四）护理措施

1. 心理护理　心理疗法是主要治疗方法，在治疗过程中，护理人员要关怀老年患者，使用通俗易懂的语言来说明疾病与心态的关系，耐心向患者解释病情；同时，引导患者正确理解医学知识，不要盲目生搬硬套，断章取义，必要时到医院检查，相信医生的解释；鼓励老年人积极参加集体活动，培养兴趣爱好，转移注意力，减少疑病情绪。

2. 用药护理　辅助药物治疗，抗焦虑药可改善患者紧张、忧虑的情绪，减轻激惹的水平，可使紧张的肌肉放松，消除躯体不适症状；老年患者要严格遵医嘱使用抗抑郁药和抗焦虑药物。

四、离退休综合征老人的护理

离退休综合征是指老年人离退休后不适应新的生活环境、社会角色和生活方式发生变化而出现的焦虑、恐惧、抑郁、悲伤等消极情绪，产生偏离常态行为的一种适应性心理障碍综合征。老年人从原来有规律的在职生活变成自由支配时间的退休生活，如果不能适应这种改变，在情绪和行为方面将产生异常变化。

（一）离退休综合征原因

老年人离退休前缺乏足够的心理准备，适应能力差，或老年人在退休前有较高的社会地位和广泛的社会联系，退休后生活重心变成了家庭琐事，社会联系减少，生活变得枯燥、乏味，容易发生心理障碍。

（二）护理评估

离退休的老年人表现为焦虑症状，部分老年人情绪低落、沮丧等，甚至出现抑郁症状，有强烈的失落感、孤独感、无用感、无助感、无望感，常伴有躯体不适症状，如头痛、失眠、乏力、全身不适等，不能用躯体疾病解释。

（三）主要护理诊断/问题

1. 应对无效　与离退休前缺乏足够的心理准备等有关。
2. 焦虑　与离退休前后生活境遇反差过大有关。

（四）护理措施

1. 离退休前做好心理准备　帮助老年人充分认识与适应离退休后的社会角色转变，正确看待离退休，衰老是不以人的意志为转移的客观规律，离退休也是不可避免的。指导老年人积极调整心态，保持身心健康，消除悲观情绪，规划好自己的老年生活。

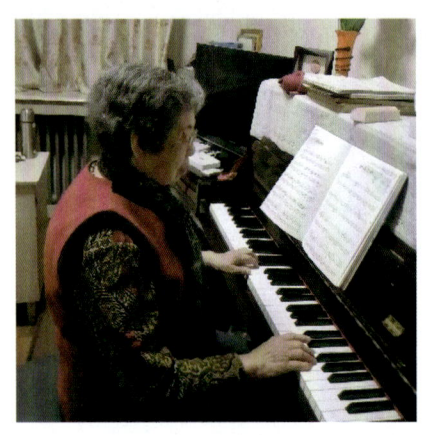

图 6-2　老有所乐

2. 帮助离退休老年人充实生活　对于精力旺盛的离退休老年人，可以鼓励他们发挥余热，做一些力所能及的工作，为社会做贡献，实现自我价值，做到老有所为；对于善于学习的老人，鼓励他们多学习，更新知识，树立新观念，跟上时代的步伐，做到老有所学；鼓励老年人培养业余爱好，以丰富和充实自己的生活，做到老有所乐（图6-2）；鼓励老年人保持与朋友的联系，积极主动地去建立新的人际交友圈，排解寂寞。

医者仁心　　　　　　老有所为

85岁高龄的叶贵清是曹县人民医院的一位老医生，她退而不休，一直躬耕在自己热爱一生的医疗岗位上，坚持给患者看病、查房、坐诊、带教；新型冠状病毒肺炎疫情期间，她带头值班，还捐款驰援抗击疫情。"医者德为先"是她常说的，党员的责任感和作为医者的良心让她一直坚守着一名医生的道德标准。

3. 加强社会支持　社会对离退休老年人应给予更多的关注，关心和尊重离退休老年人的生活权益，如社区可经常组织一些关爱老年人的活动。

五、空巢综合征老人的护理

案例6-5

王先生，71岁，某大学离休教授，子女因工作不在身边，与老伴一起生活，退休半年后丧偶，王爷爷常常情绪低落，精神萎靡，伤感落泪。

问题：如何帮助王爷爷消除消极情绪？

空巢家庭是指无子女或子女成人后相继离开家庭，形成老年人独守家庭的情况，包括单身老人、老夫妻俩或两代老人生活的家庭（图6-3）。

空巢综合征是指生活在空巢家庭中的老年人，常由于人际疏远、缺乏精神慰藉而产生被疏离、被舍弃的感觉，出现孤独寂寞、空虚伤感、情绪低落、精神萎靡等一系列躯体、心理、情感不适的综合征。心理问题在老年人群体中已经非常常见，其中空巢老年人的患病比例高达60%，然而就诊率却不到2成，导至最终诱发抑郁、焦虑等精神问题。

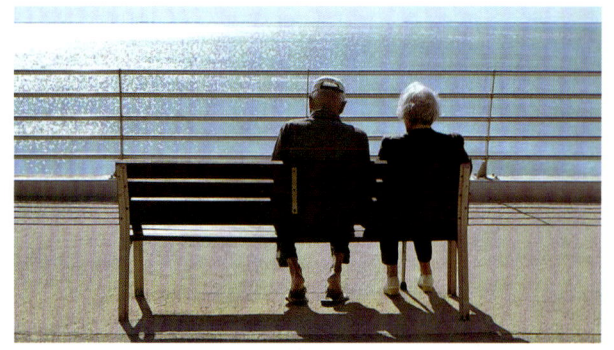

图 6-3 空巢老人

（一）空巢综合征原因

1. 个性特点　空巢综合征老年人性格内向，人际交往少，兴趣爱好不多，对子女依赖性强，传统的"养儿防老"观念重，一旦儿女不在身边或长时间不探视，老年人很容易产生被疏远和舍弃的感觉，情感得不到寄托。

2. 角色丧失和心理衰退　空巢综合征老人离退休后，生活重心偏离，无法适应新的生活状态，对生活缺乏兴趣、索然无味，缺乏独立自主性。

（二）护理评估

空巢综合征老人在情感和心理上失去支撑和平衡，容易感到寂寞、孤独、心情沮丧、伤感、萎靡不振、情绪低落，常偷偷哭泣、顾影自怜，出现消极情绪。此外，还会出现活动减少、兴趣缺乏、社交较少，整日闷闷不乐、愁容不展等表现。

（三）主要护理诊断/问题

1. 应对无效　与衰老和角色丧失有关。
2. 无能性家庭应对　与缺乏子女照顾或家庭结构改变有关。
3. 睡眠型态紊乱　与心情不良、沮丧等负面情绪有关。

（四）护理措施

1. 充实生活　鼓励空巢老人走出家门，参加社会活动，培养兴趣爱好，寻找精神寄托，扩大交际结识新朋友，转移对子女的依赖心理，消除寂寞。

2. 子女关爱老人　建议子女经常去看望老人，利用现代化的信息手段如手机、电脑与老人经常保持联系，时刻关心老人近况，给予老人最大的心理安慰。

3. 社会支持　社会应加强尊老爱幼，维护老年人合法权益的道德教育及宣传，组织人员或义工定期电话联系或上门看望空巢老人；完善社会支持体系，建立家庭扶助制度，制订针对空巢、困难老人的特殊救济、救助制度；对生活自理不便的老人，可安排专门的社区护理人员上门服务。

六、高楼住宅综合征老人的护理

高楼住宅综合征是指因长期居住于城市的高层闭合式住宅里，很少与外界接触，很少到户外活动，从而产生的一系列心理和生理上异常反应的综合征，一般见于高龄老年人。高楼住宅综合征容易引起或加重老年人肥胖、骨质疏松症、糖尿病、高血压及冠心病等疾病。

健康状况差、性情孤僻、居住环境等因素，都可造成老年人出现高楼住宅综合征。

（一）护理评估

高楼住宅综合征的老年人表现为全身乏力、体质虚弱、面色苍白、消化不良、性情孤僻、不爱活动，难以与人相处，适应能力差。

（二）主要护理诊断/问题

1. 活动无耐力　与户外活动减少、体质虚弱有关。
2. 社会交往障碍　与居住高楼、缺乏交往、深居简出有关。

（三）护理措施

护理干预可根据老人自己的爱好、条件、体力选择合适的锻炼项目，如散步、打太极拳、广场舞等，建议老年人每天下楼到户外活动，平时多有邻里交流，增加友谊的同时也能消除孤寂感。对于身体不便的老年人，应加强社会支持，鼓励社会志愿者定期上门给老人送去欢乐，社区工作人员关注老年人身体状况，指导老年人选择合适的运动方式。

七、丧偶综合征老人的护理

丧偶综合征是指人突然失去配偶，所产生的适应性障碍。老年人在晚年失去休戚与共、风雨同舟、陪伴自己一生的伴侣，一下子感觉孤单、无助，没有了精神寄托。

配偶去世、子女不在身边以及生活条件缺乏等因素，都可导致老年人出现丧偶综合征。

（一）护理评估

丧偶综合征老人出现沉默寡言、心境抑郁、表情悲伤、神情淡漠、注意力不集中、对周围事物不感兴趣等表现。有少数老人出现饮食无味、夜不能眠、面黄肌瘦、呆木迟钝，甚至产生厌世心理和自杀倾向。

（二）主要护理诊断/问题

1. 无能性家庭应对　与缺乏子女照顾或家庭结构改变有关。
2. 睡眠型态紊乱　与心情不良、沮丧等负面情绪有关。
3. 社会交往障碍　与心情改变、缺乏交往、深居简出有关。

（三）护理措施

1. 精神支持　给予丧偶老人精神上的支持、宽慰和鼓励，为老人提供心理咨询或心理治疗，请专家的指导与帮助，更快地使老人的情况得到改善。
2. 与外界保持联系　鼓励老人利用现代通信工具如手机、电脑等与在外的子女经常沟通交流，多与周围亲朋好友来往，积极参加社区组织的相关老年活动，让老人感受到身边人的温暖和关爱，对生活抱有信心。
3. 观念调整　与老年人沟通，提高老人对生死的认知水平，帮助他们理解死亡是不可抗拒的自然法则。

考点　丧偶综合征老人的护理干预

第3节　老年人心理健康维护

一、老年人的心理健康

心理健康是指个体在身体、智能及情感上与他人的心理健康不相矛盾的范围内,将个人心境发展至最佳状态。

(一)老年人心理健康标准

1. 认知正常　是心理健康的首要标准,体现为感知觉正常,判断事物基本准确,不发生错觉,记忆清晰,思路清楚,不出现逻辑紊乱,有一定的生活能力。

2. 情绪稳定　愉快而稳定的情绪是情绪健康的重要标志,心理健康的老人能经常保持开朗愉悦、乐观而稳定的情绪,在遇到压力和困难时,能适当表达和宣泄不愉快的情绪。

3. 人际关系和谐　在人际交往中善于沟通交流,人际关系融洽,有志同道合的朋友;能正确进行自我评价也能客观评价他人;接人待物得当,乐于助人,也愿意接受别人的帮助。

4. 适应环境　老年人能够做好个人定位,适应角色变化,即使退休在家,也不脱离社会,一直与外界环境保持接触,关注社会发展,了解社会现状,跟上时代步伐,老有所学;与周围的人有共同语言,没有代沟;积极参加社会活动,增加生活乐趣,使生活丰富多彩。

5. 人格完整　心理健康的目标是使人保持完整的人格。老年人能够正确评价自己和外界事物,接受新观念、新认知,有积极进取的人生价值观;能正确处理应急事件,有一定的抗压能力;性格、兴趣、能力、气质等心理特征和谐统一;能控制自己的行为,意志坚强,遇事沉着冷静。

(二)老年人的心理需要

1. 健康的需要　老年人希望身体健康,需要良好、舒适的生活环境,丰富营养的饮食。

2. 尊重的需要　老年人为家庭和社会付出了很多,年老后希望得到家人、朋友和社会的尊重。

3. 独立的需要　老年人有自己的主见,希望在得到认可和尊重的同时,能有独立的个人空间。

4. 社会交往的需要　老年人需要情感上的沟通、分享,情绪的发泄,积极的社会活动能促进老年人心理健康。

5. 自我实现的需要　大部分老年人不服老,愿意并积极参与社会公益活动;或退而不休,想继续发挥余热,为社会做贡献,实现自我价值。

二、维护老年人心理健康的措施

(一)更新观念,延缓心理衰老

生老病死是人生的自然规律,只有树立正确的生死观,克服对死亡的恐惧,才能有勇气面对将来生命的终结,正确认识衰老是相对的,身体的衰老不可避免,但心理的衰老却可以避免,而心理上的衰老表现为颓废,对生活失去希望。要引导老年人拥有积极向上的生活态度,预防心理衰老。

(二)正确处理人际关系

老年人感到孤独、无助,更多是因为子女的不理解,即所谓的"代沟";还有时代的变化、信息的闭塞以及老年人传统的观念等,都会使老年人与身边的人没有共同话题,从而更加不愿意与外界接触;鼓励老年人转变观念,切忌对子女过多干预;培养自己的兴趣爱好,积极参加社区活动,寻找志同道合的朋友(图6-4,图6-5)。

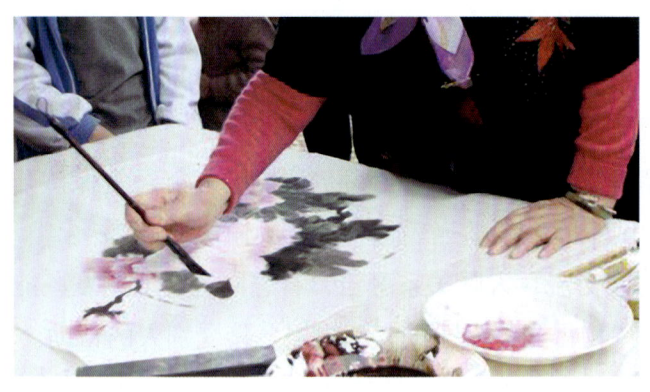

图 6-4 培养个人兴趣爱好

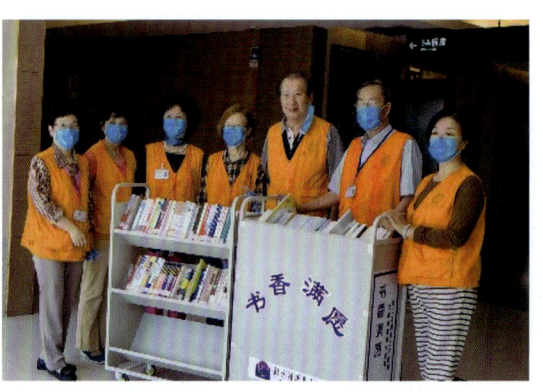

图 6-5 成为社区服务志愿者

(三)生活规律

科学的作息时间,合理的身体运动,规律的起居和良好的饮食,有利于老年人调试生理变化,促进身心健康。

(四)豁达心理

老年人保持开朗、乐观、稳定的情绪,不纠结、不压抑,减轻心理负担,转移注意力,寻找减压方式,以豁达的心态看问题,不以物喜,不以己悲。

(五)营造良好的社会支持体系

1. 建立和完善社区服务网络,为生活不能自理的老年人提供便捷服务,如送货、送药上门。
2. 加强文化娱乐设施建设,满足老年人精神需要,组织老年活动,为老年人创造娱乐平台。
3. 建立多种类型的养老机构,如医养结合型养老机构、老年公寓、老年大学等,根据老年人的需求,设置不同功能类型的机构,满足老年人实际需要。
4. 完善相关法律法规和社会保险机制,为老年人提供良好的社会保障体系与环境,最终实现"健康老龄化"的目标。

链接

养生四要素——动、仁、智、乐

1. 动,就是身体多运动。老年人要注意"动静结合",加强身体的适度锻炼,循序渐进,持之以恒。
2. 仁,是与人亲善,待人宽厚,容人容事,有利于自身的心理健康。
3. 智,是勤于学习,科学用脑,用科学的知识指导养生保健。
4. 乐,是保持乐观情绪,保持好奇心,时刻保持积极向上的心理状态;在动与静中求乐,在宽与学中求乐,与人同乐,自得其乐,助人为乐,知足常乐。

自测题

A₁/A₂ 型题

1. 老年人记忆力下降的表现需除外
   A. 记忆力的广度降低
   B. 远期记忆力下降
   C. 再认能力减退
   D. 回忆能力减退
   E. 机械记忆力下降

2. 下列表现说明老年人人格健全的是
   A. 感知觉正常　　B. 记忆清晰
   C. 意志坚定　　　D. 想象力丰富
   E. 思路清楚

3. 老年人性格的发展倾向不妥的是
   A. 对他人缺点错误能谅解、宽容
   B. 注重实际，淡泊名利
   C. 关爱他人，易与他人友好相处
   D. 性格比较温和
   E. 心胸狭隘，易愤怒

4. 老年期抑郁症的主要治疗方法是
   A. 药物治疗　　　B. 心理治疗
   C. 物理治疗　　　D. 手术治疗
   E. 保守治疗

5. 下列不属于老年人正式的社会支持网络中的成员的是
   A. 志愿者组织　　B. 社区老年人互助组织
   C. 医护人员　　　D. 附近邻居
   E. 社会工作者

6. 指导老年人共同维护心理健康的措施中，欠妥的是
   A. 指导家人与老人相互理解
   B. 促进家庭成员的相互沟通
   C. 认真对待老人的再婚问题
   D. 老人要善于倾听子女的意见和建议
   E. 子女与父辈发生矛盾后要尽量回避

7. 老年抑郁症患者最严重而危险的表现是
   A. 自杀　　　B. 出走　　　C. 妄想
   D. 恐惧　　　E. 焦虑

8. 王爷爷，70岁，丧偶，儿女均在国外，现独居于家。近日跌倒致股骨颈骨折卧床，感觉孤独，特别思念儿女，有自怜和无助的表述。以下护理措施不正确的是
   A. 主动关心老人，满足其需要
   B. 鼓励老人利用现代通信工具与子女沟通
   C. 左邻右舍亲朋好友多探视
   D. 送老人至清静处疗养
   E. 鼓励老人参加社区活动

（岑丽莎）

第 7 章
老年人安全用药与护理

案例 7-1

王爷爷，73岁，退休工人，小学文化。患有冠心病和原发性高血压10年，长期服降压药控制血压。今晨醒来觉得头有点晕，以为自己血压增高，找出抽屉里的降压药口服双倍的量，导致头晕加重、胸闷、昏迷，被家属及时送去医院，经抢救治疗后病情平稳。

问题：1. 王爷爷的用药行为说明老年人用药中存在什么问题？
　　　2. 针对这种现象应如何进行健康教育？

药物治疗是老年人维持健康、治疗疾病、延长生命的主要措施之一。随着年龄的增长，机体各组织器官结构与功能逐渐发生衰退性变化，同时，老年人常罹患多种疾病，病情复杂，肝肾功能减退，药物的吸收、代谢和排泄都受到影响，容易发生药物中毒或药物不良反应。因此，应特别注意老年人的合理用药，才能使药物治疗更安全、更有效。

第 1 节　老年人用药特点

一、老年人药物代谢动力学特点

（一）药物的吸收

药物吸收是指从用药部位转运至血液的过程。给药途径，如口服、皮下注射、肌内注射、静脉注射等，口服给药是最常用的给药途径。老年人与青年人相比，老年人胃肠道的组织结构及功能均发生变化，会影响药物的吸收。

（二）药物分布

老年人机体的药物分布是指药物吸收进入体循环后各组织器官及体液转运的过程。药物分布不仅与药物的储存、蓄积和清除速率有关，也影响药物的药效和毒性。影响药物在老年人体内分布的因素主要有：老年人细胞内液减少，老年人脂肪组织增加，老年人血浆蛋白含量随着年龄增加而减少等。

（三）药物代谢

药物代谢又称生物转化，是指药物在体内发生的化学变化。药物代谢的主要场所是肝脏。老年人肝血流量仅是青年人的40%～50%，90岁以上仅为30%。随着年龄的增加，肝血流量减少，肝药酶活性下降、功能性肝细胞减少，导致对主要经肝脏代谢灭活的药物（如利多卡因、普萘洛尔、氯霉素等）的代谢能力下降，血药浓度增高或消除延缓，不良反应增加。因此，应调整老年人用药剂量至成人治疗量的1/2～1/3。

（四）药物排泄

药物的排泄途径有肾、呼吸道、皮肤汗腺、乳汁等，其中肾脏是药物排泄的重要器官。随着年龄增长，肾实质和血流量减少，肾小球滤过及肾小管分泌、重吸收能力降低，肾功能减退，造成肾脏排泄药物减少，药物清除率降低，半衰期延长，易在体内蓄积产生毒性作用。老年人如有低血压、心力衰竭、脱水或其他病变时，可进一步损害肾功能，因此，用药更应谨慎，最好能密切监测血药浓度。

二、老年人药物效应动力学特点

老年人药效学改变的特点：对大多数药物敏感性增高、作用增强，仅对少数药物的敏感性降低，药物耐受性下降，药物不良反应发生率增加。

（一）药物敏感性改变

1. 中枢神经功能改变与药效学

（1）老年人中枢神经系统功能的退行性变，对中枢神经系统抑制药敏感性增强，如抗抑郁药、抗精神病药、镇静催眠药。特别在老年人缺氧、发热时更为敏感。药物半衰期延长，不良反应发生率比年轻人高。

（2）由于肝、肾解毒和排泄功能减退，老年人对中枢性镇痛药的敏感性增高，如哌替啶、吗啡。

2. 心血管系统功能改变与药效学

（1）老年人心血管系统的结构和功能发生明显改变，血压调节功能减退。因此，在使用降压药、利尿药、β受体阻滞剂、亚硝酸酯类及吩噻嗪类药物时，易发生直立性低血压。

（2）老年人心脏对儿茶酚胺最大效用降低，使老年人对异丙肾上腺素所致的心率加快效应减弱，但对β受体阻滞剂作用增强。普萘洛尔通过对β受体的阻断可使糖尿病患者服用降糖药后易发生低血糖反应。

3. 其他 老年人凝血功能减弱，因此，抗凝血药的用量相应减少。老年人对洋地黄类强心药敏感性增加，应适当调整剂量，密切注意洋地黄中毒反应。

（二）药物耐受性降低

1. 老年人与青年人相比对药物的耐受力降低，老年人中枢神经系统有受体处于高度敏感状态，小剂量药物即可出现较强的药理效应，出现耐受性降低的现象；对三环类抗抑郁药、抗惊厥药、镇静催眠药等都比较敏感；用药后可能出现烦躁不安、抑郁、过度激动、精神错乱、幻觉、失眠等不良反应。

2. 老年人呼吸系统及循环系统的储备力降低，故易引起缺氧的药物应避免使用。

3. 老年人肾脏调节能力及酸碱平衡的调节能力较差，输液时应随时注意调节输液速度。

三、老年人常见药物不良反应

药物不良反应（adverse drug reaction，ADR）是指正常剂量的药物用于预防、诊断、治疗疾病或调节生理功能时，出现有害的或与用药目的无关的反应。通常按照与正常药理作用有无关联分为 A 型和 B 型：A 型即剂量相关的不良反应，包括药物副作用、毒性反应、过度效应、撤药反应、继发反应等；B 型即剂量不相关的不良反应，包括变态反应和特异质反应等。老年人常见药物不良反应有以下几方面。

1. 精神症状　中枢神经系统，尤其是大脑，最易受药物作用影响。老年人中枢神经系统对某些药物的敏感性增高，可引起精神错乱、痴呆、焦虑、抑郁、幻视和幻听等精神症状。如抗胆碱能药物苯海索、左旋多巴。

2. 体位性低血压　即直立性低血压。老年人血管运动中枢的调节功能弱于青年人，压力感受器易发生功能障碍，平时就会因为体位的突然改变而引起头晕、黑矇甚至晕厥等症状，如使用降压药、利尿药、血管扩张药和三环类抗抑郁药等药物时，更容易发生直立性低血压，使用这些药物时应特别注意。

3. 耳毒性　由于老年人内耳毛细胞数目减少，听力有所下降，容易受药物的影响，进一步产生前庭症状和听力下降。主要表现为听神经损害、前庭损害和耳蜗受损，主要症状有眩晕、头痛、恶心、耳鸣、耳聋和共济失调。

4. 尿潴留　老年人使用具有副交感神经阻滞作用的三环类抗抑郁药和抗帕金森病药时可引起尿潴留，尤其伴有前列腺增生及膀胱颈纤维病变的老年人更容易发生。因此，老年人使用三环类抗抑郁药和抗帕金森病药时，应从小剂量分次服用开始，逐渐加量。呋塞米、依他尼酸等强效利尿药应用于患有前列腺增生的老年人，也可引起尿潴留，应注意观察。

5. 药物中毒反应　老年人代谢减慢，体内各器官的功能呈减退趋势，服用同等剂量的药物后可以引起肝肾功能损伤，甚至骨髓抑制等。胃肠道反应，如恶心、呕吐、腹泻、黄疸等；心血管反应，如血压下降、心律不齐、心动过速等；中枢神经系统反应，如头晕、耳鸣、听力下降等。

6. 出血反应　老年人服用抗凝药时，容易自发性出血，护理人员应指导老年人密切注意出血倾向，在刷牙、排便时有无出血情况等。

> **考点**　老年人常见药物不良反应

第 2 节　老年人用药原则

WHO 将合理用药（rational use of drug）定义为："患者接受的药物适合他们的临床需要，药物的剂量符合他们个体需要，疗程足够，药价对患者及其社区最为低廉。"这充分体现了合理用药包含安全、有效、经济和适当四个基本要素。老年人由于各器官储备功能及身体内环境调节能力衰退，对药物的耐受程度明显下降。为了保证老年人准确、安全、有效地用药，用药时一定要权衡利弊，确保用药对患者有益，即受益原则（用药时受益/风险＞1）作为老年人用药的总指导原则。

（一）用药简单原则

老年人用药要少而精，尽量减少服用药物的种类。一般应控制在4～5种以内，减少合并使用类型、作用、不良反应相似的药物，尽量选用疗效协同、毒副作用相拮抗、一举两得的药物（如阿托品和吗啡联用，前者可减轻后者所引起的平滑肌痉挛而加强镇痛作用），避免合用有相同作用或相同副作用的药物；适当选择长效制剂，以减少用药次数，药物治疗要适可而止，不必苛求痊愈。

（二）优先治疗原则

由于老年人疾病种类多、病症长期存在，很多人认为所有的症状都需要治疗，为避免同时使用多种药物，当突发急症时，应遵循优先治疗的原则。例如，患有急性肺炎或急性胃肠炎时，应优先治疗这些急症而暂停用降血脂和软化血管等的药物；又如，突发心脑血管急症时，应暂停慢性胃炎或慢性前列腺炎的治疗。

（三）合理选择药物原则

由于老年人生理机能出现退行性改变、各脏器功能逐渐衰弱，这不仅对老年人的健康造成影响，而且增加了治疗的难度；若药物使用不当，可使病情恶化，甚至无法挽救。因此，选择药物时，要考虑到既往病史及各器官的功能变化情况。老年人情绪容易出现不稳定，护理人员可进行沟通或心理指导等，其效果甚至比用药好，对有些情况可以不用药物治疗则不要急于用药，如失眠的老年人，可先分析其失眠的原因，通过改变老年人卧室环境和饮食等来改善睡眠状况。

（四）慎用或不用高危型药物

老年人应注意避免使用特别敏感的药物，如苯巴比妥类镇静催眠药，颠茄生物碱、东莨菪碱等胃肠解痉药，降压药中的可乐定、莫索尼定等，降血糖药中的格列齐特、格列本脲等，经肾脏排泄的有耳肾毒性的庆大霉素、阿米卡星等药物。

（五）不滥用抗生素、维生素、滋补药或抗衰老药

根据老年人的健康状态和病情，按照辨证施补、合理配伍的原则，科学地选用滋补药、保健药，不随意听信广告。严格掌握老年人应用抗生素、维生素的适应证，并注意抗生素、维生素与其他药物间的相互作用。

> **考点** 老年人用药原则

链接

合理用药的标准

WHO的合理用药标准有5条：
1. 开具处方的药物应适宜。
2. 在适宜的时间，以公众能支付的价格保证药物供应。
3. 正确地调剂处方。
4. 以准确的剂量、正确的用法和用药时间服用药物。
5. 确保药物质量安全有效。

第3节 老年人安全用药护理

案例 7-2

王奶奶，70岁，小学文化，独自生活。患有高血压、糖尿病5年，一直口服降压药和降糖药控制血压和血糖。4天前感觉尿频、尿急、尿痛，自行服用氧氟沙星和呋喃妥因，症状无明显改善，且全身出现瘙痒、皮疹，遂来院就诊。医院检查诊断为：尿路感染、糖尿病、高血压、药物过敏。

问题：1. 王奶奶用药过程中出现了什么问题？原因是什么？
　　　2. 作为护理人员应如何指导王奶奶安全用药？

老年人由于各器官功能及身体内环境稳定性随年龄增长而衰退，通常会患多种慢性疾病，因而会联合用药。老年人的生理特点：记忆力减退，学习新事物的能力下降，对药物治疗目的、服药时间、服药方法常不能正确理解。因此，老年人用药安全管理更应受到特别的重视。

一、评估老年人用药情况

（一）详细评估用药史

护理人员仔细询问老年人用药史并建立完整的用药记录，包括既往和现在的用药记录、药物名称、剂量、用法、服用时间、效果，有无药物过敏史，有无引起副作用的药物，对使用药物和注意事项是否了解等。

（二）动态监测内脏功能

护理人员仔细评估老年人各脏器的功能状况，如吞咽能力、胃肠消化吸收功能、中枢神经系统功能、呼吸系统功能、心脏功能、肝肾功能等；监测肝肾功能生化指标，作为判断所用药物是否合理的参考依据。如肝肾功能异常者；使用巴比妥类镇静药、磺胺类药物时应调整剂量或选用对肝肾损害较轻的药物。长期使用药物者，建议每隔1～2个月复查肝肾功能。

（三）定期评估服药能力

老年人能否自行安全用药与其感官、神经、运动、消化系统的功能状况以及思维能力等有关，因此，应定期评估老年人的服药能力并做好记录，评估内容包括：视力、听力、口腔状态、吞咽功能、记忆能力、阅读能力、识别药物变质能力，以及能否坚持服药、手足运动功能情况等，以判断其认识用药目的、区别药物种类、自行取药、按时按量用药、坚持用药、及时发现不良反应、识别停药时机的综合能力，拟定适合老年人的给药途径、辅助手段和观察方法。

（四）评估心理及社会状况

护理人员需要评估老年人的文化程度、饮食习惯，有无烟、酒、茶嗜好；家庭经济状况，家属的支持情况；对当前治疗方案和护理计划是否了解、认识程度和满意度；对药物有无依赖、期望或反感、恐惧等心理反应等。

考点 老年人用药情况评估

二、老年人安全用药指导

（一）指导老年人进行用药的自我管理

1. 严格遵医嘱用药　注意服药时间和服药间隔，坚持按时、按量服药。须在医护人员的指导下调整药物剂量或方案，不得擅自增、减药量或停药，不随意混用某些药物等。

2. 指导老年人不随意购买及服用药物　一般健康老年人不需要服用滋补药、保健药、抗衰老药和维生素，只要注意调节好日常饮食，注意营养，科学安排生活，保持乐观的心态，就可以达到健康长寿的目的。对体弱多病的老年人，要在医生的指导下适当服用滋补药物，但不能盲目或过度服用，以免适得其反。

3. 鼓励老年人首选非药物性措施　指导老年人如果能以其他方式缓解症状的，暂时先不用药，如失眠、便秘和疼痛等，应先采用非药物性的措施解决问题，将药物中毒的危险性降至最低。

4. 指导老年人服药技巧　有些老年人感觉吞咽一粒胶囊或一片药很困难。因此，在服药前先喝些温水以湿润咽喉，然后将药片或胶囊放在舌的后部，喝一口水咽下。如果担心药片或胶囊过大，可能卡在嗓子里，可将药片研碎或将胶囊内药物倒出，置汤匙内，以温水混匀，再服用。需要注意的是，在这样做之前一定要详细阅读药片说明书或者向医生咨询，因为有些片剂和胶囊不能掰开或研碎服用，必须整颗咽下。

（二）指导老年人及照护者学会病情观察和正确保管药物

1. 注意观察用药后的反应　指导老年人和照护者注意观察服药后的疗效、全身变化，有无皮肤瘙痒、红斑、恶心、呕吐、头晕、发冷、黄疸、血红蛋白尿、少尿、无尿等。一旦出现严重反应，应立即停药，保存好残余药，送老年人入院就诊。

2. 正确保管药物　协助正确保管药物，帮助老年人及照护者定期整理药柜。常用的方法如下：

（1）避免影响药物稳定性的因素，主要有光线、空气、温湿度和放置时间。因此，药物保管建议使用原包装内服、外用分别放置于避光、密封、干燥处，指导老年人及照护者按药物不同性质妥善保管。

（2）所有药物原始的外包装和说明书应妥善保管，对于看不清说明书的老年人应帮助其在药盒上标明药物名称、规格、作用、用法、用量、注意事项及有效期等内容。

（3）药物保存时要防潮、防变质，怕热的药物（如胰岛素）要放于冰箱冷藏室内保存。

（4）对生活不能自理、记忆力和理解能力有障碍的老年人，药物的使用应由照护者来协助用药，所用药物不能放在老年人能够轻易拿到的地方，防止老年人误服药物。

（5）定期检查药物的保质期，一旦发现药物过期或变质应立即丢弃，不要因为个别药物价格昂贵而不舍得丢弃；摆放药物时，应按照日期的先后顺序摆放，将要过期的药物放在最上面先行使用。

（三）预防和控制药物不良反应的发生

1. 合理选用药物　遵循老年人药物选用的基本原则，在明确诊断的基础上，根据老年人病情、体质及当时当地的条件选择效果好、毒副作用小、价格合理的药物，要避免舍近求远或无原则地滥用价格昂贵的补药、进口药，即只买对症药，不买价贵药。

2. 选择合理给药途径　根据老年人的生理特点，各器官的功能状况，结合其所患疾病的种类、严重程度，选择合理的给药途径。慢性疾病如患高血压的老年人，可选口服给药；急性病如急性感染伴高热、病情急危重的老年人，则需要静脉给药，密切观察输液速度，减少不良反应的发生。

3. 严格控制预防用药　掌握预防用药指征，切忌随意滥用药物。

4. 纠正用药误区　有些经济条件宽裕及享受公费医疗的老年人，认为凡是保健药都能强身健体，多吃有益无害。如果滥用保健药，反而会扰乱人体的内环境平衡，引起新陈代谢失调，加重身体负担。对于部分长期患病用药的老年人，应注意不可凭经验随便用药或加大用药剂量，这种做法对体质较差或患多种慢性病的老年人尤其危险，同时，告诫老年人不可听信医药广告和他人经验，迷信名、贵、新药或保健品等。

5. 控制嗜好和饮食　用药期间应控制烟、酒、糖、茶、咖啡等嗜好，以免影响药物疗效。应严格按照各种药物的说明书进行饮食忌口，以免与药物发生反应，如抗骨质疏松药物不可与牛奶一起服用，奶制品中含大量钙质，是强健骨骼的优质食物，但对于骨质疏松患者而言，钙会干扰骨质疏松症药物阿仑膦酸钠的吸收，因此，服抗骨质疏松药物前两小时不易喝牛奶。

（四）提高老年人用药的依从性

老年人由于记忆力减退，容易漏服、忘服或错服药；此外，经济负担、担心药物副作用、家庭社会支持不够等原因，均可导致老年人服药依从性差。提高老年人服药依从性的护理措施如下：

1. 建立合作性的护患关系　护理人员要鼓励老年人参与治疗方案与护理计划的讨论和制订，引导老年人主动表达意愿，提出问题。在治疗过程中，若老年人欲调整治疗方案或停止治疗，鼓励其陈述理由，并可根据其意愿和实际情况做出酌情调整，让老年人知道每种药物在整个治疗方案中的轻重关系，还应注意老年人是否非常关注费用。与老年人建立合作性护患关系，使老年人对治疗充满信心，形成良好的治疗意向，从而促进其服药依从性。

2. 加强药物使用的护理

（1）对住院的老年人，护理人员应严格执行给药操作规程、医嘱执行制度及查对制度，按时将早晨空腹、餐前、餐中、餐后、睡前服用的药物分别送到患者床前，并照顾其服下。

（2）对出院带药的老年人，护理人员以通俗易懂、简洁明了的话语或老年人能接受的方式解释用药的必要性、用量、用法、疗程、副作用和注意事项等，并附以书面说明。

（3）对空巢、独居的老年人则需加强社区护理干预，确保安全、有效用药。

（4）对吞咽障碍与神志不清的老年人，一般通过鼻饲管给药。对神志清醒，但有吞咽障碍的老年人，可将药物加工制作成糊状后再给予。

（5）对于精神异常或不配合治疗的老年人，护理人员需协助和促进其服药，并确定老年人是否将药物服下。

（6）对于外用药物，护理人员应详细说明，并在盒子上外贴红色标签，注明外用药不可口服，并告知照护者。

（7）关怀老年人，特别是关爱患有慢性疾病的老年人，对有效地发挥药物疗效至关重要。例如，老年人容易漏服药，可以准备药盒，并标注清楚一周七天早、中、晚和睡前的时间，将一周需用的药物预先分放好，便于老人服用（图7-1）；也可建立服用药品的日程表或备忘卡，还应向老年人广泛宣传必要的用药小常识，如服药最好用温开水，肠溶片和缓释片不可掰碎服用等。

3. 开展健康教育　护理人员可借助宣传媒介，采取专题讲座、小组讨论、发宣传材料、个别指导等综合性教育方法，通过门诊教育、住院教育和社区教育三个环节紧密相扣的全程教育计划的实施，反复强化老年人循序渐进学习疾病相关知识，提高老年人的自我管理能力，促进其服药依从性。

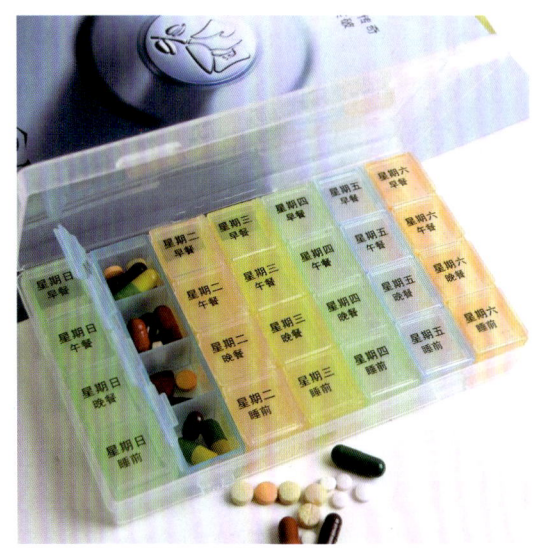

图7-1　一周药盒

4. 实施行为监测　教会和鼓励老年人写服药日记、病情自我观察记录等。将老年人的服药行为与日常生活习惯联系起来，如将药物放在固定、易见处（建议照护者为老人设置专用的药盒或小药箱，颜色鲜艳，开关方便），使用闹铃等方法提醒老人按时服药。当老年人服药依从性好时及时给予肯定，依从性差时应立即给予批评指正。

5. 完善随访工作　老年人服药的依从性必须持续不间断地强化，因此，需做好电话随访、接受咨询、上门随诊等工作。医护人员定期联络老年人了解病情变化，能有针对性提供帮助，进而提高老年人的服药依从性。

考点　老年人安全用药指导

自 测 题

A_1/A_2 型题

1. 指导老年人保管药物方法不妥的是

   A. 定期整理药柜

   B. 暂时不用的药及时丢弃

   C. 内服药物与外用药物分开放置

   D. 怕热药应置于冰箱冷藏

   E. 所有药物的标签、说明书都要随药放好

2. 老年人常见的不良用药习惯包括

   A. 未就诊自行购药服用

   B. 随意或混置摆放药物

   C. 自行增减药物

   D. 漏服、误服药物

   E. 以上都是

3. 有关加强老年人用药的健康指导，错误的是

A. 加强老年人用药的解释工作
B. 鼓励老年人首选非药物性措施
C. 指导老年人不随意购买及服用药物
D. 告诉老年人一旦发现忘记服药，应及时补服
E. 加强老年人家属的安全用药知识教育

4. 张女士，68岁，因头痛、头晕入院，在为张女士药物治疗时，使用药物的剂量一般是成人剂量的
   A. 1/2　　　B. 1/3　　　C. 2/3
   D. 3/4　　　E. 4/5

5. 李先生，66岁。感冒咳嗽，意识清楚，语言表达准确，独自去家附近药店买药，在使用非处方药的原则不包括下列哪项
   A. 可随意用药　　B. 注意药物不良反应
   C. 注意服药时间　　D. 查看药物的有效期
   E. 注意服药方法

6. 陈奶奶，72岁，高血压药物治疗，服药后起床时晕倒，片刻后清醒，首先考虑发生了什么情况
   A. 直立性低血压　　B. 心源性休克
   C. 高血压危象　　　D. 高血压脑病
   E. 急性左心衰竭

7. 邹先生，65岁，在用药期间，他一旦出现新的症状，应采取最简单、有效的干预措施是
   A. 增加药物剂量　　B. 减少药物剂量
   C. 暂停用药　　　　D. 密切观察新症状
   E. 调整用药时间

（李　慧）

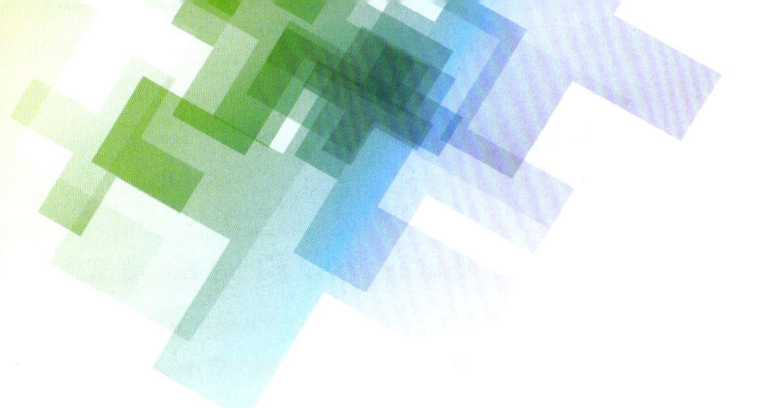

第8章 安宁疗护

第1节 安宁疗护概论

案例 8-1

王先生，76岁，三年前，诊断为食管癌，手术后又进行了化疗。半年前感到呼吸困难，确诊食管癌肺转移，住院后医生将胸腔积液抽出，并进行了抗感染等治疗，未进行化疗等抗癌治疗。老人感觉好转，吵闹着要求回家，甚至责备孩子"难道你们要让我死在医院里吗"。王先生的4个儿女，有的认为现在经济条件很好，该让老人住院继续化疗延长寿命；有的则担心化疗加快老人死亡，想按照老人意愿回家生活，顺其自然，但又担心回家后照顾不好老人。

问题：1. 儿女们应选择怎样的方式照顾老人？
　　　2. 应从哪些方面照护老人，让老人尽量舒适？

20世纪50年代，英国护士西西里·桑德斯博士（Cicely Sanders）在长期工作的肿瘤医院中，目睹了许多垂危患者的痛苦，于是她在1967年创办了世界上第一所临终关怀机构圣克里斯多弗宁养院，让垂危患者在人生的最后一阶段得到了舒适的照护，从而点燃了人类安宁疗护运动的灯塔。之后，许多国家开展了安宁疗护实践。

一、安宁疗护概述

（一）安宁疗护的概念

1. **安宁疗护基本概念**　以终末期患者和家属为中心，以多学科协作模式进行实践；主要内容包括疼痛及其他症状控制、舒适照护、精神抚慰、心理及社会支持等。

2. **安宁疗护基本理念**　维护生命，把濒死认作正常过程；不加速也不拖延死亡；控制疼痛及心理和精神问题；提供支持系统以帮助家属处理丧事，并进行心理抚慰。

> **链接**
>
> **安乐死与安宁的区别**
>
> 《辞海》将"安乐死"定义为现代医学无法挽救而面临濒临死亡的患者的真诚主动要求，医生为解决其不堪忍受的痛苦而采取无痛苦的措施，提前结束其生命。法律意义上的安乐死，是指患者为了结束病痛折磨，在医生协助下用致命剂量的药物实施的无痛苦致死术。目前世界上仅有荷兰、瑞士、比利时等国家通过了安乐死立法。安乐死涉及主动的致死行为，不管这种致死行为是由谁来提供的，并且安乐死是提前结束生命；而生命末期的安宁是尊严死（或自然死）不涉及积极的致死行为，死亡时间既不提前也不拖后，遵循一个自然的死亡时间，这是两者最本质的区别。

(二)安宁疗护的原则

1. 人道主义原则　救治患者的苦痛与生命，尊重患者的权利和人格。以关怀人、尊重人，以人为中心为准则。医务人员要有敬畏并尊重生命的意识，尊重每一名终末期患者，尊重患者的生命质量与生命价值，尊重终末期患者的正当愿望。

2. 以照护为主的原则　主要以提高患者生命末期生命质量为目的，尽量按照患者及家属的希望来护理，而不是千方百计延长患者的生存时间。

3. 全方位照护原则　为患者及家属提供24小时全天候服务，包括对终末期患者生理、心理、社会、精神等方面的照护与关怀；帮助患者家属尽快摆脱居丧期的痛苦，顺利恢复正常生活。

> **考点**　安宁疗护的原则

(三)安宁疗护的服务对象

安宁疗护以终末期患者和家属为中心。目前关于生命末期的界定没有统一标准，现有的医学手段无法准确预测生存期，只要患者有需求和意愿，都应获得安宁疗护。其中，患者符合以下条件就可获得安宁疗护服务：

1. 疾病终末期，出现相应地症状。
2. 拒绝原发疾病的检查、诊断和治疗。
3. 接受安宁疗护的理念，具有安宁疗护的需求和意愿。

(四)安宁疗护的服务内涵

安宁疗护服务内涵主要体现在"五全"，即"全人、全家、全程、全队、全社区"。

1. 全人照顾　终末期患者在生命最后阶段一般会面临疼痛等各种不适症状，由于生命的不确定性，又会产生焦虑、抑郁、伤心等负性情绪，加上家庭社会支持网络的改变或不足，易导致患者觉得人生缺乏意义及价值感，感到无力、无助，甚至有轻生的危机。因此，需要提供身体、心理、社会、精神多维度的全人照顾。

2. 全家照顾　终末期患者的死亡是整个家庭甚至整个家族的大事；家属在照顾患者时，由于照顾时间长、照顾技能缺乏等多方面因素，会出现身体、心理多方面的问题。因此，除了照顾患者之外，也要照顾家属，解决体力、心理、悲伤等问题。

3. 全程照顾　从患者住院入住安宁疗护病房一直至患者生命结束（包括住院及居家照顾），安宁疗护工作人员都会全程对患者进行管理，对家属悲伤进行辅导。

4. 全队照顾　安宁疗护是一个多学科团队合作的工作，成员包括医师、护士、药师、社工师、志工（义工）、营养师、心理师、宗教人员等；这些成员并不是固定的，凡是患者所需要的都可以是团队的成员。在团队中，每个成员负责终末期患者照顾的一部分，如症状控制、舒适护理、心理辅导、社会支持、精神照护等。凡是与患者安宁照护有关的都可以加入团队服务，安宁疗护工作不是单靠某个医学专科就可以做好的（图8-1，图8-2）。

5. 全社区照顾　安宁疗护工作不仅是医疗机构、护理院的责任，也是全社会的职责。作为安宁疗护工作者，应积极寻找和连接社会资源，动员全社会的力量，为贫困的终末期患者和家庭提供实际救助，奉献爱心，给予患者生命尊严。

第 8 章 安宁疗护

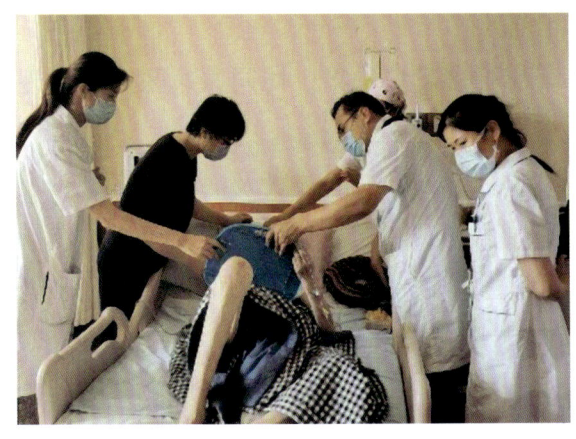

图 8-1 医生、护士、药师、社工师共同查房

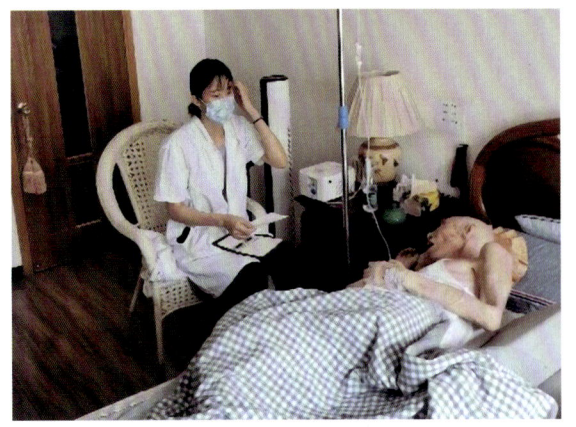

图 8-2 社工师至患者家中探望

医者仁心　　　　陪老人走完生命的最后的一程

来自湖北省荣军医院的临终关怀护士袁晓燕，在《2017寻找最美医生》活动中获"最美医生奖"。自2007年至2017年，袁晓燕从事临终关怀护理工作期间，总是耐心地陪老人们聊天，悉心地照护老人。2014年8月，她被诊断出感染肺结核，本有机会借此离开，但让很多人没有想到的是，出院后袁晓燕拒绝院方提出调离一线的安排，选择继续回到老人们的身边。十年间，她用微笑和耐心给予3000多位风烛残年的老人最后的关怀，用敬业和真诚陪伴着334位孤寡老人和89位社会老人安详、有尊严地走到生命的终点。"这是一份可以多做也可以少做的良心活，如果可以，我愿一辈子从事这份工作。"袁晓燕说。

一颗仁心敬日月，不枉白衣天使名，厚德济世行天地，甘洒春雨献真情。

二、安宁疗护实施模式

根据安宁疗护的实施地点，分为医院安宁疗护、社区安宁疗护、居家安宁疗护。

（一）医院安宁疗护

1. 目的　医院安宁疗护适用于有难治性或复杂性的临床症状，而在其他照护场所如社区、居家无法满足其全方位照护需求的终末期患者，为患者提供跨区域、专业的、不以治愈为目标的综合医疗服务，解决危急重症和疑难杂症状，满足患者和家属心理、社会及精神方面的需求，接受社区医院转诊，对下级医院进行业务技术指导，为患者转至社区医院创造条件。

2. 服务模式

（1）病房服务模式：基于安宁疗护病床的建立，有专业的安宁疗护多学科团队为患者和家属提供"五全"服务的一种医疗模式。服务对象为诊断明确且病情不断恶化，现代医学不能治愈，属不可逆转的慢性疾病终末期，预期存活期小于6个月的患者。

（2）小组服务模式：也称安宁共同照护，目的是建立全院化的安宁疗护理念，让有需求的患者在普通病房也能接受安宁疗护服务；提高普通病房医护人员的照顾能力，是跨区域、跨科别的医院安宁疗护模式。

1）特点：没有固定的病床，在医院成立安宁疗护多学科小组，协同原病区医疗护理团队为生命终末期且有安宁疗护需求的患者提供服务。

2）小组成员：安宁疗护共同照护小组设立小组负责人、核心成员及病区联络员。小组负责人可由接受过安宁疗护专项培训的护士长担任，核心成员分别为医生、安宁疗护专科护士、药师、技师、临床营养师、心理咨询（治疗）师、康复治疗师、中医师、行政管理人员、后勤人员、医务社会工作者及志愿服务人员等。

（3）出院延续护理服务门诊：以安宁疗护专科资质护士门诊的形式开展服务。为有需求的患者及家属提供咨询、症状护理指导、心理护理、人文关怀及哀伤辅导等服务。安宁疗护专科护士资质条件为：肿瘤或慢性疾病工作经验5年以上、本科学历及以上、主管护师职称及以上，且取得安宁疗护专科护士资质。

（二）社区安宁疗护

1.目的　社区安宁疗护为终末期患者提供住院机构、门诊及居家模式相结合的安宁疗护服务。应用早期识别、积极评估、控制疼痛和治疗其他痛苦症状的适宜技术，改善终末期患者的生命质量、维护患者尊严、缓解家属痛苦。让每个生命晚期的人都能得到关爱和帮助，舒适、无痛苦、安详、有尊严地走完人生最后旅程。

2.服务模式

（1）病区服务模式：遵循"五全"原则，建立以社区为主导、门诊为依托、病区及居家（家庭病床）为核心保障的四位一体服务体系，满足患者和家属心理、精神及社会方面的需求，且明确与综合医院和家庭的转诊通道。

（2）门诊服务：根据各地区社区卫生服务中心的规模设置。

（3）居家服务：多学科团队根据患者的需要定期上门开展服务，需为团队提供必要的交通工具及通信联络设备。

（三）居家安宁疗护

1.目的　在家庭环境下，为处于生命终末期的患者提供缓解症状、舒适护理等服务，满足患者在家中接受照护和离世的愿望，使其能安详地度过人生的最后阶段，有尊严地辞世。同时，帮助家属减缓失去亲人的痛苦，积极地面对生活，最终提高患者及家属在各个阶段（从疾病诊断到居丧整个过程）的生活质量。

2.服务模式　提供居家安宁疗护的医护人员可来自医院、宁养院、护理院、安宁疗护中心或社区卫生服务中心等服务机构。为有需要的终末期患者及家属提供居家照护服务，满足患者和家属心理、社会及精神方面的需求。多学科合作团队人员组建：医生、护士和社会工作者是主要的核心成员，如条件允许，可另配备内勤人员、司机等。通过居家探访、电话或互联网咨询等方式来完成。

考点　安宁疗护实施模式

三、安宁疗护的内容

(一)症状控制

1. **目的** 终末期患者的不适症状,使患者在身体上受到极大的痛苦。因此,症状控制及护理是安宁疗护的核心内容,是心理、社会、精神层面照护的基础。通过症状管理措施缓解终末期患者痛苦,最大限度提高患者的生活质量。

2. **常见症状** 疼痛,呼吸困难,咳嗽、咳痰,咯血,恶心、呕吐,呕血、便血,腹胀,水肿,发热,厌食/恶病质,口干,睡眠/觉醒障碍(失眠),谵妄,吞咽困难,便秘等。

3. **护理方法** 详见《内科护理》和《健康评估》教材有关章节。

(二)舒适护理

1. **目的** 舒适护理是一种整体的、个性化的、创造性的、有效的护理模式,其目的是让患者在生理、心理、社会、精神上达到最愉快的状态,或缩短、降低不愉快的程度。

2. **内涵** 舒适护理的内涵包括身体舒适、心理安慰、社会支持和精神慰藉4个方面。

3. **原则** 预防为主,促进舒适;加强观察,发现诱因;采取措施,消除不适;互相信任,心理支持。

4. **实施方法**

(1)生理舒适护理

1)消除或减轻疾病症状:疼痛是影响患者舒适的最常见也是最严重的症状。除镇痛药物外,还可通过各种镇痛方法,减轻患者心理压力,如组织患者参加活动,实施音乐疗法、有节律按摩、深呼吸、松弛疗法、想象等,以分散患者注意力,达到缓解疼痛的目的。

2)保持正确、舒适的体位:关节处于正常的功能位,患者的每个部位每天均应活动,改变卧位时应进行全范围的关节运动(禁忌者除外);特别注意根据病情需要采取适当的体位,如中凹位等。

3)帮助患者做好个人清洁,保持皮肤干燥清洁完整:每天保证口腔清洁;按时或按需予以床上洗头(图8-3);床单位保持干燥、平整、无渣屑。

4)保证患者良好的休息、睡眠:室内温湿度适宜,安静且入睡时降低室内光线强度,避免光线直照眼睛;注意各种治疗尽量安排在患者休息前;睡前避免过多饮水,可用温水泡足;必要时遵医嘱使用助眠药物。

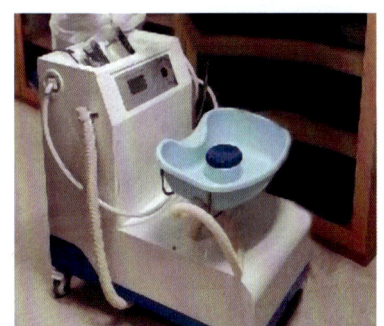

图8-3 床上洗头机

> **音乐疗法和芳香疗法**
>
> 1. 音乐疗法（music therapy）：以心理治疗的理论和方法为基础，综合了音乐、心理、生理、医学等学科。音乐声波的频率和声压会引起生理上的反应，音乐的频率、节奏和有规律的声波振动是一种物理能量，而适度的物理能量会引起人体组织细胞发生共振现象，能使颅腔、鼻腔或某一个组织产生共振现象，会直接影响人的脑电波、心率、呼吸节奏等。常用五行音乐处方见附录。
>
> 2. 芳香疗法：是借用芳香植物所萃取的精油作为媒介，制成适当的剂型，以不同的方法如按摩、吸入、沐浴、冷热敷、漱口、涂抹伤口等让精油作用于人体，达到舒缓精神压力、去除疾病、促进健康目的的一种自然疗法。

（2）心理舒适护理

1）建立支持性护理环境：建立一个安全、和谐的护理环境。使用患者在社会上或单位中的称呼，如"老师""教授"等，为患者找回被人尊重的自信。

2）增加安宁疗护护士的礼仪及业务素质能力：要求护士仪表端庄、举止优雅、言语得体。护士亲切的问候、文雅的风姿、轻盈的步伐、敏捷而轻巧的动作，都可增加患者的舒适感受。同时，安宁疗护护士只有具备扎实的专业理论知识，掌握娴熟的护理操作技能才能取得患者的信任，增加患者安全感。

3）进行心理痛苦程度和相关因素评估。

4）心理护理：可应用认知行为疗法、支持性心理疗法、正念减压疗法、意义为中心小组干预疗法等。同时，安宁疗护护士应注意与患者进行有效沟通，更多地了解患者个性特征、情绪特点、心理感受等信息，以亲切自然、谦逊温和的态度更好地满足患者被尊重的需要，使他们感到自己的存在是有价值的，是被人接纳的，从而激发患者自尊、自信、自强、自我价值得到满足的舒适感。

（3）社会舒适护理：根据病情安排适当陪护，满足患者的归属感，患者需要来自家庭亲友的陪伴、鼓励；允许亲友、同事等亲密的人探视，每次最多2人，每次15～30分钟为宜，以患者的病情为主要谈话主题，使患者在安静的环境下得到安慰和鼓励；适宜的时间可召开病友会，帮助患者从新的人际关系中获得舒适感。

（4）环境舒适护理：美化环境，使病区清洁、明亮、安静、舒适，利用壁柜、床头柜等妥善放置患者生活用品，保持良好的通风采光和环境净化；完善床单位准备，避免患者身处于已被污染或有潮湿褶皱的床褥上，完善淋浴、热水供应等设施；应注意的是治疗环境应避免强烈的阳光、噪声及强烈的气味，保证病室空气清新的同时，让患者情绪舒缓并重拾自信（图8-4）。

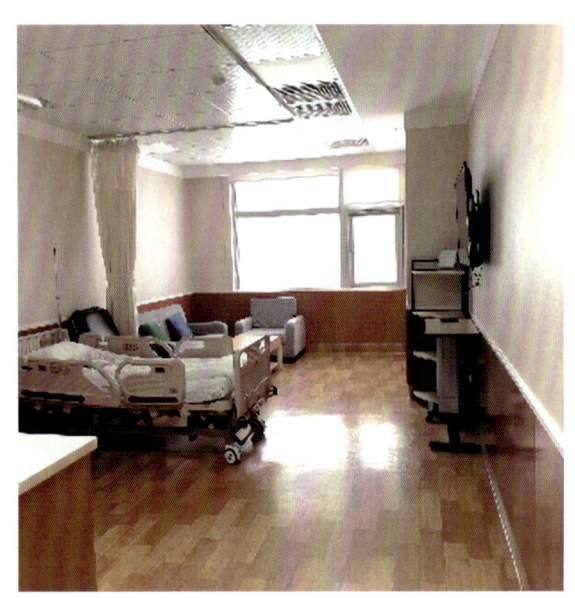

图8-4 安宁疗护病房

5. 护理内容　病室环境管理,床单位管理,口腔护理,肠内、外营养护理,静脉导管维护,留置导尿的护理,会阴护理,协助沐浴和床上擦浴,床上洗头,协助进食饮水,排尿、排便异常的护理,卧位的护理,体位转换,轮椅和平车的使用共14项。实施方法详见《护理学基础》教材相关内容。

(三) 心理支持和人文关怀

1. 心理支持　使每一位患者的尊严得到维护,心理得到安慰。一个人在知道自己不久于人世时,恐惧、惊慌、悲伤等情绪都有可能产生。安宁疗护工作人员应正确区分患者的心理分期,通过表情、言语、姿势、行为等影响和改变生命末期患者的心理状态和行为,了解他们的苦闷及恐惧;同时,通过与患者的交流,了解患者的心理需求和意愿,帮助其缓解情感上的不安,适应临终这个突发事件,使接近死亡的终末期患者倍感温暖,以提高终末期患者的生命质量。

2. 社会支持

(1) 情感支持:医疗团队需要向身处困境的家庭提供尊重、关心和倾听等,给予情感安慰。

(2) 信息支持:社会支持中的信息指的是有助于解决问题的建议或指导。

1) 疾病信息:疾病进展、症状处理、营养、照护技巧、沟通技巧等。

2) 家庭事务:预先规划、房屋遗产分配和继承、父母和子女安排等。

3) 丧葬帮助:办理死亡证明程序、丧葬礼仪安排等。

4) 临终机构:提供居家、住院、门诊照顾的临终关怀机构等。

5) 政策福利:医保报销、低保、大病救助、特殊门诊等相关政策。

6) 救助机构:政府救助机构、民间救助组织等。

(3) 陪伴支持:每个人都渴望与人交往,受人接纳,有所归依。家庭是患者最可靠的社会支持系统,家属仍是患者最希望的陪伴人选。医护人员和志愿者也可以陪伴患者,一起聊天和娱乐(图8-5)。

(4) 物质支持:是指为患者和家庭提供财力帮助、物质资源或提供所需服务等。目前患者的经济支持除了家庭以及亲属、朋辈群体以外,主要是来自政府、单位、社区等方面的医疗保险支持。物质可以是基金、救助金、生活慰问品,也可以是患者所需的医疗或生活设备,如轮椅、制氧机等。

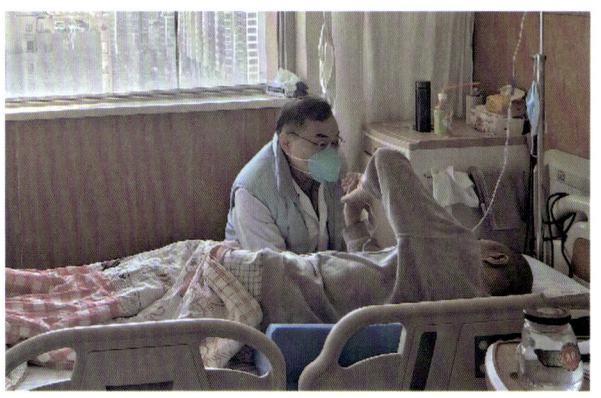

图8-5　医生陪伴患者聊天

3. 精神抚慰　濒死患者在情绪上会出现否认、害怕、忧郁等,在精神上,他们往往希望找到一种信念,如生命、平安、喜乐的源头;有些患者会表示自己来日不多,希望与亲人告别,期望在临终前了却恩怨、得到宽恕与安慰,期待在自己熟悉的环境、在亲人的陪伴和关怀下安然离世。安宁疗护工作者应通过倾听、同理、冥想等精神抚慰方法缓解患者精神的困扰,包括帮助患者在生命末期寻求生命的意义、自我实现、希望与创造、信念与信任、平静与舒适，祈祷、给予爱与宽恕等。

4. 死亡教育　详见本章第2节。

5. 哀伤辅导　在患者生命结束时，为家属提供安静、隐私的环境；在尸体料理过程中，尊重逝者和家属的习俗，允许家属参与，满足家属的需求；陪伴、倾听，鼓励家属充分表达悲伤情绪；采用适合的悼念仪式让家属接受现实，与逝者真正告别；鼓励家属参与社会活动，顺利度过悲伤期，开始新的生活；采用电话、信件、网络等形式提供居丧期随访支持，表达对居丧者的慰问和关怀；充分发挥志愿者或社会支持系统在居丧期随访和支持中的作用。

> **考点**　安宁疗护的内容

第2节　生死教育

一、生死教育概述

生死教育（death education）是向人们传递死亡相关知识，唤醒人们的死亡意识，培养与提升死亡事件应对和处置能力的特殊教育。目的是帮助人们正确认识自己和他人的生死，尊重生命、接纳死亡，把死亡看作是生命的必要组成部分。"生死教育"在国内又称"生命教育"，在国外称为"死亡教育"，三者无实质性区别。

二、生死教育方式及途径

目前我国成年人生死教育分为普及性教育、专业性教育、特定性教育三个层面。

（一）普及性教育

1. 受众对象　所有的社会公众。

2. 教育内容　以认识死亡为主的内容，如死亡基本知识、死亡与生命的辩证关系、死亡哲学与生死观、优逝教育等。

3. 教育方式及途径

（1）推荐阅读浏览：阅读图书、宣传资料、宣传海报等；重视"优生"，不忽视"优死"。推荐书目：《死亡如此多情》《向死而生》《最好的告别》《见证生命见证爱》等。

（2）推荐影片欣赏：通过电影、电视、网络媒体、自媒体等途径进行生死教育相关的影片欣赏。推荐影视：《唐山大地震》《人间世》《遗愿清单》《临终笔记》等。

（二）专业性教育

1. 受众对象　主要为医学院校学生、医务工作者。

2. 教育内容　从认识死亡到直面死亡。

3. 教育方式及途径

（1）推荐阅读浏览、推荐影片欣赏，同普及性教育。

（2）教师课堂讲授：提供"以死观生""向死而生"的死亡、濒死等相关知识和技能。认识死亡，珍惜敬畏生命。

（3）体验式教学

1）志愿者陪伴教育：陪临终患者聊天做贺卡，做一些基础的护理，体验晚期患者的感受和需求，体验医务人员在照顾晚期患者中的一些感受和技巧。

2）死亡体验：老师和学员通过一起体验写遗嘱、穿寿服、入棺、假死体验、模拟葬礼、参观墓地、书写自己的墓志铭，参观殡仪馆，参观体验遗体更衣、检查、化妆、遗体告别、火化、装拣骨灰等环节，近距离接触逝者，感受生死，亲眼见证生命最后的历程，更进一步体会到生命的珍贵（图8-6）。

3）仿真模拟：利用标准化患者进行模拟教学，安排场景布置及角色扮演，起到引导和指导作用。

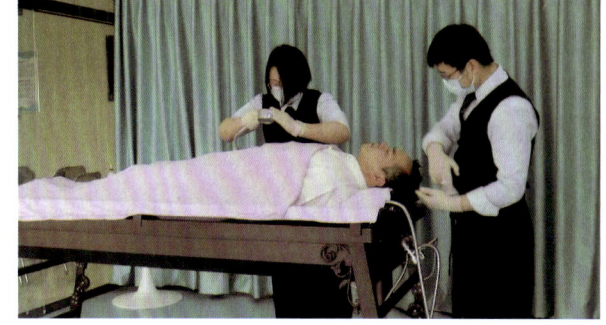

图 8-6　医生亲自参与死亡体验

（三）特定性教育

1.受众对象　以终末期患者、癌症患者、其他慢性病晚期患者及其家属为主。

2.教育内容　在双方建立相互信任基础上进行交流，尊重患者的权利，内容主要是帮助其回顾人生的经历、发现生命的意义；预先做好嘱咐和安排离世后的事宜；协助完成"四道"人生，即道谢、道爱、道歉、道别，从而达到生死两无憾，无悔今生，活在当下。

3.教育方式及途径

（1）适时病情告知：每个人的性格、职业、阅历、年龄、文化程度以及精神类型不一样，对"病情"承受能力也各有不同，需要把握时机因人因时而异。只有患者理性地认知了自己的疾病，才能更好更积极地配合治疗。

（2）引导人生回顾：选择患者状态较好时段引导回顾其未成年和成年生活，回顾一些重要事件或与所爱的人的难忘事件，回顾整个患病经历，让患者多欣赏自己及提升自我价值，品味人生过程，整合人生，不枉此生。

（3）启发人生意义：经历了一趟人生的苦难旅程，回归心灵深处，静静思考、领悟生命的价值和意义，并感恩生命中的一切；帮助他/她体会到这一生，不论长短，都是有意义的，即意义治疗法。

（4）讨论照护计划：充分尊重患者知情权与决策权，深入患者内心，了解患者希望选择什么样的医疗方式，让患者参与治疗决策，真正获得生命的质量。

（5）协助履行"四道"人生：引导患者与其家人、朋友、同事相互道谢、道爱、道歉、道别，彼此交流分享。通过感恩、宽恕和祝福等方式陪患者度过人生中的最后时光，鼓励其与家人和朋友举行告别会，感恩生命中的一切。完成心愿，达到生死两无憾。

（6）妥善指导预备后事：可减少家人事到临头的手足无措，以及出现伤害和纷争的情况。准备的内容包括：为自己选择遗像、选择安葬仪式、丧礼的仪式安排、是否需要安排特别的程序、想留给亲人们和朋友们的礼物、保险安排、遗产安排、遗物分配、职责分担，将自己的心愿交代清楚，让家人知道如何安排处理日后的事情。从患者最放心不下的人和事开始，引导其交代未完的事宜，尽早完成自己的心愿。

考点　终末期患者和家属生死教育的方式

自测题

A₁/A₂型题

1. 安宁疗护的服务内涵哪个不对
   A. 全人照顾　　　B. 全程照顾
   C. 全家照顾　　　D. 全体医护人员照顾
   E. 全社区照顾

2. 安宁疗护的服务内容不包括
   A. 症状控制　　　B. 舒适护理
   C. 心理支持　　　D. 人文关怀
   E. 写生前预嘱

3. 晚期患者和家属的生死教育方式下面哪个不正确
   A. 适时病情告知
   B. 启发人生意义
   C. 死亡体验法
   D. 协助履行"四道"人生
   E. 妥善指导预备后事

4. 龚女士，75岁，肝癌晚期，肺转移住院，不定时的疼痛，腹腔和胸腔有积液，呼吸困难，患者极度痛苦，这种情况下给患者安宁疗护的理念应该是
   A. 对症治疗，减轻疼痛及呼吸困难等不适
   B. 进行化疗控制癌细胞，以延长生命
   C. 限制止痛药，以免引起不良反应
   D. 限制家属探视，以免影响患者休息
   E. 以上都不是

5. 张先生，71岁，胃癌晚期住在医院安宁疗护病房，护理人员协助其履行"四道"人生，引导患者与其家人、朋友、同事相互
   A. 道谢、道歉、道爱、道别
   B. 道谢、道礼、道爱、道别
   C. 道情、道歉、道爱、道别
   D. 道谢、道歉、道意、道别
   E. 道谢、道歉、道爱、道友

6. 刘奶奶，80岁，急性左心衰引起多器官衰竭，无救治希望，在最后的安宁疗护中，护士要保证她舒适，护理内涵不包括哪一项
   A. 身体舒适　　　B. 心理安慰
   C. 社会支持　　　D. 精神慰藉
   E. 创伤治疗

（秦勤爱）

实训指导

实训1 老年人能力评估

老年人能力评估，使用《老年人能力评估》（国家民政部推荐的行业标准），针对案例中的老年人进行全面系统评估。

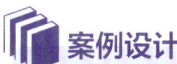
案例设计

> 王奶奶，78岁，独居，两周前洗澡时突然肢体无力摔倒，3小时后被回家的女儿发现送医院就诊。查体：左侧肢体肌力3级，失语，饮水呛咳。住院期间保守治疗，插鼻胃管，进行康复，10天后带有鼻胃管出院回家，出院后表达能力减退，说话不清，难以理解，活动依赖别人。王奶奶身高162cm，体重48kg，有糖尿病、高血压、高血脂，目前吃7种药，有时会忘记吃药，出院1周后发现骶尾部皮肤有一处发红。王奶奶家住2楼，无电梯。家里灯光较昏暗，厕所有门槛，屋内无扶手。
>
> 王奶奶的女儿请了保姆照顾老人的生活，但又总担心照顾不好老人。王奶奶之前常去公园唱歌，跳广场舞，但这次中风之后，日常生活无法自理，老人感到非常沮丧，焦虑。
>
> **问题：** 请运用老年人能力评估量表对王奶奶进行评估，确定评估等级。

【实训目的】

1. 掌握老年人能力评估的内容。
2. 熟悉老年人能力评估的方法与技巧。
3. 能独立对老年人进行能力评估，并根据评估结果进行等级评定。

【实训准备】

1. 用物准备　如果有条件，可以模拟居家生活环境，有卧室，洗手间，厨房等居家环境的情景，准备老年人能力评估量表，室内通风，温湿度适宜，光线充足。
2. 操作者准备　着装得体，洗手，以社区老年人作为评估对象，或者学生模拟老人角色。
3. 分组准备　学生每3～5人一组。
4. 老年人准备　理解实践的意义，能主动配合。

【操作流程及护理配合】

1. 操作前注意事项　首先教师示范老年人能力评估的方法与技巧，学生每3～5人一组，每组学生对一位老年人进行评估，可以找一位同学模拟不同失能程度的老人，评估之前，向老年人介绍评估目的、方法、注意事项及配合要点。
2. 日常生活活动评估　信息采集，通过老年人能力评估量表中的10项日常生活活动情况进行评估，如果实验室条件允许，可以让老年人做某个日常生活的动作，通过观察获取更加准确的信息。
3. 精神认知评估　根据量表内容，评估老人的记忆、画钟实验情况、攻击行为、抑郁症状。
4. 感知觉与沟通评估　评估意识水平、视力、听力、沟通交流情况。
5. 社会参与评估　生活能力、工作能力、时空定向能力、人物定向能力、社会交往能力。
6. 等级评定及总结　量表各部分评级后进行最终等级的划分，小组讨论、总结、汇报评估结果，带教老师点评总结。

【实训评价】

学生能明确实训目的并能准确描述；准备充分；评估过程认真、方法掌握得当、结果准确。

【注意事项】

操作中提供安静舒适的环境，能准确获取老年人客观资料，时间控制得当，有效运用沟通技巧。

【实训作业】

每位学生完成一份实训报告。

（肖树芹）

实训 2　老年人睡眠环境的布置

睡眠是身体健康的重要影响因素，睡眠不好会严重影响老年人的身心健康。结合案例为老年人创造良好睡眠环境，了解老年人的生理睡眠特点以及观察要点，为老年人营造适宜的睡眠环境做好睡前准备，有效改善老年人睡眠。

案例设计

李奶奶，69岁，今天前住进养老院，生活能自理，入院记录显示：身体健康，精神状态良好。今日查房，见李奶奶正在卧床休息，但神情疲惫，情绪低落。李奶奶反映自己对养老院的睡眠环境不适应，晚上总睡不好。

问题：请照护人员了解李奶奶的睡眠习惯，并为李奶奶创造良好的睡眠环境。

【实训目的】

1. 掌握老年人对睡眠条件的要求。
2. 熟悉老年人睡眠的特点。
3. 能独立对老年人进行睡眠环境的布置。

【实训准备】

1. 用物准备　手消毒液、记录单、笔，根据气候准备棉被、毛毯等。
2. 操作者准备　仪表端庄、着装整洁、修剪指甲、洗手。
3. 老年人准备　排便、排尿、洗漱完毕。
4. 环境准备　安静、整洁、舒适、安全，室内温湿度适宜。

【操作流程及护理配合】

1. 关闭门窗窗帘　睡前将老年人卧室窗户打开，通风10分钟，然后关闭窗户。老年人睡前适当进行卧室通风换气，避免空气污浊或异味影响老年人睡眠。

2. 调节卧室内温湿度　调节卧室内的空调或暖气开关，调整温、湿度。

3. 拉好窗帘，关闭电视　拉好窗帘，避免光线进入，并关闭电视，减少声音刺激，以免影响老年人的睡眠。

4. 铺好床铺　床铺的高矮以适合老年人上下床为宜，检查床铺无渣屑，按压床铺硬度适中；展开被褥平整铺床，被褥松软适中，整理枕头至蓬松，高度随老人习惯适当调整。

5. 协助老年人上床就寝，盖好盖被　照护人员扶着老年人坐在床上，协助老年人脱掉鞋子及相关衣物，协助老年人在床上平躺好。帮助老年人盖好被子。根据不同季节、温度及老年人的需求选择薄厚适宜的被子。

6. 询问需求　将呼叫器放在老年人枕边，根据老年人的需求，床旁放置便器，询问是否还有需求，及时满足。问候晚安。

7. 调节光线，轻手关门　开启壁灯或地灯，关闭房间大灯；轻步退出房间，轻手关门。

8. 整理用物、洗手、记录　整理用物、洗手，记录老年人睡眠时间及情况。根据晚上巡视情况及时记录。

【实训评价】

学生能正确为老年人进行睡眠环境的布置，操作过程认真、方法掌握得当、结果准确，体现人文素养。

【注意事项】

1. 老年人睡前，卧室适当通风换气，避免空气浑浊或异味影响老年人睡眠。
2. 被褥薄厚随季节调整。
3. 枕头不宜太高或太低，软硬适中。

【实训作业】

写出老年人对睡眠环境的要求。

（韦雅芬）

实训3　老年人移动及拐杖的使用

老年人由于各个器官功能的衰退以及疾病的影响，在日常生活中需要使用拐杖等辅助器具来实现行走等转移活动，掌握正确的使用方法可以避免老年人在户外运动时发生跌倒等意外伤害，更好地满足老年人的生活需求，提高生活质量。

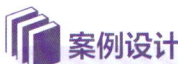

张爷爷，76岁，生活能自理，平日可独自乘坐电梯到养老院楼下的小花园散步、打太极，近几日总感觉头晕，医生诊断为脑供血不足，建议老年人今后下楼活动使用拐杖，并最好有人陪伴，防止跌倒等意外的发生。

问题：请照护人员做好辅具安全检查工作，并在张爷爷使用拐杖时给予帮助和指导。

【实训目的】

1. 掌握老年人利用拐杖行走的方法。
2. 熟悉拐杖的种类、作用。
3. 能教会老年人正确使用拐杖。

【实训准备】

1. 用物准备　合适的助行拐杖，且性能完好，适合老年人使用。
2. 操作者准备　仪表端庄、着装整洁、洗手，了解老年人一般情况、活动能力及疾病诊断。
3. 老年人准备　有行走的意愿，身体状况允许，穿长度合适的裤子及防滑的鞋子。
4. 环境准备　环境宽敞，光线充足，无障碍物，地面平坦，无积水，无油渍。

【操作流程及护理配合】

1. 检查拐杖

（1）照护人员将拐杖带到老年人面前，边演示边讲解教会老年人检查拐杖的方法。

（2）检查内容包括把手有无松动，拐杖与地面接触的橡胶垫是否完好，调节高度的按钮是否锁紧等。

2. 演示讲解　使用手杖步行的方法及上下台阶的方法。①两点步行：伸出手杖的同时抬腿迈出患足，再迈出健足；②三点步行：先伸出手杖，再迈出患足，最后迈出健足或先伸出手杖，再迈出健足，最后迈出患足，要求患足努力做到抬腿迈步，避免拖拉；③上下台阶的训练，正确上下阶的原则是上台阶健腿先上，患腿后上，下台阶患腿先下，健腿再下，可以将手杖放在扶手上，一同向上挪动。

3. 保护行走

（1）照护人员搀扶老年人手持拐杖站起，检查拐杖高度是否合适，拐杖放在脚的前外侧，目视前方，保持身体直立行走。

（2）老年人自己行走，与其保持适当的距离，在必要时给予帮助。

（3）老年人无偏瘫时护理员应站在道路侧陪同行走；老年人偏瘫时护理员应站在偏瘫肢体侧，陪同行走，行走时护理员可以拉住老年人的腰带或特制的保护腰带防止老年人跌倒。

（4）在行走过程中，护理员要观察有无妨碍行走的障碍物，及时清理；观察老年人有无出汗、呼吸急促、心慌等异常情况，询问老年人的感受，如果老年人感到疲劳应立即休息。行走中避免拖、拉、拽老年人胳膊，以免造成老年人跌倒。

4. 反馈　行走结束，照护人员向老年人了解使用拐杖行走的感受，使用中存在的问题，以便解决问题，给予指导。

【实训评价】

学生能教会老年人正确使用拐杖，操作过程认真，方法掌握得当；老年人乐于接受，且保证安全未发生跌倒等意外。

【注意事项】

1. 老年人使用拐杖行走前，照护人员要告知老年人使用拐杖的注意事项。
2. 护理员应严格遵从医生和康复师对拐杖的选择和步行的指导要求指导老年人。
3. 拐杖应放置在老年人随手可及的固定位置。
4. 行走中避免拖、拉、拽老年人的胳膊，观察路况，以免造成老年人跌倒。

【实训作业】

每位学生完成一份实训报告。

（韦雅芬）

实训 4　老年人移动及轮椅的使用

老年人由于各个器官功能的衰退以及疾病的影响，在日常生活中需要使用轮椅等辅助器具来实现行走等转移活动，掌握正确的使用方法可以避免老年人在户外活动时发生跌倒等意外伤害，更好地满足老年人的生活需求，提高生活质量。

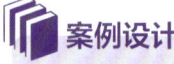

何奶奶，86岁，患骨关节炎、高血压20余年，日常生活需要照护人员给予一定的帮助。老人因关节疼痛行走不便，每天大部分时间都是卧床休息或在房间看电视，为丰富老人生活，午睡后照护人员使用轮椅推送何奶奶到楼下花园散步。

问题：请照护人员在午睡后使用轮椅推送何奶奶到楼下花园散步。

【实训目的】

1. 掌握轮椅的操作方法。

2. 熟悉轮椅的类型。
3. 能教会老年人正确使用轮椅。

【实训准备】

1. 用物准备　轮椅，必要时备毛毯、毛巾、水杯等；检查轮椅的轮胎气压充足、脚踏板及刹车制动良好。
2. 操作者准备　仪表端庄、着装整洁、洗手，了解老年人身体状况和轮椅使用情况。
3. 老年人准备　身体状况允许，愿意配合，穿防滑的鞋子。
4. 环境准备　环境宽敞，光线充足，无障碍物。

【操作流程及护理配合】

1. 固定轮椅
（1）照护人员打开轮椅，推至老年人床旁，固定轮椅刹车，脚踏板向上翻起，必要时，撤掉盖腿布。
（2）协助老年人穿好衣服。
2. 协助老年人上轮椅
（1）老年人坐在床边，双足平放于地面。
（2）照护人员面向老年人，双膝微屈夹紧老年人患膝，防止老年人患侧下肢屈膝或足向前方移动，将老年人健侧上肢搭在自己肩上，双手环抱老年人腰部或抓紧其背侧裤腰，慢用力带动老年人平稳站起，照护人员以自己的身体为轴转动，带动老年人转体，将老年人移至轮椅前，平稳坐下；叮嘱老年人扶好扶手，照护人员绕到轮椅后方，两臂从老年人背后腋下伸入，使老年人身体靠紧椅背坐稳。双脚放在脚踏板上，系好安全带。
3. 使用轮椅转运老年人
（1）松开刹车，平稳匀速推行。
（2）遇到障碍物或拐弯时，护理员要态度和蔼地提示老年人。
（3）下坡时采用倒车推行方法，上台阶、电梯，要先翘起前轮，再抬起后轮。
（4）在轮椅转运过程中，如观察到老年人身体不适，应就近休息，通知医护人员。
4. 反馈　转运结束，护理员向老年人询问坐轮椅的感受，有无不适，以便改进操作方法。

【实训评价】

学生能正确为老年人使用轮椅，操作过程认真，方法掌握得当，安全、节力，在轮椅转运时老年人未发生不适。

【注意事项】

1. 选择合适的轮椅，使用前先检查轮椅各部件功能完好。
2. 保护好老人，严防跌出轮椅。
3. 避免长时间坐轮椅，轮椅的坐垫要舒适。每隔30分钟照护人员要协助老年人站立或适当变换体位，避免臀部长期受压造成压力性损伤。
4. 老年人坐起、站立，动作宜慢，防止体位性低血压。
5. 天气寒冷时可用毛毯盖在老年人腿上保暖。

【实训作业】

每位学生完成一份实训报告。

（韦雅芬）

实训 5　便秘、大便失禁的照护

便秘及大便失禁是卧床老年人的常见问题，需要护理人员提供针对性的照护，及时帮助老人解决排便问题。下面我们一起学习一下如何进行便秘及大便失禁的照护。

> 刘阿姨，62岁，因脑积水行手术治疗。四肢肌力弱，不能自理，已卧床一周。大小便均需在别人的帮助下完成。护理员小张在协助病人大便时，发现其大便干燥、排便费力，每次排便均需使用开塞露。为改善病人便秘问题，遵医嘱给予缓泻药口服，服用两次后病人出现排便次数增多，每日4～5次，且为稀便，偶尔会有大便不自主排出现象。护理员小张在为病人清理大便时，发现肛周皮肤出现红肿。
>
> **问题：** 1.教会刘阿姨预防便秘的方法和指导护理员简易通便法。
>
> 　　　　2.教会护理员大便失禁的护理方法，保持肛周皮肤的清洁干燥预防压力性损伤，注意保护病人的自尊心。

【实训目的】

1.熟悉预防便秘的方法，在照护病人时正确实施。

2.掌握大便失禁的照护流程，为失禁病人提供适宜的照顾。

3.掌握肛周皮肤的护理方法，减少失禁性皮炎和压力性损伤的发生。

【实训准备】

1.用物准备　便盆或者便盆椅、一次性手套、一次性尿垫、干纸巾、湿纸巾、皮肤保护剂、开塞露。

2.操作者准备　衣着整洁、洗手。

3.病人准备　平卧位或侧卧位。

4.环境准备　使用围帘，便后开窗通风。

【操作流程及护理配合】

1.便秘病人护理

（1）定时排便训练：协助并鼓励病人每日晨起或早饭后坐便盆10～20分钟。

（2）增加运动促进肠蠕动：病情允许时适当增加全身运动量，卧床期间被动运动且顺时针按摩腹部，可增加直肠血供及肠蠕动，以利于排便。

（3）饮食指导：鼓励病人多食用含纤维素高的食物。

（4）液体摄入：病情许可每天饮水量2000～2500ml水分，可增加肠内容物容积刺激胃肠蠕动并能使大便软化。

（5）排便环境要求：创造一个安静隐蔽的环境有利于病人排便的顺畅。病人在床上大便时，应协助拉好隔帘，要求其他家属暂时离开，大便后开窗通风。

（6）使用开塞露协助排便：向老人解释操作方法、目的、不舒适感及需要配合的事项。拉上围帘，摆放体位，露出臀部（其他部位注意保暖），垫好一次性尿垫及便盆，戴好手套打开开塞露，挤出一点润滑头端，将开塞露缓慢插入肛门内，将药液挤尽，嘱咐老人尽量多坚持一些时间再排便。

2.大便失禁病人

（1）掌握病人排便规律，做好排便准备：主动观察了解病人排便时间、频次，提前给病人准备好便器，尽量减少不自主排便情况发生。一般病人会在饭后排便，可在饭后协助病人使用便器。如果病人排便时间无规律可循，则每隔2～3个小时，协助病人使用一次便盆

（2）排便训练：指导病人在使用便盆时试图自己解大便，有助于帮助病人恢复括约肌的功能。

（3）进食饮水指导：病人往往会因大便失禁，主动减少水和食物的摄取，时间长了会导致便秘的发生，因此照护者要主动安慰、帮助病人，协助病人正常饮水吃饭，防止发生便秘。

（4）正确使用便盆：给老人解释，拉住围帘。

1）仰卧位：垫好一次性尿垫，臀部完全抬高（卧床老人，如果可以屈膝、足部用力），放入便盆（扁平端朝向病人骶尾部方向，高窄端朝向病人脚的方向）。

2）侧卧位：垫好一次性尿垫，将便盆紧贴病人臀部，手扶便盆一侧下压便盆，并协助平卧。

3）取便盆：放平床头，指导病人双腿用力，抬高臀部后将便盆平移取出；或协助病人向对侧翻身后取出；翻身时注意扶住便盆，防止侧翻导致污物溅出。

（5）皮肤清洁：便后，使用软质卫生纸轻轻擦净粪便，如大便不易擦掉，可使用湿巾擦净，再用湿热毛巾擦净肛周及周围皮肤，再用卫生纸轻轻吸干，在肛周皮肤涂上保护性软膏。

（6）床单位清洁：将污染的一次性尿垫、床单、衣裤及时更换，保持床单位干净整洁，给老人整理好被子，打开围帘，开窗通风。

【实训评价】

老人发生排便问题时，学生能够得到及时的、适宜的照护，提高舒适度，减少并发症。

【注意事项】

1. 大便干燥的病人，避免用力大便，防止发生晕厥、猝死。
2. 床上使用便器时应掌握正确的使用方法，避免拖、拉、拽，防止擦伤或压伤皮肤。
3. 清洁肛周时，应使用软质卫生纸或毛巾，湿润后擦拭，防止卫生纸过硬、干燥导致大便残留或划伤肛周皮肤。
4. 肛周皮肤出现问题时，使用合适的皮肤保护剂。

【实训作业】

大便失禁病人肛周皮肤的护理方法。

（赵文静）

实训 6　喂食、吞咽功能训练

喂食对生活不能自理的老年人是保证老年人日常生活质量，保证营养摄入的非常重要的环节，而吞咽困难是老年人的常见病、多发病，那么下面我们一起来学习老年人喂食、吞咽功能训练。

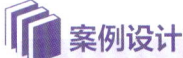

案例设计

王爷爷，70岁，脑卒中导致偏瘫，活动受限，经康复锻炼后，现神志清楚，言语不利，右手进食困难，吞咽过程缓慢，并伴有呛咳现象。

问题： 如何对老年人进行喂食、吞咽功能训练？

【实训目的】

1. 了解老年人进食情况，避免呛咳、误吸、噎食等现象。
2. 熟悉注意事项。
3. 掌握操作流程。
4. 掌握吞咽功能训练方法。

【实训准备】

1. 用物准备　餐具（碗、筷子、汤勺、吸管）、清洁工具（毛巾、肥皂、漱口杯）。
2. 操作者准备　衣帽整洁、洗手。
3. 病人准备　洗手、排大小便、取半卧位或坐位。
4. 环境准备　清新、整齐、餐桌或餐具整洁。

【操作流程及护理配合】

1. 能自己进食的老人

（1）进食前向老人解释并协助洗手，准备餐具，搀扶老人就坐餐桌前，手边放清洁、潮湿小毛巾，摆放食品并告知。

（2）进食后协助老人清洁面部并漱口，搀扶老人离开餐桌，如需卧床应采取右侧卧位（或平卧位）以利于食物消化和吸收。

2. 不能下床的老人

（1）向老人解释并扶老人坐起，协助洗手，床上摆小餐桌、胸前围餐巾，手边放清洁、潮湿小毛巾。

（2）摆放食物和餐具，鼓励老人自己进食，必要时协助进食。

（3）餐后协助老人洗手、漱口、整理用物。

3. 吞咽困难的老人

（1）向老人解释并协助老人取半坐卧位（或坐位），洗手，手边放清洁、潮湿小毛巾，颈下、胸前围餐巾。

（2）先喂适量温水（湿润口腔），然后喂固体食物（健侧入口），再喂流质饮食，鼓励老人吞咽。

（3）餐后协助老人洗手、漱口、整理用物，如需卧床应采取右侧卧位（或平卧位）。

4. 吞咽功能训练

（1）发音运动训练：通过张闭口动作促进口唇肌肉运动。嘱病人张嘴依次发"ā""yī""wū"音，再缩唇发"f"音，像吹蜡烛、吹口哨动作。

（2）颊肌、喉部内收肌运动：收缩颊部及轮匝肌运动。

1）嘱病人轻张口后闭上，双颊部充满气体、鼓腮，呼气时轻轻吐出，也可以让病人洗净双手，作吮手指动作，每日2次，每次反复做5次。

2）舌部运动：嘱病人将舌头向前伸出，左右运动摆向口角，再用舌尖舔下唇后转舔上唇，按压硬腭部，重复此动作运动20次。

（3）寒冷刺激：提高软腭和咽部的敏感度，增强吞咽反射。用冰棉棒接触腭弓为中心的刺激部位，进行按摩，相同部位左右交替。

（4）呼吸道训练：提高咳出能力和防止误咽。嘱病人深呼吸，然后憋气，再将气体咳出。

【实训评价】

老人舒适，无不良反应，步骤正确，无噎食及呛咳，正确有效的进行吞咽功能训练。

【注意事项】

1. 根据老人的情况选择适当的餐具。
2. 主动征求老人对饮食的质量、种类、烹饪技术等方面的意见。
3. 鼓励老年人自己安全进食。
4. 强调老年人少食多餐、细嚼慢咽，不要进食太快。
5. 强调进食时注意力集中，不易谈论令人不愉快的事情，情绪不稳定时不易进食。
6. 每次喂食1/3汤匙，固体、流质饮食交替，避免噎食。
7. 对视力障碍的老人，在进食前护士应主动告知食物的名称、摆放位置。
8. 对鱼类、骨头等饭菜，应先把刺、骨头等剔除。
9. 食物温度要适中，过冷、过热均会损伤口腔和食管壁黏膜，影响吞咽。
10. 食物应切细、煮软，必要时将食物用粉碎机打成糊状，密度均匀、黏性适当、不易松散、通过咽和食管时易变形且很少在黏膜上残留。
11. 偏瘫老人进食需要采取健侧卧位，头部不要向后仰，以防老人发生呛咳。

【实训作业】

简述喂食过程中的注意事项。

（徐 珂）

实训 7　噎食的急救

老年人一旦发生呛、噎，很容易发生窒息而危及生命。因此，必须采取急救措施。

王爷爷，70 岁，与家人一起过节时，吃饺子时突然噎住了，出现了呼吸困难症状。

问题：如何对王爷爷进行急救？

【实训目的】

1. 了解老年人发生噎食的原因。
2. 熟悉预防措施及急救方法。
3. 掌握操作流程。

【实训准备】

1. 用物准备　筷子、牙刷、压舌板、毛巾、漱口杯。
2. 操作者准备　衣帽整洁、洗手。
3. 病人准备　能主动配合。

【操作流程及护理配合】

1. 一旦发生噎食，迅速用筷子、牙刷、压舌板等物分开口腔，清除口内积食。
2. 清醒病人催，同时轻拍背部，协助吐出食物。
3. 催吐无效时，要立即用示、中二指伸向口腔深部，将食物一点一点掏出，以畅通呼吸道。
4. 如病人意识清晰，但不能说话或咳嗽，也没有呼吸运动，应站在病人的后面，用手臂环抱其腰部，找到脐和剑突部位，左手握拳，右手包住左拳。置于病人的脐和剑突之间。用左手拇指紧压在腹部，迅速向上向内推压，拳头推进肋缘下。朝肩胛骨方向上推压，连续此动作 6～10 次直到病人的气道通畅。
5. 安置病人休息、漱口，洗手。

【实训评价】

老人发生噎食问题时能够得到及时的救治。

【注意事项】

操作过程中观察病情变化和操作效果，及时清理呼吸道分泌物和异物。

【实训作业】

请口述噎食的急救措施。

（徐 珂）

实训 8　老年高血压病人的健康指导

老年高血压病人要进行全面细致的评估，提出准确的护理问题，并对病人进行正确的健康指导。

 **案例设计**

李爷爷，65岁。1年前发现患有高血压，平素生活无规律，经常熬夜打麻将，口味偏咸，有烟酒嗜好，不能按医嘱服用降压药，血压控制的不理想，最近一次测量的血压值为165/105mmHg，近期病人因情绪激动，自感头晕、头痛，入院治疗。请对李爷爷进行高血压健康教育。

问题： 请运用所学知识对李爷爷进行高血压的健康指导。

【实训目的】

1. 学会正确评估老年高血压病人的危险因素。
2. 能针对有高血压危险因素的老年人进行健康教育。
3. 培养学生"预防为主"的护理职业观，尊重、关心、爱护老年人。

【实训准备】

1. 用物准备　诊察床、宣传手册、血压计、听诊器、记录单和笔。
2. 操作者准备　衣帽整洁，仪表端庄。复习老年高血压病人健康教育的相关知识和技能。
3. 老年病人准备　理解实践的意义，能主动配合。

【操作流程及护理配合】

（一）操作流程

1. 教师介绍本次实践的目的与要求，示范具体操作步骤。
2. 学生分成若干小组，每组同学对一位高血压病人进行自我护理指导，或在实训室由小组同学角色扮演高血压老年病人、家属及护理人员，设计仿真情景，实施具体操作。
3. 教师巡回指导指导学生规范操作。

（二）操作步骤

1. 评估老年病人、环境、用物、核对、解释，取得老年病人的配合。
2. 协助老年病人取舒适体位，测量血压。
3. 进行高血压危险因素评估（见实训表）。

实训表

高血压风险评估表

编号_____　　　　　　　　　　　　调查日期_____

一、基本情况

性别：男□ 女□	年龄：_____岁	文化程度：文盲□ 小学□ 初中□ 高中/中专□ 大专及以上□
身高：_____cm	目前血压：___/___mmHg	直系亲属中是否有高血压病人　有□　没有□　不知道□
体重：_____kg		

二、高血压知识

1. 您知道高血压的诊断标准是多少吗？	140/90mmHg□　160/95mmHg□　145/95mmHg□　不知道□
2. 您知道高血压是导致脑卒中、冠心病的最重要危险因素吗？	知道□　　　不知道□
3. 您认为缺乏体育锻炼者易患高血压吗？	容易□　　　不容易□

三、行为

1. 您在日常饮食中喜欢咸食吗？	喜欢□　　不喜欢□　　无所谓□
2. 您生活规律，保证充足睡眠（7~8小时），劳逸结合吗？	是□　　否□　　有时不是□

续表

3. 您喜欢吃动物肝、脑、心、肾、黄油、骨髓、鱼子、乳脂等食品吗?	喜欢□	不喜欢□	无所谓□	
4. 您平时有身体运动吗?	经常□	有时□	很少□	从不□
5. 您是否吸烟?	是□		否□	
6. 您有饮酒吗?	每天□	经常□	偶尔□	从不□
四、态度				
1. 您认为高血压是种会影响工作、生活、危害健康的疾病吗?	是□	否□	不知道□	
2. 您认为长期精神紧张会容易引起高血压吗?	会□	不会□	不知道□	
3. 您认为肥胖者较易患高血压吗?	是□	否□	不知道□	
4. 您认为经常进行体育锻炼是有效预防高血压的方法之一吗?	是□	否□	不知道□	
5. 您认为高血压要看医生吗?	要□	不用□	看情况□	
五、高血压预防				
1. 您目前有没有采取措施预防高血压?	有□	没有□	不清楚□	
2. 您采用了哪些预防方法? (可多选, 在选中的答案后面的□打"√")				
合理饮食□ 体育锻炼□ 戒烟□ 限酒□ 控制体重□ 其他□ 不知道□ 无□				
3. 您是否服用过拜阿司匹灵?	有□	没有□	不知道□	

4. 小组讨论并制定老年高血压病人健康教育计划。

5. 根据评估情况对老年高血压病人进行健康教育。

(1) 向病人和家属宣传高血压的防治知识，强调长期治疗的重要性。

(2) 指导病人调整饮食，坚持适当运动，戒烟限酒，防止便秘。

(3) 合理安排工作和休息，避免过度劳累和剧烈运动，生活规律，保证充足的睡眠。

(4) 遵循医嘱，坚持规范用药治疗。

(5) 告知病人药物的名称、剂量、用法与副作用，强调规律用药的重要性。教会病人和家属正确测量血压的方法，按时测量血压并记录，监测血压的变化，定期门诊复查，血压升高或病情变化时及时就医。

6. 指导过程要求语言通俗易懂，态度和蔼，沟通有效。

7. 操作结束，礼貌告别老年病人，做好记录。

【实训评价】

实践结束后，学生以小组为单位汇报实施过程中的收获和体会。带教老师点评，总结评价护生实践效果。

【注意事项】

操作中提供安静舒适的环境，能准确获取老年人资料，时间控制得当，有效运用沟通技巧。

【实训作业】

写一份《高血压风险评估表》和高血压病人的健康教育计划。

(张 钦)

实训9　患病老年人居家护理指导：脑栓塞

老年脑栓塞疾病起病急剧，具有死亡率高，发病率高，致残率高的特点，因此对家属及病人进行脑血管疾病的护理指导，对降低发病率、死亡率，提高老年人生活质量有重要意义。

案例

宋大妈，女，70岁。既往有风湿性心脏病，二尖瓣轻度狭窄。平素未予健康体检及药物治疗。1天前病人活动时突然出现言语不清，右侧肢体无力，左侧面部瘫痪。发病后病人家属立即自行开车把病人送往医院，经CT检查可见低密度梗死灶，经溶栓等治疗，病情好转，生命体征平稳。

问题：1. 该病人主要护理问题有哪些？
2. 病人疾病发生时家属应如何进行现场救护？
3. 如何指导病人及家属进行肢体康复训练？

【实训目的】
1. 了解　实训准备的整个过程，主要包括用物准备、操作者准备和病人准备
2. 熟悉　脑栓塞疾病的家庭自救。
3. 掌握　老年脑栓塞疾病病人的自我护理。

【实训准备】
1. 用物准备　诊查床（椅）、宣传册、纱布、康复器材、血压计、听诊器、身高体重测量仪、记录单、笔等。
2. 操作者准备　向病人说明本次实践的方法和意义，取得配合。衣帽整洁，仪表端庄。复习老年脑血管疾病病人自我护理的相关知识和技能。
3. 病人准备　理解实践的意义，能主动配合。

【操作流程及护理配合】
1. 教师向学生介绍本次实践的目的和要求，学生3人为1个小组。
2. 以小组为单位结合案例评估案例中老年人的危险因素，根据病史资料提出护理问题、制定护理计划。
3. 小组同学互相角色扮演，进行自我护理训练，包括病人自我运动训练、坐地耐力训练、上肢训练、步行训练、日常生活能力训练、语言训练。
4. 小组同学角色扮演完成急性脑血管疾病家庭自救指导：保持镇静，立即将病人平卧；判断病情、呼救、拨打急救电话；保持呼吸道通畅；对病人昏迷并发出强烈鼾声者，用手帕或纱布包住病人舌头，轻轻向外拉出。教师随机抽取两组同学展示练习结果。

【实训评价】
评价方式为自评、互评、师评，评价内容如下：
1. 案例讨论是否认真、全员参与、小组合作，讨论结果是否有价值。
2. 是否明确实训目的，并能准确描述。
3. 实训用物是否准备完善。
4. 操作过程及动作是否正确，内容是否完整。
5. 沟通与人文关怀情况。

【注意事项】
病人在如下情况时不宜进行康复训练：

1. 安静时脉搏 120 次/分以上。
2. 舒张压 120mmHg 以上，收缩压 200mmHg 以上。
3. 训练前有心悸、气短者；心绞痛发作者；严重心律不齐者。

【实训作业】
1. 写出一份老年脑栓塞疾病病人的家庭救护计划。
2. 练习肢体康复训练的基本方法。

（高　阳）

实训 10　老年人家庭用药

案例

　　李奶奶，75 岁，独居，听力减退，视力下降，左上肢肢端有麻木现象，患有糖尿病、高血压、冠心病，目前服用药物有阿司匹林、尼莫地平缓释片、阿卡波糖、维生素 B_{12}、洛伐他汀。早晨她在公园晨练时，感觉心前区开始胸闷，她从自己随身携带多年未用过的急救盒拿出了一粒硝酸甘油含在嘴里，然而药物并没有起作用，李奶奶只觉得眼前一黑，晕倒在地。一起晨练的老伙伴儿们连忙将她送到附近医院就诊。幸亏抢救及时，李奶奶才转危为安，医生说问题就出在那盒急救药上，首先药盒里面的药放了几年，可能已经失效，再者，老人一般容易口干，硝酸甘油放在嘴里，如果不压碎，含服药吸收比较慢，所以也起不到急救作用。

问题：1. 评估李奶奶安全用药的危险因素。
　　　2. 请为李奶奶进行家庭安全用药指导。

【实训目的】
1. 掌握老年人家庭安全用药指导的内容。
2. 熟悉评估老年人用药的内容和方法。
3. 能指导老年人对用药后常见的不良反应进行有效预防的措施。
4. 培养学生良好的人际沟通技巧能力。

【实训准备】
1. 用物、环境准备　老年人口服药物、量杯、滴管、研钵、药匙、纸巾、药杯、温开水适量、手电筒、压舌板（家庭用汤勺或筷子）、记录本、笔。环境安静整洁、温湿度适宜，光线充足。
2. 操作者准备　着装得体，洗手。如果有条件，可以有针对性的，在社区或家庭中选几位老年人，向老年人说明本次实践的方法和意义，取得老年人配合。
3. 老年人准备　理解实践的意义，能主动配合。

【操作流程及护理配合】
1. 评估危险因素
（1）全面评估老年人用药情况。
（2）定期检查药物的质量、有效期。
（3）注意老年人药物的服用方法。
（4）糖尿病、高血压、冠心病服药后常见不良反应。
2. 家庭安全用药指导
（1）教师示范老年人家庭安全用药指导的方法及技巧。
（2）设计仿真情景，学生每 3~5 人一组，每组对一位老年人进行评估。教师指导学生规范操作。

1）向老年人介绍评估目的、方法、注意事项及配合要点。

2）小组讨论并制定家庭用药指导计划。

3）由小组选一名同学对老年人进行家庭安全用药指导的实施步骤。

4）为老年人配药，照顾老年人服药。

5）密切观察老年人用药后的情况。

6）要求语音通俗易懂，态度和蔼，沟通有效。

【实训评价】

学生是否明确实训目的并能准确描述；准备充分；操作过程认真、方法掌握得当、实践效果好。

【注意事项】

操作中提供安静舒适的环境，能准确获取老年人客观资料，时间控制得当，有效运用沟通技巧。

【实训作业】

课后每人书写一份老年人家庭用药的护理计划。

（李 慧）

参 考 文 献

北京市疼痛治疗控制改进中心 . 2018. 北京市癌症疼痛护理专家共识 . 中国疼痛医学杂志，24（09）：641-648.

陈旭娇，严静 . 2018. 中国老年综合评估技术应用专家共识解读 . 中华老年医学杂志，37（002）：123-124.

关永俊 . 2018. 全国护士执业资格考试过关精点 . 第 5 版 . 上海：第二军医大学出版社 .

化前珍，胡秀英 . 2017. 老年护理学 . 北京：人民卫生出版社 .

贾淑利，董碧蓉 . 2020. 亚太区老年衰弱管理临床实践指南解读 . 中国康复医学杂志，35（05）：609-612.

刘悦文，郭琪，于莹 . 2020. 老年人口咽吞咽障碍的筛查工具及康复治疗方法的研究进展 . 中国康复医学杂志，35（03）：361-365.

史俊萍 . 2016. 老年护理 . 北京：科学出版社 .

孙红，尚少梅 . 2018. 老年长期照顾规范与指南 . 北京：人民卫生出版社 .

孙建萍，张先庚 . 2018. 老年护理学 . 第 4 版 . 北京：人民卫生出版社 .

王丽芹，张俊红，谢金凤 . 2019. 老年专科护士临床实用手册 . 北京：科学出版社 .

王泠，郑小伟，马蕊等 . 2018. 国内外失禁相关性皮炎护理实践专家共识解读 . 中国护理管理，18（01）：3-6.

魏婷，艾莹滢 . 2019. 老年人跌倒风险评估工具的研究进展 . 上海护理，19（12）：48-51.

吴丽文，李希科 . 2017. 老年护理 . 第 4 版 . 北京：科学出版社 .

吴文丽 . 2017. 老年护理学 . 第 4 版 . 北京：科学出版社 .

吴欣娟，杨莘，程云 . 2019. 老年专科护理 . 北京：人民卫生出版社 .

于建荣，崔宝善 . 2020. 中国老年健康服务发展报告 2020. 北京：科学出版社 .

谌永毅，刘翔宇 . 2020. 安宁疗护专科护理 . 北京：人民卫生出版社 .

张福荣，王媚 . 2020. 肌少症及肌少症护理的研究进展 . 临床医学进展，10（6）：926-933.

张丽君 . 2019. 老年护理技术 . 北京：人民卫生出版社 .

张玲娟，张雅丽，皮红英 . 2019. 实用老年护理全书 . 上海：上海科学技术出版社 .

中华医学会老年医学分会，中国老年保健协会糖尿病专业委员会 . 2021. 中国老年糖尿病诊疗指南 . 中华糖尿病杂志，13（1）：14-46.

自测题参考答案

第 1 章

1. C 2. D 3. A 4. E 5. E 6. E 7. A

第 2 章

1. C 2. B 3. A 4. B 5. E 6. D 7. A

第 3 章

1. E 2. A 3. C 4. C 5. A 6. D 7. C
8. B 9. E 10. D 11. A

第 4 章

1. E 2. D 3. E 4. C 5. B 6. C 7. E
8. E 9. E 10. E 11. E 12. E 13. E 14. B
15. D 16. C 17. B 18. E 19. A 20. A
21. D 22. C 23. C 24. D 25. C 26. E

第 5 章

1. D 2. C 3. C 4. D 5. D 6. A 7. A
8. D 9. D 10. C 11. D 12. A 13. E 14. E
15. B 16. A 17. E 18. E 19. B 20. C
21. A 22. B 23. D 24. E 25. C 26. E
27. D 28. B 29. E 30. A 31. D 32. C
33. D 34. C

第 6 章

1. B 2. C 3. E 4. A 5. D 6. E 7. A
8. D

第 7 章

1. B 2. E 3. D 4. D 5. A 6. A 7. C

第 8 章

1. D 2. E 3. C 4. A 5. A 6. E